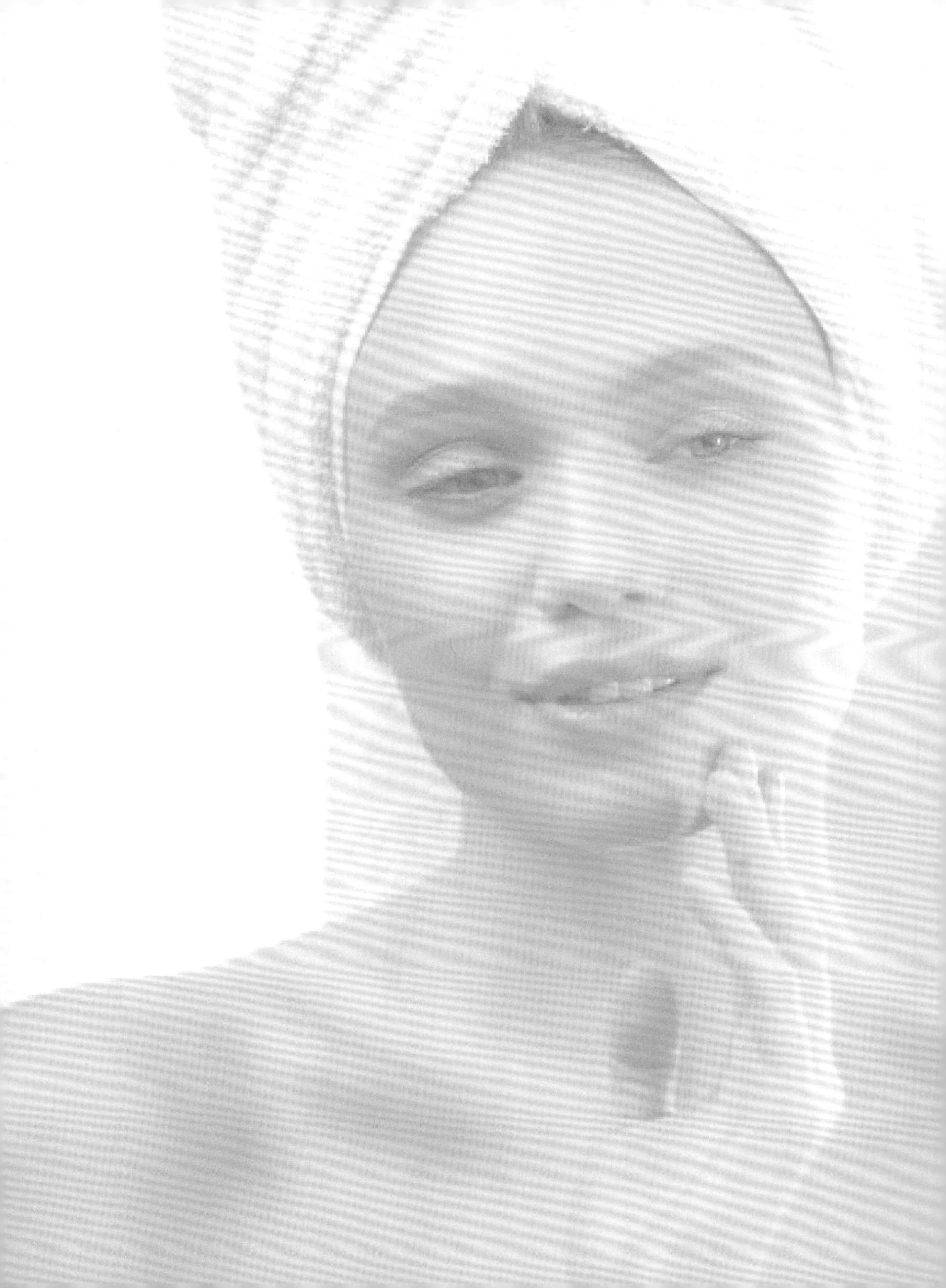

Basic skin care

기초 피부관리

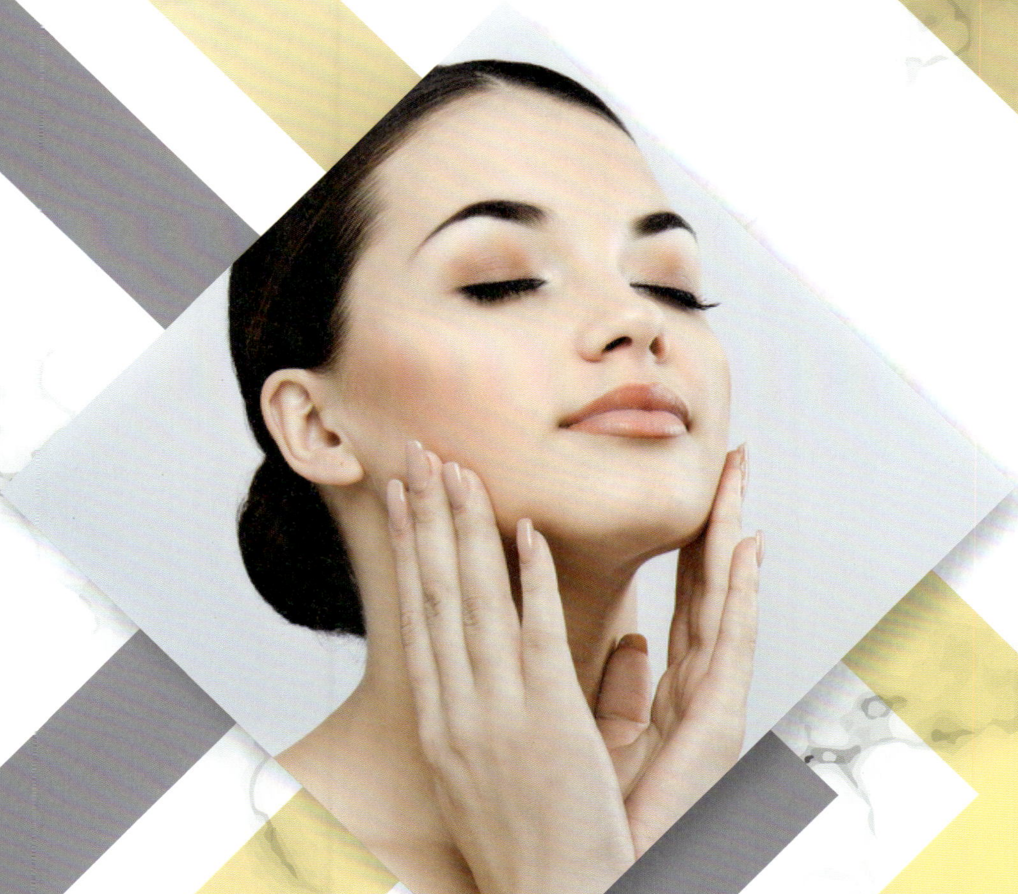

메디시인

머 리 말

수명이 점점 길어지는 현대사회에서 사람들은 내면의 건강함은 물론이고, 외면의 외적인 부분의 건강한 아름다움에 대한 갈망이 더욱더 커지고 있습니다.

건강하고 나이보다 젊은 외모를 만들기 위해 사람들은 다양한 방법으로 노력을 하고 있고, 이러한 사회적인 추세의 욕구 충족에 맞추어 피부미용산업은 영역이 더욱더 세분화 및 확대되어 지속적인 성장을 하고 있습니다.

피부미용산업이 더 발전적으로 성장하기 위해서는 산업체 현장에서 실무를 담당하는 피부관리사들이 피부미용전문가로서 직무능력을 최상으로 발휘하여야 할 것입니다. 따라서 앞으로 피부미용에 대한 체계적인 교육이 더욱더 절실하게 필요합니다.

학교 및 타 교육기관 등에서 배출되는 피부미용관리사에 의해 사람들은 자신이 추구하는 건강한 아름다움을 충족할 것이고, 또한 피부미용관리사의 직업군으로서의 미래 또한 더욱더 밝아질 것입니다.

본 교재는 피부미용관리사의 직무능력을 체계적인 교육으로 효율적인 성과를 거두기 위해 피부미용관리의 가장 기초 및 기본이 되는 내용을 쉽게 정립할 수 있도록 집필하였습니다.

본 교재가 피부미용의 체계적인 기본교육에 도움이 되기를 바랍니다.

이 책이 출간될 수 있도록 해주신 메디시언 사장님 이하 직원 여러분들께 감사드립니다.

계묘년 새 봄에

필자대표 윤 미 숙

차례

PART II 피부미용관리의 이해

Chapter 03 피부미용관리의 목적 및 기능

Chapter 04 피부미용관리의 영역

Chapter 05 피부미용관리 환경

차례

PART III 피부의 이해

Chapter 06 피부의 구조

Chapter 07 얼굴 골격

Chapter 08 얼굴 근육

PART Ⅳ 피부미용관리 절차

차례

PART V 피부미용관리

Chapter 12 클렌징

Chapter 13 딥클렌징

Chapter 14 매뉴얼테크닉

Chapter 15 팩

차례

Chapter 16 마무리

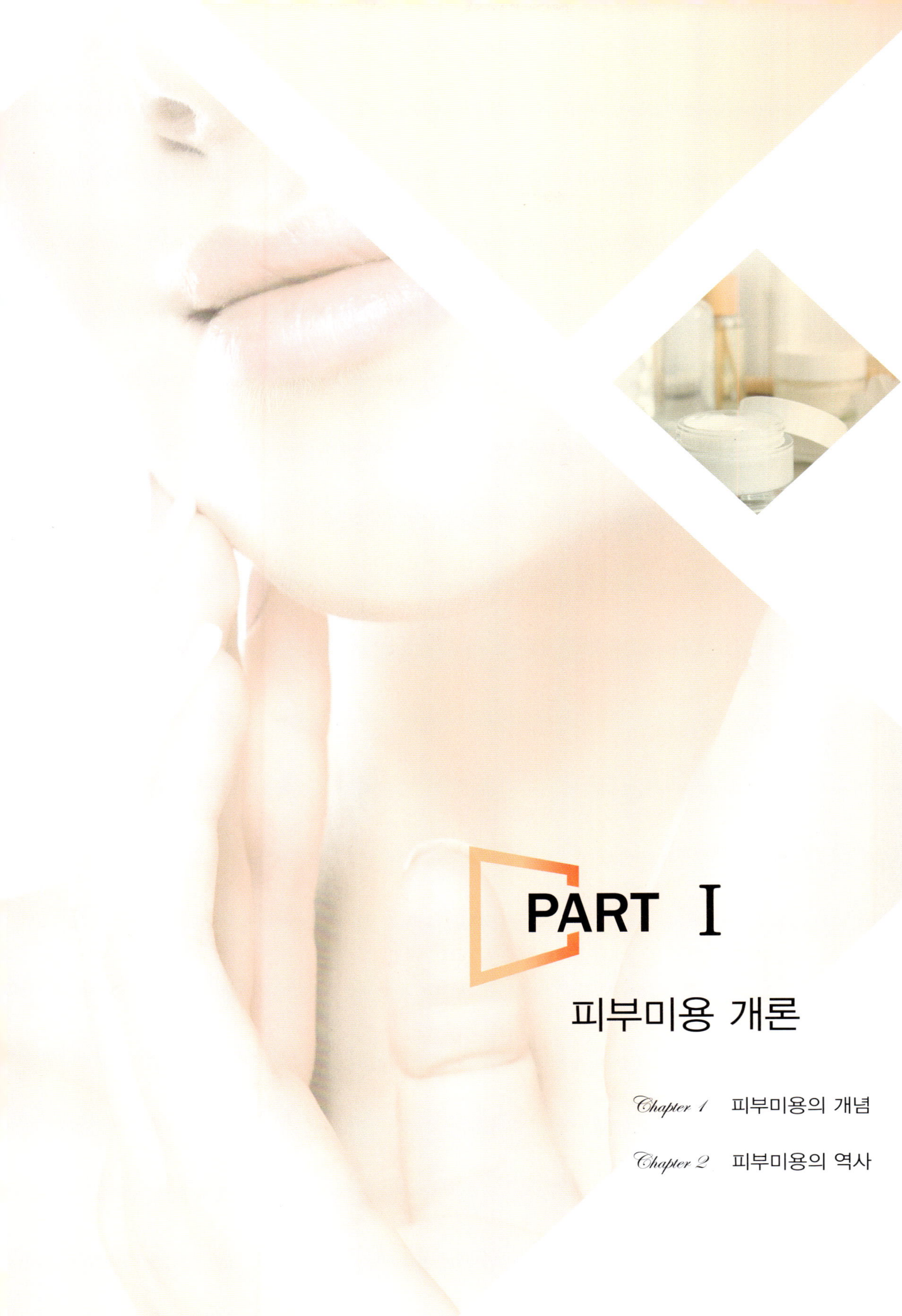

PART Ⅰ

피부미용 개론

Chapter 1

제1부 피부미용 개론

피부미용의 개념

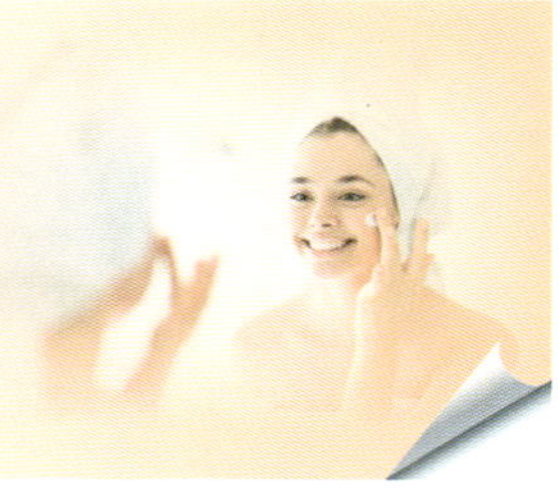

1. 피부미용의 정의 및 용어

피부미용은 고객과의 상담을 통해 개선하고자 하는 부분에 대해 인지하고 고객의 피부와 전신분석 등을 통하여 고객의 현재 상태에 대한 정확한 파악을 한 후, 편안하고 위생적인 환경에서 얼굴과 전신에 미용기기와 화장품 등을 이용하여 고객이 요구하는 문제점을 해결하여 더욱 건강한 피부와 전신으로 개선시켜주는 기술이다.

피부미용은 얼굴과 전신피부의 모든 기능과 미의 본질 및 형태를 다루며 정상적으로 유지시키고, 과학적인 이론을 바탕으로 다양한 매뉴얼테크닉과 피부미용기기 및 화장품을 적용하여 피부의 아름다움 즉, 신체의 건강과 심리적인 건강을 함께 추구하는 것을 의미한다.

2. 피부미용 및 피부미용사의 용어

1. 피부미용Esthetic & Cosemetic의 용어

피부미용의 용어는 약 200년 전 독일의 미학자 '바움갈텐'이 미美에 대한 의미로 처음 사용한 후 현재는 에스테틱, 코스메틱, 스킨케어 등 다양하게 사용되고 있다.

에스테틱Esthetic은 프랑스어인 'Esthetique'에서 유래되었고 사전적 의미는 미용의, 심미의, 미학적, 미를 살려 만들다의 뜻으로 미적 특질의 뜻이다.

코스메틱Cosemetic은 우주를 의미하는 고대 그리스어의 'Kosmos'에서 유래되었으며 우주의 질서, 아름답게 조화된 질서의 한 부분으로서 인간의 미와 건강을 신체관리를 통해서 완성한다는 의미가 담겨져 있다.

스킨케어Skin care는 화장품이나 약품 등을 이용하여 피부를 가꾼다는 사전적 의미를 가지고 있다.

2. 피부미용사의 용어

Esthetican, Therapist, Skin care specialist, Beautician의 용어로 사용한다.

표 1-1 피부미용의 국가별 용어

국가	피부미용
미국	Skin beauty, Skin care, Esthetic, Cosmetic
독일	Für Die Haut, Hautpflege, Estetik, Kosmetik
중국	皮膚護理
프랑스	Beauté De La Peau, Gestion De La Peau, Estérisme, Cosmatic
일본	はだびよう, ひふかんり, エステティック, コスメチック
영국	Esthetic, Cosmetic
이탈리아	Cosmetic, Cura Della Pelle, Estetico, Cosmico

피부관리사는 피부과학과 인체해부생리학의 이해를 토대로 전기물리학, 기기학 및 향장학 등 인접 학문의 이론에 관한 전문적인 지식을 갖추고 고객의 피부상태와 전신을 정확하게 파악하고 더욱 건강하고 아름답게 개선 시킬 수 있는 피부미용 전문가를 의미한다.

Chapter 2

피부미용의 역사

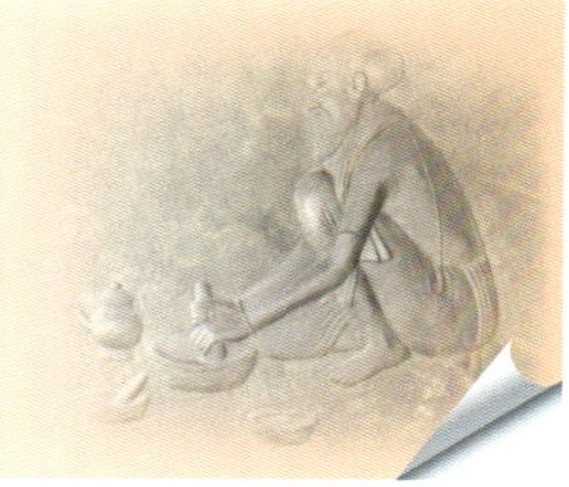

1. 서양 피부미용관리의 역사

인간의 아름다움에 대한 탐구와 미용방법은 고대문명에서 그 기원을 찾을 수 있으며 고대의 유적, 유물, 문헌을 통해 미용술과 화장품이 널리 사용되었음을 알 수 있다. 피부미용 기원은 고대 이집트 시대부터 종교의식과 함께 시작되었다고 할 수 있다.

1. 고대 이집트 시대

고대 이집트 문화는 대부분 종교와 관련하여 발달하였고, 화장술과 미용술도 신전 앞에서 깨끗해지고 싶은 정화의식으로부터 시작되었다.

이집트 시대는 의술 · 향료와 미용술을 포함한 과학이 발달한 시대이면서 절대왕권을 중심으로 한 계급사회가 형성된 시대이다.

이집트인들은 신전이나 제단에 향기가 좋은 나무와 송진을 태우는 것이 관습이었고 천연재료와 향유를 혼합하여 신체에 바르는 것을 시작으로 피부관리가 시작되었다.

또한 기원전 3000년경의 이집트 제1왕조 무덤에서는 향이 첨가된 화장연고와 화장거울이 발견되었다.

고대 이집트인들은 눈을 강조하고 곤충의 접근을 막기 위해 코올Kohl이라는 것을 발랐는데 코올은 향기 있는 수지나 아몬드껍질을 검게 태워서 만든 것을 상아나 나무로 된 가느다란 막대기를 이용하여 눈꺼풀에 칠하였던 것으로 일종의 화장품이라고 할 수 있다.

이집트의 건조한 아열대성 기후로 벌레나 강렬한 햇빛으로부터 눈과 피부를 보호하기 위해 올리브유, 아몬드유, 염료, 꿀 등을 향유와 혼합하여 사용하였다는 기록이 있다.

더운 기후에 청결을 목적으로 하는 목욕법이 체계를 이루기도 했는데, 대표적으로 이집트의 여왕 클레오파트라는 당나귀 젖과 진흙을 사용한 목욕법과 어린이 소변 목욕100일이 안 된 아이의 소변이용을 즐겼다고 전해지고 있다.

2. 그리스와 로마 시대

그리스 시대는 철학과 문학이 태동하였고, 많은 도시의 국가가 생긴 시대이다. 건강한 정신은 건강한 신체에서 비롯된다고 보았으며, 인위적인 몸단장보다는 전체의 균형에서 비롯되는 조화를 중시했다.

의학의 대가 히포크라테스는 건강한 아름다움을 위해서는 미용식이, 일광욕, 목욕과 마사지를 하라고 권장하였다.

냉수욕, 온수욕, 증기욕, 약물목욕 등의 다양한 목욕문화가 발달하였고, 목욕 후 마사지와 향료의 사용을 중요하게 생각하였다.

이집트의 모든 화장품 제조 비법을 그리스의 약초학과 임상학의 대부이던 의사 갈렌Galen과 물리학자 데모크리투스Democritus가 상세히 기록하여 전했다.

갈렌의 학문적 노력으로 콜드크림cold cream이 탄생되었는데, 콜드크림은 피부의 수분증발을 막아주고 피부를 햇볕으로부터 보호해주며, 바르고 난 순간부터 시원한 청량감을 느껴 콜드크림이라고 불렀다. 갈렌이 만든 특수연고는 동물성기름과 물을 함께 처방해 오늘날의 콜드크림의 원조가 되었다.

로마시대는 그리스의 여러 가지 풍습을 그대로 지켰으며, 그리스의 목욕문화를 이어받아 더욱 체계적이고 전문적인 목욕문화로 발전시켰는데 온탕과 한증 사우나가 주를 이루다가 네로 황제가 대형 목욕탕을 지으면서 목욕문화가 더욱 세분화되었다.

토론문화와 목욕문화가 번성하면서 주로 공중목욕탕에서 만나 사교활동을 함으로써 공중목욕탕은 청결과 위생뿐만 아니라 사회적 기능을 겸하는 곳이었다.

목욕 후에는 피부미용으로 오일과 향 제품과 흰 피부로 관리하기 위해 레몬, 염소젖과 우유 등을 혼합하여 마사지에 사용하였고 아름다운 몸매를 만들기 위해 전신체조를 하였다.

고대화장은 로마시대에 들어와 전성기를 이루어 귀족층 여성을 중심으로 널리 유행하게 되었다. 화장술은 이집트시대 때보다 더 정교했고, 상류계급의 여성들은 피부마사지와 색조 화장을 모두 선호하였으며, 백연, 석고, 백묵 등으로 얼굴을 하얗게 하여 연약한 모습을 표현하였다.

3. 중세 시대

기독교 영향의 금욕적 생활로 미용 행위가 엄격하게 금지되었던 시대로 몸 관리와 치장을 중요하게 생각하지 않았다. 공중목욕탕이 생기면서 서민층에까지 목욕문화가 전파되었으나, 성병 및 페스트가 유행하면서 공중목욕탕은 폐쇄되었고, 체취를 감추기 위해 목욕 대신 향수를 뿌림으로써 향수 발전의 계기가 되기도 하였다.

현대 아로마테라피의 시초가 되는 약초 스팀법이 개발되어 끓는 물에 약초를 넣어 얼굴에 수증기를 쐬기도 하였고, 아로마오일 추출 증류기술과 화장품 제조에 중요한 역할을 하는 알코올 발명과 더불어 화장품 제조 기술의 근간이 되는 화학이 발전하였다.

이 시기에 이발사 겸 외과 의사인 바버Baber는 이발, 면도, 마사지, 목욕은 물론 치아치료 등의 의료적인 시술도 하여 미용영역과 의료영역이 함께 이루어지는 새로운 직업군이 발전하게 되었다.

비누도 차차 대중화되어 8세기에는 이탈리아와 스페인에 소규모의 비누공장이 생겼으며, 이후 1200년경 프랑스의 마르세이유에 세워진 비누공장을 시작으로 성업을 이루게 되었다.

4. 르네상스 시대

인간중심의 문화를 창조하던 시대로 동 · 서양 문물의 교류가 시작되었고, 서구 시민사회가 형성되는 시기였다. 남녀 모두 외모에 신경은 많이 썼으나, 위생에 대한 관념이 부족하여 신체와 의복에서 나는 악취를 감추기 위해 강한 향수를 사용하는 관습이 생겼다. 이로 인해서 향수가 보급되는 시기를 맞이하였다.

그리고 알코올, 우유, 약초 추출물, 꿀 등을 혼합하여 화장수를 만들어 피부관리에 사용하였고, 이 시기에는 머리 위에 흰 가루 등을 뿌리는 것이 유행이었는데, 프랑스의 루이 15세의 퐁파두르Pompadour는 중국에서 수입한 쌀가루분Rice powder을 머리 위에 뿌리기 위해 따로 독립된 방을 만들어 이를 파우더 룸이라 불렀고, 이때부터 파우더 룸은 화장하는 방을 뜻하는 것으로 사용되었다.

르네상스 시대는 1558년 즉위한 영국 여왕 엘리자베스 1세가 통치하던 시기로 통치 기간에 영국은 유럽에서 최고로 번영을 누리고 있었고, 사치를 위해 돈을 아끼지 않았다. 이탈리아에서 유행하던 물건들과 함께 화장법도 들어와 분을 약 1.3cm나 되는 두께로 칠했기 때문에 얼굴 표정을 알 수 없을 정도였다고 한다. 당시 여왕의 화장은 그대로 궁중 여성들과 귀족 부인들의 본보기가 되어 귀족사회에 유행하기 시작했다.

5. 바로크, 로코코 시대

사치스러운 의복과 과도한 장식, 헤어, 메이크업, 향수가 유행하던 향락적인 시대이다. 하얀 피부로 가꾸기 위해 레몬과 달걀흰자를 이용하여 피부관리를 하였고, 얼굴에 잡티나 상처를 가리기 위해 옷감이나 가죽의 작은 조각인 뷰티패치beauty patch를 붙이는 것이 유행이었다.

많은 여성들이 피부를 하얗게 표현하는 것을 좋아하여 흰 파우더를 사용하였으며, 상류층의 여성들은 창백한 피부표현을 위하여 메이크업 베이스로 백연을 사용하였다.

알코올의 증류법이 개발되어 지금의 화장수와 유사한 형태의 화장품이 사용되기 시작하였으며, 향수 제조업은 17~18세기에 걸쳐 프랑스에서 크게 발전하였는데 이는 현재의 향수 산업의 밑거름이 되었다.

그리고 태양과 바람으로부터 얼굴을 보호하기 위해 부채를 사용하게 되었는데, 부채는 후에 장식용으로 자리잡게 되었다.

6. 근대 이후

1901년에는 마사지크림이 개발되어 대중화되었고, 1907년 샴푸가 생산되기 시작하고 1908년 매니큐어가 등장하면서 본격적으로 화장품이 생산되기 시작했다. 1912년 폴란드 화학자 C.풍크Funk에 의해 비타민이 발견되었다.

이 시기에는 내분비 호르몬을 비롯한 자연물질의 과학적 발견으로 생약학, 생화학, 생리학을 기초로 한 피부미용이 발전되었다. 1930년대에는 자외선을 차단하는 제품과 호르몬이 함유된 화장품이 개발되었으나, 호르몬 화장품은 부작용으로 인해 대중적으로 사용이 금지되었으며, 1930년대 중반에는 보다 안전적인 화장품을 선보이기 시작했다.

1946년에는 시데스코CIDESCO, 국제피부관리협회가 결성되어 스위스 취리히에 본부를 두고 국제자격증으로서 국제적인 교류와 발전에 기여하고 있다.

1947년에는 프랑스의 교수 바렛Barrett에 의해 전기적, 기계적 수단으로 피부에 영양물질을 깊숙이 침투시켜 피부의 신진대사에 영향을 미치는 것을 증명하여 전기피부미용Electro cosmetic의 토대를 마련하였고, 현재에 사용되어지고 있는 전기이온영동법Iontophoresis의 시초가 되었다.

독일 의사인 후페란트Hooperant는 젊음과 숙면을 위해 마사지를 권장하였으며, 체조와 생리학을 연구한 스웨덴의 피터 링Peter ling은 스웨디시 마사지를 만들고 발전시켰다.

20세기에는 과학기술이 발달한 산업혁명 시대이며 여성들의 사회진출로 화장품은 여성의 필수품으로 자리 잡게 되었다.

1990년대 후반에는 여성의 사회진출이 늘어나면서 진한 화장보다 자연스러운 화장이 유행하게 되었다.

더불어 사회적으로 환경문제에 대한 관심이 높아지면서 자연 친화적 화장품에 관심이 높아져 천연성분을 함유한 화장품이 등장하기 시작하였고, 이러한 현상은 2000년대에도 지속되어 웰빙 붐을 타고 환경친화적인 화장품의 연구개발이 활발해져 천연화장품 및 유기농화장품의 시장도 활성화되었다.

현대에는 미용분야도 다양한 이론과 첨단 미용, 의료기술 등의 발전으로 보다 체계적이고 과학적으로 변화되었다. 화장품의 종류가 많아지고 대량생산이 가능해지면서 미용은 대중화되었고 자연스러운 피부의 건강과 아름다움을 추구하고 있다.

2. 우리나라 피부관리의 역사

1. 고조선 시대

우리 민족은 예로부터 백색피부를 선호하였는데 단군신화에서도 그 사실을 확인할 수 있다. 단군신화에 쑥과 마늘을 피부 미백을 위해 복용하였다는 기록이 있다.

쑥은 예로부터 미백, 잡티제거, 피부병을 위한 민간요법으로 사용되어졌고, 마늘 또한 미백 효능이 있다고 알려져 있다.

그리고 '후한서'에 보면 추위로부터 피부를 보호하기 위해 겨울에는 돈지豚脂, 돼지기름를 발라서 피부를 보호하고 동상을 예방하였다는 기록이 남아있다.

그 밖에도 한반도에 거주하던 말갈인들은 흰 피부를 간직하기 위하여 오줌으로 세수를 하였고, 낙랑시대의 고분에서 출토된 그림을 통해 당시 여인들이 눈썹화장을 하고 있음을 볼 때, 우리 선조들이 상당히 오래전부터 화장을 해왔다는 사실을 알 수 있다.

신에게 제사를 지낼 때, 목욕재계를 하고 향을 피우고 신분계급을 나타내기 위해 장식물을 달고 색을 칠했다는 것 등으로 보아 피부를 보호하고 피부를 희게 가꾸려는 노력이 일찍부터 행해졌다고 볼 수 있다.

2. 삼국 시대

불교의 영향으로 향문화와 목욕문화가 발달한 시대이다. 입욕제로 팥, 녹두, 쌀겨 등의 곡물을 사용하였으며, 목욕행위는 단순히 청결의 의미를 넘어서 마음의 죄악을 씻는 신성한 의식의 한 방법이었다.

삼국유사의 기록에 의하면, 신라의 시조 박혁거세朴赫居世를 동천東泉에서 목욕을 시켰더니 몸에서 광채가 났고, 그의 왕후인 알영은 몸매와 얼굴이 남달리 아름다웠는데 입술이 닭 주둥이 같아 북천北泉에서 목욕을 시켰더니 입술이 아름다운 미인이 되었다고 한다.

두 사람의 목욕 일화는 우리 민족이 일찍이 아름다움을 숭상하고 추구하였음을 보여주고 있다. 백분白粉의 사용과 제조기술이 기록되어 있는 것으로 보아 백색피부를 선호했음을 알 수 있다.

신라인들은 영육일치사상靈肉一致思想 즉, 아름다운 육체에 아름다운 정신이 깃든다라는 것으로 남녀 모두 자신의 외모와 아름다움에 관심이 높아 몸을 청결히 하고 아름답게 꾸미는 것이 유행이었다.

신라에서는 일찍이 백분과 연지를 만들어 볼과 입술에 사용하였다. 백분은 얼굴을 희게 보이도록 하여 결점을 감춰주어 널리 사용되었으며, 주로 쌀가루, 분꽃씨 분말, 조개껍질을 태워 빻은 분말, 백토, 활석의 분말 등을 사용하였다.

이러한 천연의 분은 부착력이 낮은 결점을 가지고 있었기에 통일신라시대로 넘어가게 되면 이를 보완하기 위해 납 성분을 가미한다.

연지는 홍화와 돼지기름을 혼합하여 만든 것을 사용하였으며 눈썹은 굴참나무, 너도밤나무의 재를 개어 만든 미묵으로 그렸다.

3. 고려 시대

우리나라 역사상 최초로 국가에서 정책적으로 화장을 장려하고 화장법을 가르친 것은 고려 태조 왕건 때인 것으로 기록되어 있다.

신라를 정복하고 고려를 새로 창건한 왕건은 중국의 제도를 본따서 궁궐 안에 교방을 새로 설치하여 기생들의 화장은 반드시 교방에서 가르친 방법으로만 하도록 했고, 그 방법은 머릿기름을 번들거릴 정도로 많이 바르고 먹으로 눈썹을 가다듬어 반달처럼 가늘게 그리며 입술은 붉은색으로 연지를 칠하는 것이었다.

그리고 얼굴은 되도록 하얗게 보이도록 백분을 짙게 발라 피부를 창백하게 했다. 이러한 고려 초기의 교방 화장법은 조선 말까지 기생들의 변함없는 화장법으로 이어져 왔는데 이를 '분대화장' 이라 한다.

또한 외모를 꾸미는 것뿐만 아니라 전신을 깨끗하게 하는 청결에 대한 개념이 강조되어 목욕이 성행하고 향을 이용한 목욕문화가 신라로부터 그대로 전승되어 발달하였다.

부유층의 여인들은 난초蘭草를 삶은 물을 사용하였고, 비단 향낭香囊을 여러 개 패용하기도 했고 신체와 옷에 향료를 바르거나 뿌렸으며 초에 난초 향유를 섞어 태움으로써 방안에 향내를 피우는 풍습이 있었다. 그리고 피부보호 및 미백을 위해 남녀 모두 얼굴용 화장품인 면약面約을 사용하였는데, 현대의 영양크림과 로션의 중간형태라고 할 수 있다.

4. 조선 시대

불교를 배격하고 유교를 신봉하였으며, 유교적 미의식이 확립되어 화장은 기녀들만 하는 것으로 생각하고 짙은 화장을 천시했기 때문에 여염집 여인들은 평소 피부관리를 위주로 한 소박하고 수수한 화장을 하였으며, 화장은 혼례나 외출의 의식행위로 그 의미가 변해갔다.

따라서 옷차림, 장신구, 화장은 과장과 허세를 피하고 소박한 성격의 문화가 자리 잡게 됨에 따라 외면보다 내면의 아름다움을 중시하여 화려함보다는 단아하고 깨끗함에 신경을 쓰던 시대이다. 피부청결을 중요시하여 목욕을 즐기고 맑은 피부를 위해 미안수를 바르고 오이, 꿀 등으로 피부관리를 하였다.

조선시대 화장품은 '보여서'라는 기관에서 궁중화장품을 전담하였으며, '규합총서'에 당시의 화장품 제조 방법들이 많이 수록되어 있고, 미용법과 두발의 형태, 입술과 눈썹 그리는 방법 등의 내용이 기록되어 있다. 일반인들은 대부분의 화장품을 직접 만들어서 사용하는 경우가 많았다.

임진왜란 직후인 선조 때 일본에서 발매한 '아사노쓰유朝の露, 아침이슬'라는 브랜드의 화장수 광고문안 가운데 '조선의 최신제법으로 제조한'이라는 구절이 있는 것을 보았을 때, 조선시대 중기까지 조선의 화장품 제조기술은 상당히 높은 수준이었음을 알 수 있다.

5. 근대

1920년대에는 유럽의 크림, 백분, 비누, 향수 등을 국내에 들여오면서 수입화장품 인기가 대단했다. 신식 화장품은 신식 화장법으로 발달되어 입술 연지의 색상이 진해지고 향수와 비누의 향이 강해졌다.

1916년 우리나라 최초의 근대적 화장품인 박가분朴家粉이 제조 · 판매되었고, 1918년 특허국으로부터 상표등록증을 교부받은 우리나라 최초의 화장품이 되었다.

박가분은 외제 백분白粉보다 품질이 다소 뒤졌지만, 재래 백분 보다는 혁신적인 상품으로 전국에 인기리에 판매되었다. 하지만 얼마가지 않아 박가분에 함유된 납 성분이 피부에 납중독을 일으켜 판매가 중단되었다.

그 후 납 성분이 들어가지 않은 서가분, 장가분 등의 유사상품과 미용백븐, 설화분 등이 제조 판매되고 미백로션, 머릿기름, 연향유, 금강액, 유백금강액 등도 개발, 제조, 판매되었다.

1945년 해방을 계기로 다양한 제품들이 소개되기 시작하였는데, 콜드크림, 바니싱크림, 포마드가 대표적인 제품이었다.

콜드크림cold cream은 화장을 지우거나 마사지할 때 혹은 기초화장품 대용 등의 광범위한 용도로 사용되었던 크림이고, 콜드크림보다 유분이 적게 함유된 영양크림인 바니싱크림vanishing cream은 불투명한 상태에서 피부에 바른 후 즉시 투경해져서 사라지는 것 같은 현상을 나타낸다고 해서 큰 인기를 끌었던 일종의 영양크림이다.

6. 현대

1960년대 화장품 산업이 본격적으로 발전하면서 기초화장품의 종류가 다양화되었고 방문 판매제도가 도입되면서 손쉽게 집에서 화장품을 구입하게 되었다.

1970년대에는 사용하는 원료가 다양해졌고, 사용감을 중요하게 생각하게 되었다. 메이크업화장품 시장이 크게 발전하였고, 기초화장품 분야도 기술이 발달되어 현대적인 화장품으로 도약했다. 또한 화장품 용기의 고급화와 함께 국산 화장품의 수출도 이루어지기 시작했다. 1971년에는 '미가람'이라는 국내 최초의 피부관리실이 열렸으며, 1981년 YWCA에서 독일의 피부미용을 도입하였고 '피부관리사'라는 명칭을 처음으로 사용하기 시작했다.

1980년대에는 과학기술의 발전으로 안전성과 평가기술이 발달했고, 생명공학 원료를 사용하였다. 과거의 보습 및 피부유연효과 중심에서 벗어나 피부와 모발의 생리에 기반을 둔 제품이 출시되기 시작했다. 또한 컬러TV의 보급과 매스미디어의 발달로 색채의 사용이 다양하게 나타났다.

1992년 수입화장품의 국내유입이 쉬워지기 시작했으며 또한, 환경에 대한 관심의 고조와 함께 식물성 성분을 함유한 화장품이 큰 인기를 얻었다.

2000년 7월 화장품법이 제정되고 기능성화장품이 도입되면서 피부미백, 주름개선, 자외선 차단의 효과를 지닌 제품과 기능성소재의 개발에 대한 연구가 활발히 이루어졌다. 2008년 우리나라도 전성분 표시제를 시행하면서 화장품의 안전성에 대한 관심이 높아졌고, 2017년 기능성화장품에 염모제, 여드름 완화제, 튼살 완화제, 탈모 완화제, 제모제, 아토피 완화제 등이 추가되었다. 기능성화장품의 확대로 안전성과 유효성을 입증할 수 있는 기능성 원료개발에도 박차를 가하고 있다.

또한 노령화사회가 본격적으로 시작되면서 건강과 미용에 대한 사회의 관심도가 높아져 피부관리실도 상당수 증가하고 있다. 최근에는 노화를 근본적으로 지연시킬 수 있는 기능성소재와 제품에 대한 연구가 매우 활발히 이루어지고 있다.

우리나라는 1986년 시데스코CIDESCO, 국제피부관리협회의 정식국으로 가입하였으며, 1991년에 국내 2년제 대학에 피부미용과가, 1999년에는 4년제 대학에 피부미용 학부 과정이 신설되었다. 그리고 2007년 7월 피부미용사 자격증이 국가자격증으로 채택되어 2008년 12월부터 미용사피부 국가자격증 시험이 시행되고 있다.

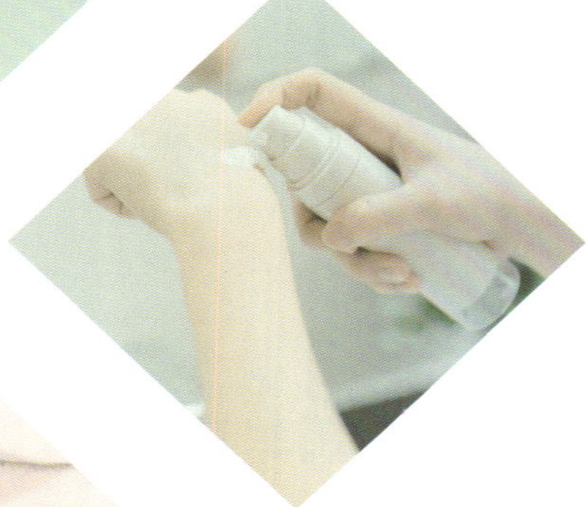

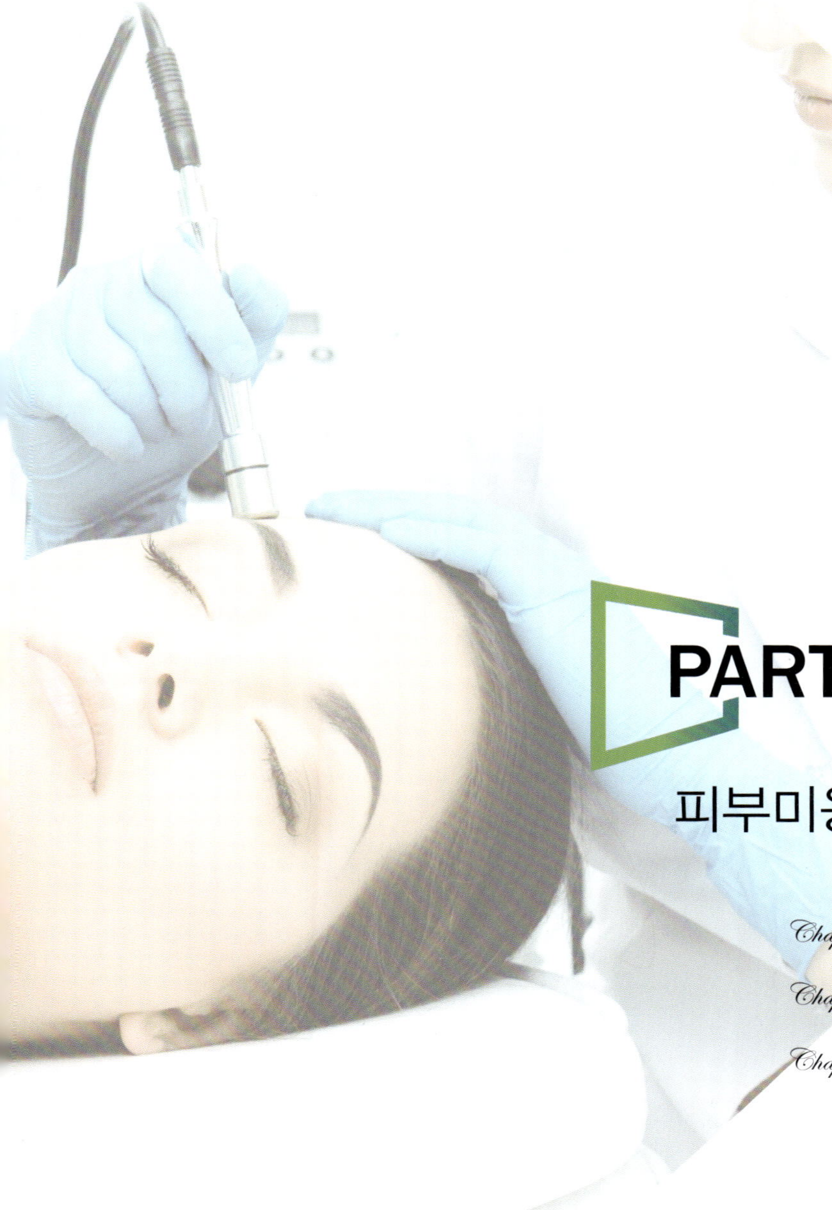

PART Ⅱ

피부미용관리의 이해

Chapter 3

제2부 피부미용관리의 이해

피부미용관리의 목적 및 기능

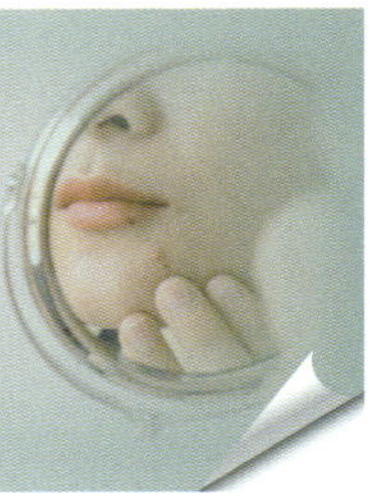

1. 피부미용관리의 목적

피부미용관리는 고객이 요구하는 것을 토대로 고객의 얼굴과 전신의 피부 상태와 체형을 분석하여 분석 결과에 따라 가장 적합한 관리를 제공하여 현재 상태에서 최선의 개선 결과를 만드는 것이다.

피부미용관리의 효과는 고객상담 및 효율적이며 적합한 관리를 통해 심리적 안정으로부터 시작하여 혈액 및 림프순환 등의 생리적인 효과로 건강한 피부와 정상적인 체형의 개선으로 건강한 신체 유지에 의해 삶의 질이 향상되는 효과가 있다.

현대의 피부미용관리는 피부과학과 인체 해부생리학의 이해를 토대로 전기물리학 및 기기학, 향장학 등 인접 학문의 이론을 접목시켜 다양한 미용적인 관리를 적용함으로써 과학적인 방법이라고 할 수 있다.

피부미용관리는 외적으로 미적인 개선의 효과뿐만 아니라 인체 생리학적인 효과로 인하여 심리적 · 정서적인 안정에도 영향을 미쳐 노화를 예방하고 피부와 체형을 건강한 상태로 유지시키는 것이 목적이다.

2. 피부미용관리의 기능

1. 보호적 기능

외부환경 즉, 먼지, 오염, 세균, 자외선 등으로부터 손상된 피부를 보호하고 피부의 정상적인 기능을 도와 피부의 노화를 예방하고 젊고 건강한 상태의 피부를 유지하게 한다.

2. 심리적 기능

피부에 나타나는 여러 가지 문제는 외적인 요인에 의해서 뿐만 아니라 심리적인 원인, 스트레스, 자아가치의 부정에 의하여 나타날 수도 있다. 고객상담을 통하여 문제점을 파악하고 관리를 통한 외적인 문제점을 개선시켜 심리적 안정감에 의한 만족감으로 인하여 자신감을 가지게 한다.

3. 장식적 기능

건강한 피부와 정상적인 체형으로 개선시켜 외모를 생기있고 아름답게 만든다.

4. 의학적 기능

메디컬에 의한 문제성 피부에 의약품과 의료기기를 이용하여 치료하며 시술 후 체계적인 관리를 통해 회복 기간의 단축과 시술 효과의 극대화를 목적으로 한다.

5. 방법적 기능

수기요법인 매뉴얼테크닉Manual Technique, 생체리듬을 이용한 바이오테크닉Bio Technique, 미용기기를 이용한 일렉트로테크닉Electro Technique 그리고 다양한 테라피 등의 방법의 적용으로 효율적인 효과를 만든다.

Chapter 4

제2부 피부미용관리의 이해

피부미용관리의 영역

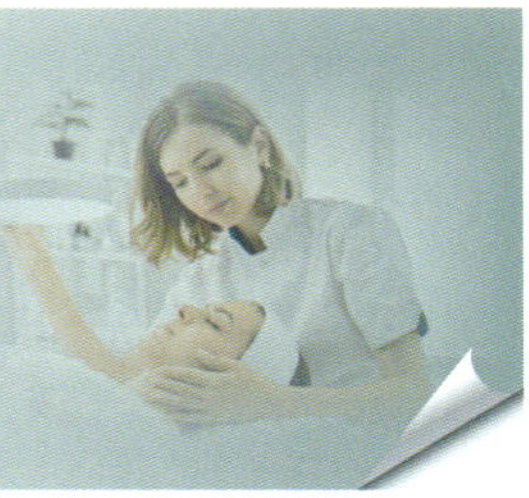

1. 피부미용관리사의 직무

피부미용관리사는 얼굴 및 전신의 피부를 아름답게 유지 · 보호 · 개선하기 위하여 신체 각 부위와 유형에 적절한 관리법과 기기, 기구 및 화장품 등을 사용하여 분석하고 결과에 적합한 피부관리 서비스를 제공하는 직무를 수행한다.

피부미용관리사의 직무영역은 얼굴관리, 전신관리로 구분되며, 얼굴관리는 일반관리와 특수관리의 직무와 전신관리는 전신 피부미용관리와 체형관리의 직무로 나뉜다. 그리고 눈썹정리 및 염색, 두피미용관리, 발관리, 홈케어 등의 직무가 있다.

2. 피부미용관리사의 직무영역

1. 상담하기

고객의 신체적 · 심리적 상태를 파악하고 분석하여 최선의 관리효과를 만들기 위해 전문적인 상담의 능력이 필요하다.

고객으로부터 피부 및 전신에 관한 문제점과 개선시키고 싶은 부분 등을 이야기하도록 대화를 유도하여 고객의 피부 및 전신상태를 정확히 파악하여 고객에게 가장 적합한 관리프로그램을 계획해야 한다. 상담은 정확한 지식을 바탕으로 고객의 욕구를 만족시켜주고 고객과의 신뢰감을 형성할 수 있는 단계가 되어야 한다.

직무의 요건

- 피부 및 전신관리를 위한 고객상담의 전문적인 능력
- 피부 및 전신 해부생리학 이론
- 피부 및 체형관리에 대한 전반적인 부분과 임상학적인 측면의 지식
- 피부 및 체형관리 기술
- 미용기기에 대한 전반적인 지식과 기술
- 미용영양학에 대한 지식

2. 얼굴 관리하기

피부상태를 분석하고 피부유형에 따라 화장품, 미용기기, 매뉴얼테크닉을 선택 · 적용하여 건강하고 아름다운 피부상태로 유지하게 하는 능력과 기술의 직무이다.

직무의 요건

- 얼굴 및 피부의 해부생리학 이론
- 얼굴관리 기술
- 얼굴관리에 적용되는 미용기기에 대한 이론 및 기술

3. 얼굴 특수관리하기

노화피부, 색소침착피부, 여드름피부, 민감피부 등 문제성 피부에 맞추어 특수화장품, 미용기기 등을 이용한 프로그램으로 문제에 대한 집중관리를 통하여 문제점을 개선하고 정상상태의 건강하고 아름다운 피부로 관리하는 직무이다.

직무의 요건

- 얼굴 및 피부의 해부생리학 이론
- 얼굴관리 기술
- 얼굴관리에 적용되는 미용기기에 대한 이론 및 기술
- 문제성피부에 대한 해부생리학 이론
- 문제성피부관리 기술
- 문제성피부관리에 적용되는 미용기기에 대한 이론 및 기술

4. 전신 관리하기

얼굴피부를 제외하고 신체의 모든 부위를 대상으로 화장품, 미용기기, 매뉴얼테크닉을 적용하여 인체의 기능을 개선시켜 건강하고 아름다운 전신 피부상태로 유지하게 하는 직무이다.

직무의 요건

- 전신의 해부생리학 이론
- 전신관리 기술
- 전신관리에 적용되는 미용기기에 대한 이론 및 기술

5. 전신 특수관리하기

문제가 있는 신체를 정상적으로 개선시키기 위해 문제성에 대한 분석과 다양한 매뉴얼테크닉의 선택 · 적용으로 인체의 기능을 개선하여 균형 있는 건강한 신체를 만들어 유지시켜주는 직무이다.

직무의 요건

- 전신의 해부생리학 이론
- 전신관리 기술
- 전신관리에 적용되는 미용기기에 대한 이론 및 기술
- 문제성 체형에 대한 해부생리학 이론
- 문제성 체형관리 기술
- 문제성 체형관리에 적용되는 미용기기에 대한 이론 및 기술

6. 눈썹정리

고객의 얼굴형에 맞는 눈썹 형태로 정리하고 모발의 색과 고객이 원하는 눈썹의 색으로 염색하여 더욱 아름답게 연출하는 직무이다.

직무의 요건

- 얼굴의 해부생리학 이론
- 눈썹정리 기술
- 눈썹염색에 대한 이론 및 기술

7. 제모

미관상 해치는 요소로 작용하는 것과 청결을 위해 신체의 불필요한 털을 다양한 시술 방법으로 제거함으로써 아름다움과 자신감을 부여해주는 직무이다.

직무의 요건

- 얼굴 및 전신 해부생리학 이론
- 제모에 대한 이론 및 기술

8. 두피관리

두피상태를 진단하여 두피 세정에서 매뉴얼테크닉, 영양흡수관리를 이용하여 두피의 생리기능을 개선하여 각종 트러블을 예방하고 건강한 모발을 유지하게 만들어주는 직무이다.

직무의 요건

- 얼굴 및 전신 해부생리학 이론
- 두피에 대한 이론 및 두피관리 기술

9. 발관리

인체의 장기와 연결된 반사구를 자극하여 신체의 건강을 증진하는 발반사요법과 발의 문제성을 개선하여 건강한 발의 상태로 관리하는 직무이다.

직무의 요건

- 전신 해부생리학 이론
- 발반사 요법에 대한 이론 및 기술
- 일반 및 문제성 발에 대한 이론과 관리 기술

Chapter 5

피부미용관리 환경

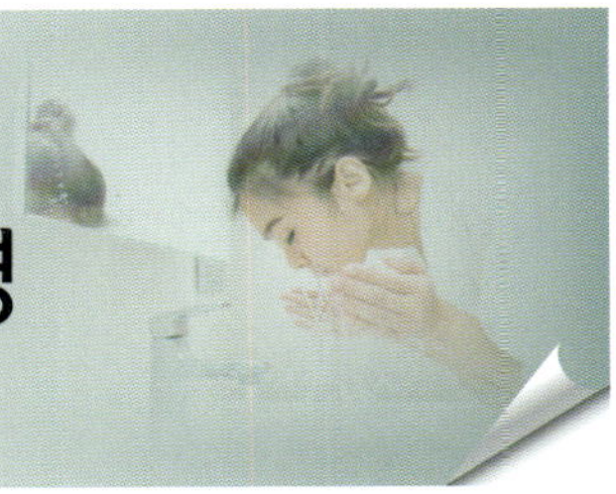

1. 피부미용관리를 위한 환경

피부미용관리실은 고객의 신체를 관리하는 장소이므로 그 특성상 위생과 청결이 매우 중요시되는 서비스 분야이다. 또한 고객이 신체적 · 정서적으로 편안한 분위기에서 피부관리를 받을 수 있는 환경을 제공해 줄 수 있어야 한다.

피부미용관리실은 일반적으로 고객을 처음 만나게 되는 안내 데스크와 고객을 맞이하는 응접실, 고객상담이 이루어지는 상담실, 피부관리를 시행하는 피부관리실, 고객이 스스로 마무리할 수 있는 파우더 룸 등으로 나눈다. 작업장 내 어느 장소든 고객이 쾌적하고 안정감을 가질 수 있는 환경이 될 수 있도록 조명, 환풍, 냉 · 난방시설에 대한 점검이 필요하다. 이는 고객의 만족을 가져오는 기본이 되는 환경이라고 할 수 있다.

2. 피부미용관리를 위한 위생관리

① 고객과 직원들 즉, 많은 사람들이 함께 사용하는 공간으로 전체적으로 청결한 공간이어야 한다.

② 제품 사용으로 인한 독성 성분이 실내에 머무르지 않아야 하며 쾌적한 공기가 유지되도록 한다.

③ 베드, 의자, 웨건 등이 오염되지 않아야 한다.

④ 타올, 터번, 가운 등은 항상 깨끗하게 세탁되어 있어야 하며 고객관리에 직접 사용하는 기구(가위, 브러시, 유리봉 등)는 소독해야 한다.

⑤ 위생과 감염병 예방을 위하여 컵, 면도날, 면봉 등은 1회용품을 사용한다.

⑥ 화장실과 세면실은 환기가 잘되어야 하며 물기 없이 청결해야 한다.

⑦ 폐기물은 안전 규칙에 따라 처리하고 오염원이 노출되지 않도록 한다.

⑧ 덜어서 사용하는 화장품과 모든 제품은 세균에 의한 오염이 되지 않도록 소독된 스파출라를 사용하고 공기접촉을 최대한 피하고 유통기한을 지킨다.

⑨ 내부 조명이 75 LUX 이상으로 적절한 밝기여야 하며 간접조명으로 눈의 피로를 줄여야 한다.

3. 피부미용관리사의 자세

1. 피부미용관리사의 용모

(1) 복장

단정한 유니폼은 전문가다운 모습을 보여주며 청결한 이미지를 준다. 유니폼의 재질은 일하는데 불편함이 없도록 신축성이 좋은 것이어야 하며, 항상 구김이 없도록 하고 청결하게 준비한다.

신발은 자신의 키와 관리자세 등을 고려하여 적정한 굽을 선택하고 유니폼과의 색을 맞추도록 한다.

(2) 헤어

고객에게 청결한 이미지를 주고 일하는 부분에 거슬리지 않게 단정한 헤어스타일을 유지해야 한다. 머리카락이 흘러내리지 않도록 머리망, 머리핀 등을 사용하여 깔끔하게 정리한다.

(3) 메이크업

피부미용 전문가다운 이미지를 주기 위해 단정한 메이크업으로 연출한다. 피부는 맑고 투명하게 자연스럽게 하며 관리 시 수시로 점검하여 깔끔함을 유지하도록 한다.

(4) 개인위생

피부미용관리사의 개인위생은 고객과 모두의 건강을 위하여 매우 중요하다.

① 특유의 체취나 구취가 나지 않게 청결을 유지한다.

② 손은 항상 청결하고 따뜻하게 유지하며 손의 보습관리가 유지되어 고객에게 부드러운 손의 촉감으로 관리가 되어야 한다.

③ 손톱은 피부를 손상시키는 원인이 될 수 있으므로 반드시 짧게 정리되어 있어야 한다.

④ 관리 시 고객과의 거리가 20~30cm 이므로 마스크를 꼭 착용한다.

2. 피부미용관리사의 전문성

① 따뜻한 미소와 자신감 있는 표정과 예의바르고 신뢰감있는 말투가 중요하다.

② 고객과의 상담한 내용을 확인하고 정확하게 챠트작성을 한다.

③ 고객이 많은 부분을 말할 수 있도록 유도한다.

④ 견진, 문진, 촉진 등으로 분석하여 문제를 파악하고 정리한다.

⑤ 임상자료 등을 최대한 활용하여 신뢰를 주고 긍정적인 개선의 희망을 주면서 적합한 관리의 필요성을 제시한다.

⑥ 효율적이고 가장 적합한 관리의 프로그램을 제시하고 금액, 관리기간 등의 내용을 자세하게 설명한다.

⑦ 관리가 실행되고 난 후 관리 중의 불편함 등을 체크하고 다음 관리 시 참고한다.

⑧ 관리가 유효하게 진행되도록 홈케어의 중요성과 방법 등에 대해 자세하게 설명한다.

⑨ 관리 후 나타나는 반응 등을 알기 위해 전화상담 등을 활용한다.

Memo

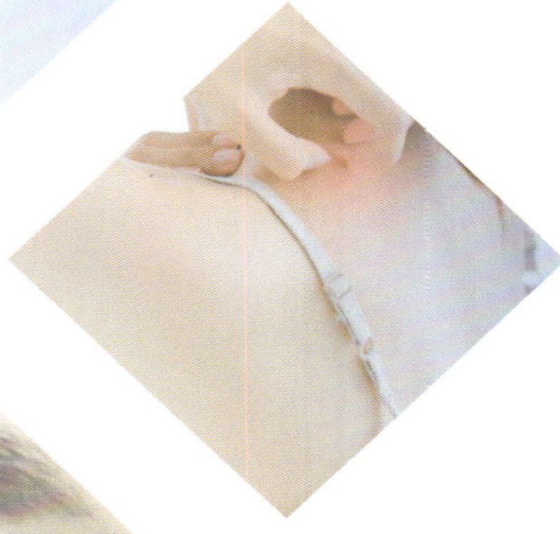

PART Ⅲ

피부의 이해

Chapter 6

피부의 구조

피부는 인체의 바깥부위 표면을 둘러싸고 있는 조직으로 외부의 유해한 환경으로부터 우리 몸을 보호해주며 건강과 생존에 매우 중요한 역할을 담당하는 기관이다.

피부의 구분은 크게 가장 겉 표면으로부터 표피, 진피, 피하지방층으로 구성되어 있다. 그 외 피부의 부속기관으로 한선과 피지선 · 모발 · 손 · 발톱 등이 있다.

피부의 두께는 부위에 따라 다르지만, 표피와 진피를 합한 피부의 평균 두께는 1~4mm이며, 표면적은 성인의 경우 $1.6m^2$ 여성 ~$1.8m^2$ 남성 이며 중량은 체중의 16%로 인체기관 중에서 가장 큰 기관이다.

피부의 두께는 평균적으로 1.4mm 정도이며, 눈꺼풀의 피부가 가장 얇고 손바닥과 발바닥 부분이 가장 두껍다. 피부의 구성성분은 표피층의 경우 물 70.5%, 단백질 27%, 지방 2%, 무기질 0.5%이다. 피부의 표면에는 소릉hill과 소구furrow가 있는데 흔히 말하는 피부결을 나타낸다. 소릉과 소구가 만나는 지점에는 털구멍이 존재한다.

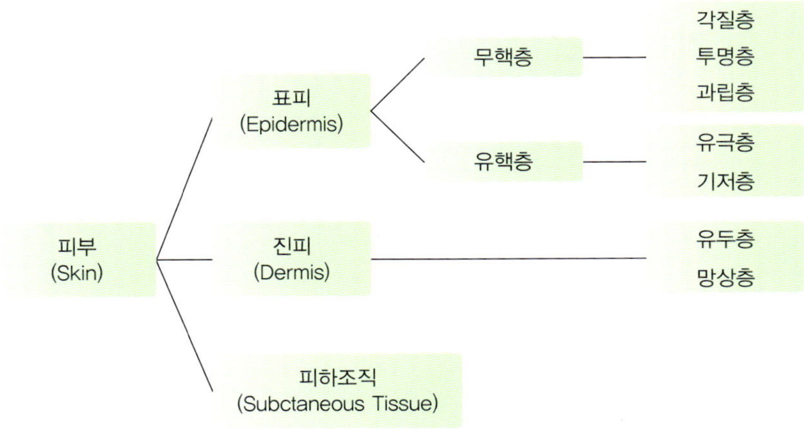

그림 6-1 피부의 분류

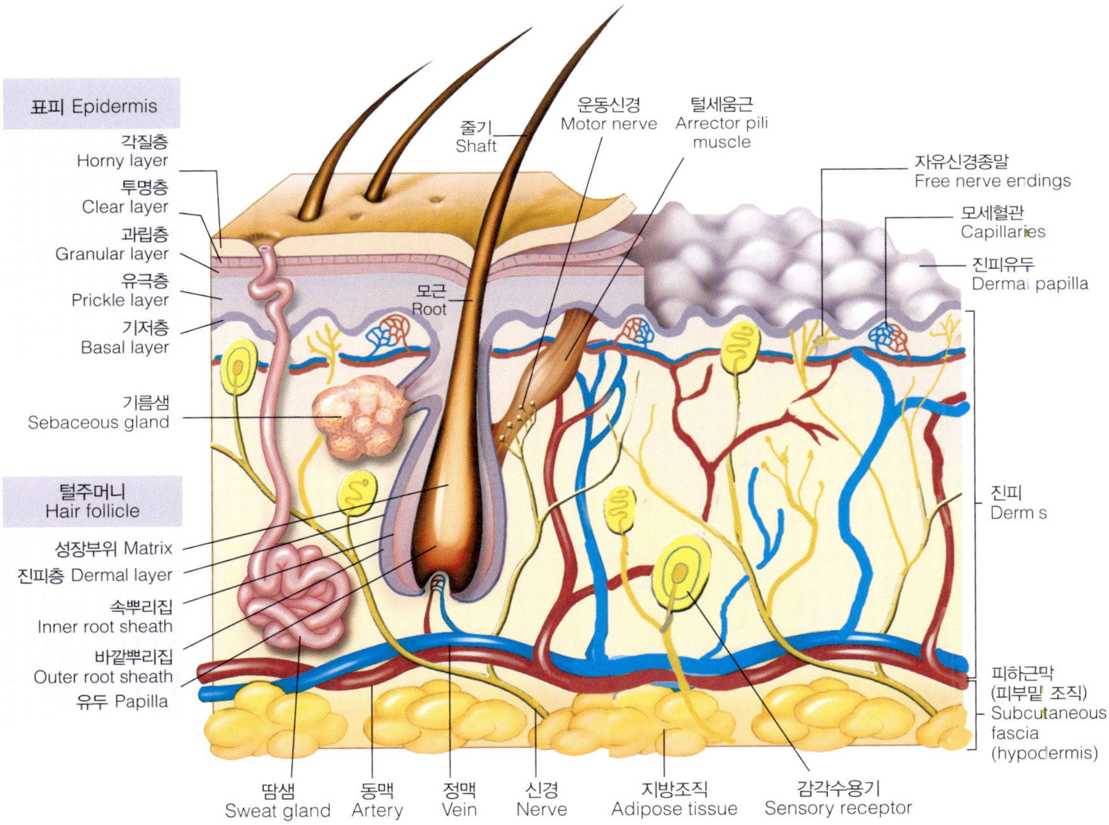

그림 6-2 피부의 단면

1. 표피(Epidermis)

표피는 가장 얇은 층이며, 평균 두께는 손바닥의 경우에 1.6~1.7mm이며 눈꺼풀의 경우는 0.04~0.05mm 정도이다. 평균적으로 약 0.1~0.2mm 정도의 얇은 피부조직이다.

표피는 내부의 수분증발을 막아주고 외부의 유해환경으로부터 피부를 보호하는 중요한 역할을 한다.

1. 표피의 구성

(1) 각질층 Horny layer

피부의 가장 바깥쪽에 위치한 각질층은 0.02mm~0.03mm의 핵이 없는 죽은 세포로 납작한 모양으로 라멜라 Lamella 구조로 얇은 층이 20~25개 정도로 구성되어 있으며, 과립층부터 각질화과정이 본격적으로 시작되어 점점 올라오면서 응집력이 떨어져 비늘과 같은 조각 상태로 피부로부터 떨어져 나간다.

(2) 투명층 Clear layer

각질층의 바로밑에 존재하는 2~3개 층의 상피세포로 구성되어 있으며, 각질층과 같이 죽은세포로 이루어진 핵이 없는 반유동성의 단백질인 엘라이딘 Elaidin 이 존재하고 있으며, 빛을 굴절시켜 차단하는 특성이 있다. 손바닥과 발바닥에 존재하며 수분을 흡수하지 않고 수분침투를 막는다.

(3) 과립층 Granular layer

2~5층의 세포로 구성되어 있으며 핵이 없다. 과립층에서는 내부의 수분이 증발되는 것을 막아주고, 외부의 이물질이 들어오는 것을 막아주는 주요한 방어막 역할을 한다.

(4) 유극층 Prickle layer

표피층의 대부분을 이루고 있는 가장 두꺼운 유극층은 6~10층으로 되어 있으며, 기저층과 같이 세포재생이 가능한 유핵세포로 되어있다. 활발한 세포재생이 이루어지지는 않지만 표피를 다쳤을 경우에는 약간의 피부복구가 가능하다.

(5) 기저층 Basal layer

가장 아래에 위치하고 있으며, 단일세포층으로 유핵세포로 존재한다. 진피와 경계를 이루고 있으며 물결모양으로 되어있는 요철이 많고 깊을수록 탄력이 좋은 건강한 젊은 피부라고 할 수 있으며, 편평한 모양을 하고 있을수록 영양흡수 및 노폐물 배출의 기능이 저하되는 노화피부라고 할 수 있다.

표피의 가장 아래에 존재하는 기저층에서는 산소와 영양분을 모세혈관을 통해 공급받아 새로운 세포를 생성하고 분열시키는 데 중요한 역할을 한다. 기저층의 세포분열이 일어나는 시간이 주로 밤 10시~새벽 2시까지이므로 건강한 피부유지를 위해서 이 시간대에 충분한 수면을 취하는 것이 좋다.

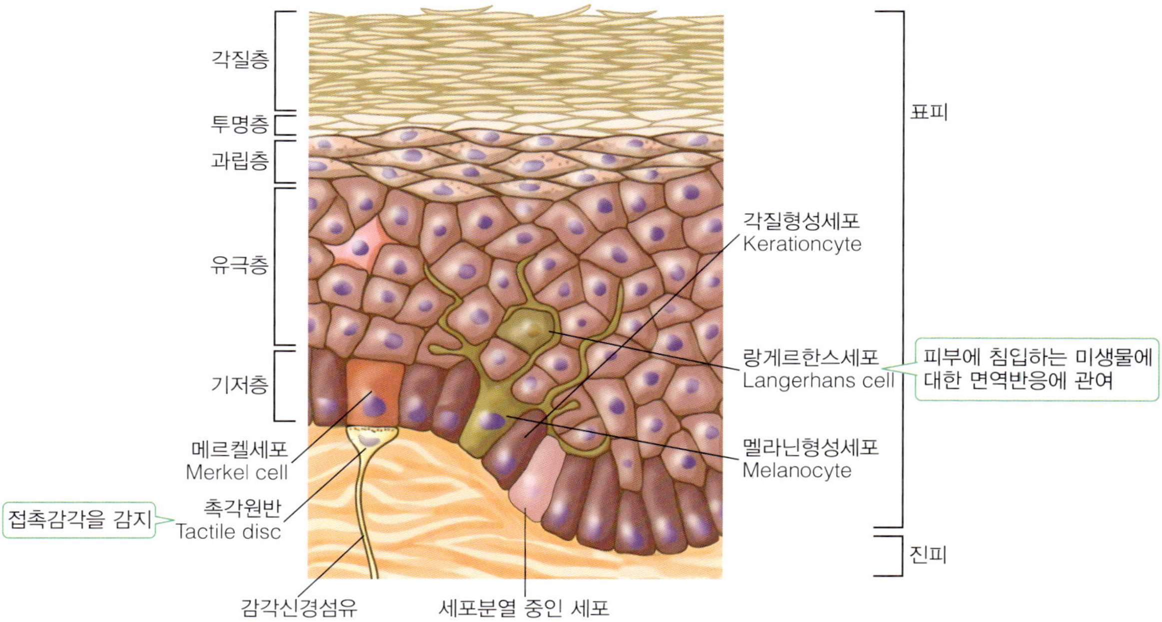

그림 6-3 표피의 구조

2. 진피(Dermis)

표피의 기저층과 피하 지방층 사이에 존재하는 진피층은 피부의 90%를 차지하는 치밀한 결합조직으로 표피두께의 20~40배 정도의 개인적인 차이는 있으나 0.5~4mm의 두께를 가지고 있다. 진피는 수분함량이 표피의 60% 정도로 많은 양을 함유하고 있다.

탄력조직으로써 교원섬유와 탄력섬유, 기질 등의 단백질로 구성되어 있으며, 인체 피부의 긴장성과 탄력유지 및 윤기있는 피부를 유지하는데 중요한 역할을 한다.

1. 유두층Papillary layer

표피의 기저층 밑에 존재하며 유두 모양의 돌기를 형성하고 모세혈관이 존재하여 표피의 기저세포에 산소와 영양공급을 해준다. 유두층에서는 기저세포에 산소공급 및 영양공급을 통해서 각질형성세포의 건강한 세포생성 및 세포분열에 중요한 역할을 한다.

2. 망상층Reticular layer

진피의 유두층 바로 밑에 위치하고 있으며 교원섬유와 탄력섬유로 이루어진 결합조직으로 마치 옷감을 짜놓은 것과 같이 일정한 방향의 망상구조로 되어 있다.

유두층과 달리 모세혈관이 거의 존재하지 않으며 한선, 혈관, 피지선, 신경 등이 분포되어 있다.

랑게르선 Langer's line

피부는 표피, 진피, 피하조직으로 구성되는데, 피부의 탄력은 진피 망상층의 교원섬유와 탄력섬유에 의해 좌우된다. 교원섬유는 콜라겐으로 피부표면과 평행하게 그물처럼 되어있고 그 사이를 탄력섬유인 엘라스틴이 연결되어 피부의 탄력을 유지시킨다. 망상층의 섬유질이 일정하게 배열되어 있어 피부분할선으로 나타나며 랑게르선이라고 한다.

외과적 수술 시 피부절개선의 방향을 맞춰 시술하면, 수술 이후 절개선에는 미세한 흔적만 남게 된다.

3. 진피의 구성물질

(1) 콜라겐 Collagen

콜라겐은 교원섬유라고도 하며, 진피의 85~90%를 차지하는 피부결합조직의 중요한 성분이다. 콜라겐의 기적 구조단위는 분자량 약 30만의 트로포콜라겐 tropocollagen 이다.

굵기 1.5nm 정도에 300nm의 가늘고 긴 띠를 만들고 이 띠가 실타래 모양으로 꼬인 섬유상 단백질로 되어있다. 인체의 뼈나 인대 등에도 높은 비중으로 차지하며 인체의 장기 등을 지탱하는 등의 물리적인 역할을 하는 것 이외에도 세포성장이나 기관형성 등의 생리적인 기능을 수행한다.

(2) 엘라스틴 Elastin

진피성분의 2~3%를 차지하며 탄력성을 결정짓는 피부탄력에 중요한 역할을 한다. 콜라겐에 비해 가늘고 긴 섬유로 구성되어 있으며, 피부탄력의 스프링 역할을 한다.

이러한 스프링의 역할을 제대로 해내지 못하는 형태가, 늘어났던 피부가 제자리로 돌아오는 탄성의 기능이 떨어지게 된 경우이다. 이럴 경우 피부탄력과 유연성이 감소하기 때문에 피부가 처지고 주름의 발생이 심하게 된다.

(3) 기질 Ground substance

진피내의 진피와 결합사이를 채우고 있는 물질로서 진피 중량 0.1~0.2%의 비율을 차지하고 있다. 기질의 대부분은 히알루론산 Hyaluronic acid과 황산 등으로 이루어져 있다. 기질의 구성물질은 수분 친화력이 높아서 자기 몸무게의 수백 배의 수분을 보유할 수 있는 기능이 있다.

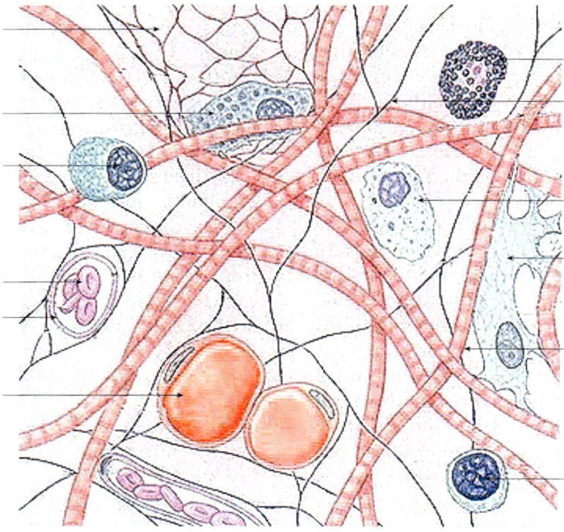

그림 6-4 진피의 구성세포와 섬유

3. 피하지방층(Subcutis)

진피와 뼈 근육사이에 존재하는 피하지방층은 피부의 가장 아래에 위치한다. 복부와 둔부의 경우에 약 3cm 이상의 두께의 지방을 함유하고 있으며, 피하조직이라고도 한다. 피하지방층에 존재하는 지방세포들은 피하지방을 생산해서 정상체온 유지를 위한 체온조절기능, 수분조절기능, 인체의 소모되고 남은 영양소의 저장기능, 외부로부터의 충격완화 작용 및 자극에 대한 피부탄력성 유지 등의 중요한 역할을 한다.

지방층의 과도한 축적으로 인해서 피하지방층이 두껍게 되면, 혈액순환이나 림프순환의 저해로 피부표면의 울퉁불퉁한 형태의 셀룰라이트cellulite 등 문제성 형태가 발생될 수 있다.

셀룰라이트 Cellulite

여성의 허벅지, 엉덩이, 복부에 주로 발생하는 오렌지 껍질모양의 피부변화이다. 지방층의 과도한 축적으로 인하여 피하지방층이 두껍게 되면 혈액순환, 림프순환의 저해로 인하여 피부표면이 울퉁불퉁하며, 피부 깊숙이 결절이 만져지거나 피부가 탄력이 없고 다른 부위보다 차갑게 느껴지기도 한다. 셀룰라이트란 어원에 의하면, 피하조직의 국소 대사성질환이라고 정의할 수 있다.

Chapter 7

얼굴 골격

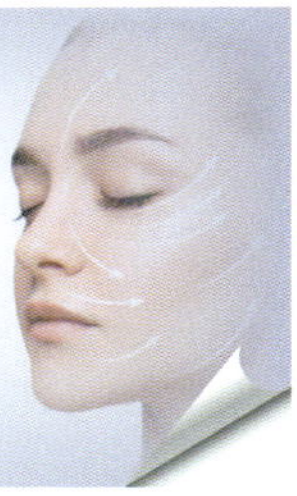

1. 머리 및 얼굴뼈대

1. 머리head의 뼈대

머리에는 29개의 뼈가 있으며, 22개의 머리뼈Skull와 6개의 귓속뼈auditory, 그리고 1개의 독립뼈인 목뿔뼈hyoid bone로 구성된다.

머리뼈Cranal bones 8개		얼굴뼈facial bones 14개	
		• 코뼈nasal bone	2개
• 이마뼈frontal bone	1개	• 위턱뼈maxilla	2개
• 마루뼈parietal bone	2개	• 광대뼈zygomatic bone	2개
• 관자뼈temporal bone	2개	• 아래턱뼈mandible	1개
• 뒤통수뼈occipital bone	1개	• 눈물뼈lacrimal bone	2개
• 나비뼈sphenoid bone	1개	• 입천장뼈palatine bone	2개
• 벌집뼈ethmoid bone	1개	• 아래코선반inferior nasal concha	2개
		• 보습뼈vomer	1개

2. 머리뼈skull의 앞면

얼굴은 3등분하여 위쪽의 이마부위와 중간의 눈확 및 코부위, 그리고 아라 쪽에 입부위로 나눌 수 있다.

이마부위와 코부위는 양측의 눈썹활과 이들 사이의 눈썹사이로 구성되며, 2개의 코뼈와 이마뼈 사이로 구성되며, 2개의 코뼈와 이마뼈 사이는 앞머리 코뼈 봉합으로 코의 뿌리점이 된다.

코뿌리점의 좌우에는 안구를 간직하는 눈확이 위치하며, 아래쪽에는 2개의 코뼈와 코중격 그리고 코선반으로 구성 된 코안이 있다.

코안의 아래쪽에는 위턱뼈와 아래턱뼈로 구성 된 입안이 있어서 음식물의 섭취와 호흡 등의 기능을 갖는다.

3. 눈확orbit의 구조

눈확은 안구와 부속기관들을 간직하는 약 30ml 정도의 속이 텅 빈 공동이며, 뉘어 놓은 삼각추의 모습을 하고 있다. 좌우 폭이 약 4cm이며, 깊이는 대략 5cm로 눈확의 꼭대기에는 시각신경과 눈동맥이 지나가는 시각신경구멍opticforamen이 위치하고 있다.

좌우의 눈확 사이 거리는 약 2.5cm로 2개의 코뼈와 위턱뼈의 이마쪽 돌기가 위치하고 있다.

눈확의 위쪽 가장자리의 안쪽에는 눈확위구멍supraorbital foramen이 있으며, 눈확아래의 위턱뼈에는 눈확아래구멍infraorbital foramen이 있어서 눈확과 얼굴사이의 신경 및 통로 역할을 수행하고 있다.

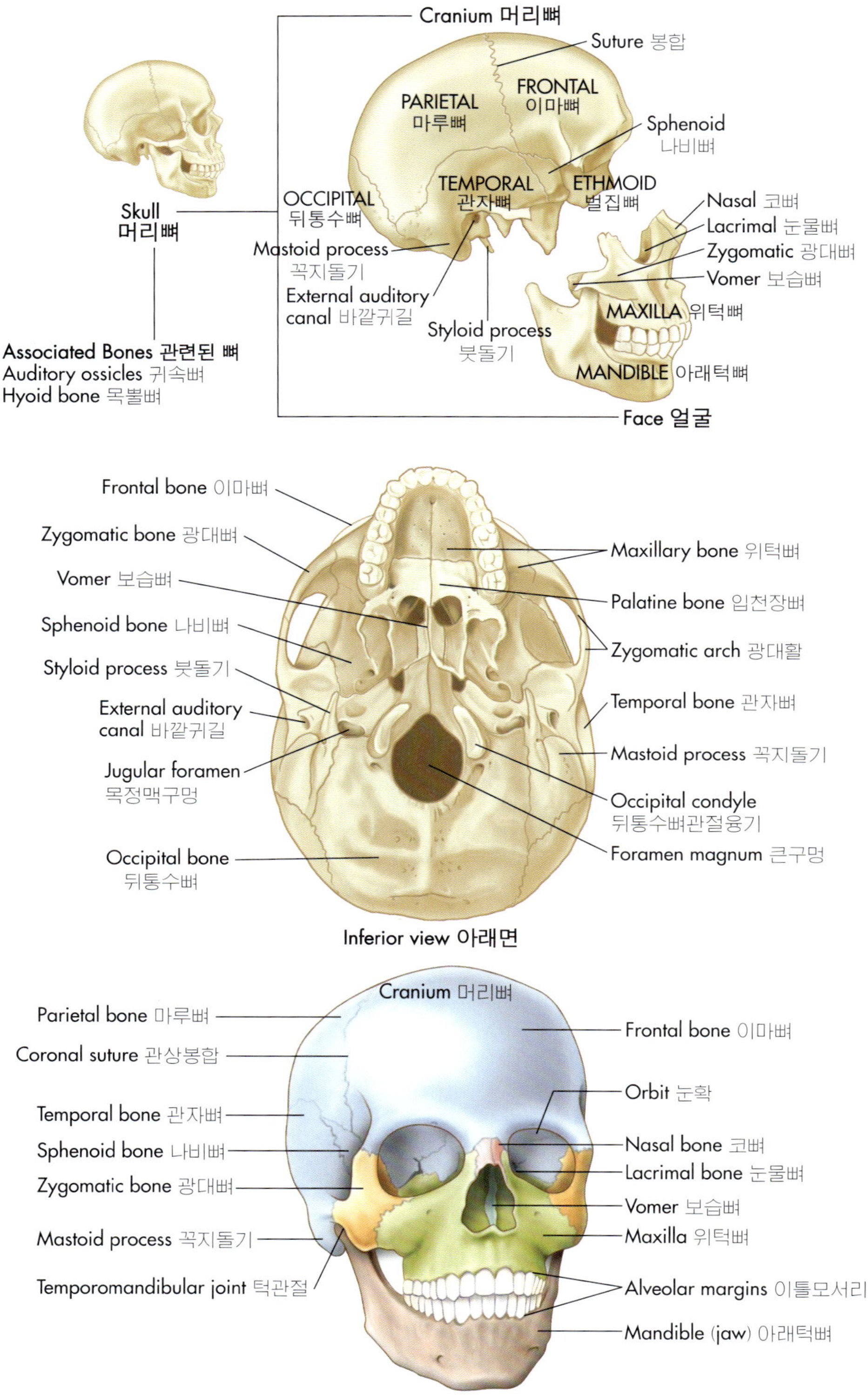
Cranium 머리뼈
Suture 봉합
PARIETAL 마루뼈
FRONTAL 이마뼈
Sphenoid 나비뼈
Skull 머리뼈
OCCIPITAL 뒤통수뼈
TEMPORAL 관자뼈
ETHMOID 벌집뼈
Nasal 코뼈
Lacrimal 눈물뼈
Zygomatic 광대뼈
Vomer 보습뼈
Mastoid process 꼭지돌기
External auditory canal 바깥귀길
Styloid process 붓돌기
MAXILLA 위턱뼈
MANDIBLE 아래턱뼈
Associated Bones 관련된 뼈
Auditory ossicles 귀속뼈
Hyoid bone 목뿔뼈
Face 얼굴
Frontal bone 이마뼈
Zygomatic bone 광대뼈
Vomer 보습뼈
Sphenoid bone 나비뼈
Styloid process 붓돌기
External auditory canal 바깥귀길
Jugular foramen 목정맥구멍
Occipital bone 뒤통수뼈
Maxillary bone 위턱뼈
Palatine bone 입천장뼈
Zygomatic arch 광대활
Temporal bone 관자뼈
Mastoid process 꼭지돌기
Occipital condyle 뒤통수뼈관절융기
Foramen magnum 큰구멍
Inferior view 아래면
Cranium 머리뼈
Parietal bone 마루뼈
Coronal suture 관상봉합
Temporal bone 관자뼈
Sphenoid bone 나비뼈
Zygomatic bone 광대뼈
Mastoid process 꼭지돌기
Temporomandibular joint 턱관절
Frontal bone 이마뼈
Orbit 눈확
Nasal bone 코뼈
Lacrimal bone 눈물뼈
Vomer 보습뼈
Maxilla 위턱뼈
Alveolar margins 이틀모서리
Mandible (jaw) 아래턱뼈

그림 7-1 머리뼈

4. 아래턱뼈mandible

머리뼈 중 유일하게 독립된 뼈로서 아래턱몸통과 아래턱가지 그리고 관절돌기로 구성되며, 관자뼈의 아래턱모목과 아래턱뼈의 관절돌기가 만나 턱관절T-M joint을 이룬다.

턱뼈가지의 내면과 아래턱몸통의 바깥면에는 아래턱구멍과 턱끝구멍이 있어서 아래턱신경이 출입하며, 치아의 발치나 잇몸의 수술 시에 마취부위로 사용된다.

얼굴 근육

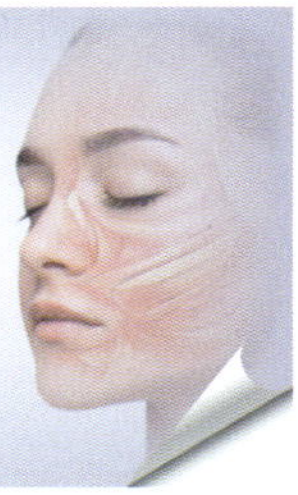

1. 얼굴 근육

얼굴근육은 얼굴의 피부밑에 있는 30여 개의 작은 근육들로서 얼굴의 다양한 표정을 가능하게 하는 일명 표정근Mimic Muscle이다. 이들은 근육막이나 뼈에서 시작하여 피부의 표피에 정지하며, 모두 얼굴 신경의 지배를 받는다. 안구의 운동을 지배하는 눈의 외래근과 음식물을 씹거나 대화를 할 때 사용하는 깨물근이 있다.

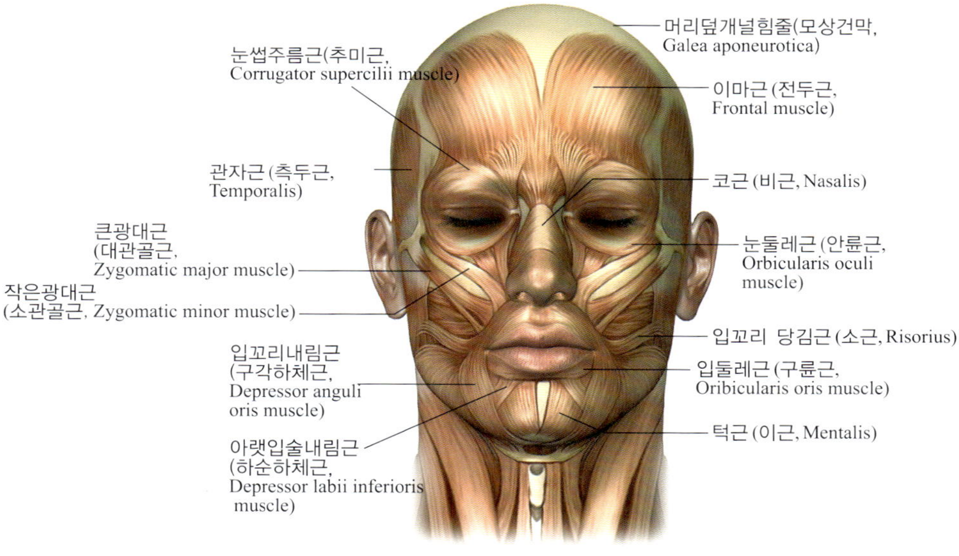

그림 8-1 안면근(전면)

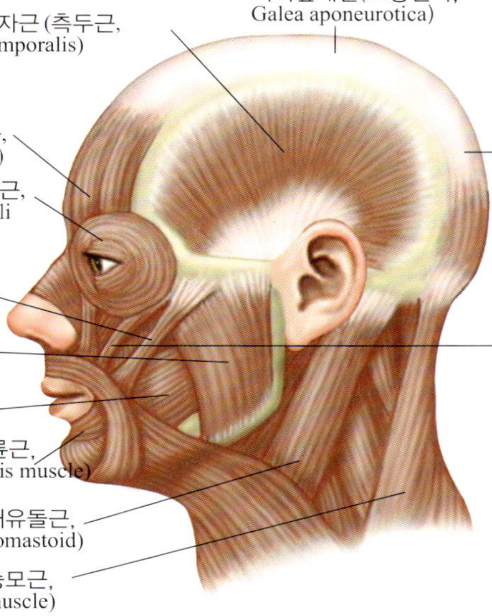

그림 8–2 안면근(외측면)

1. 머리덮개근

(1) 뒤통수이마근 후두전두근, Occipitofrontalis의 부착점

① 기시부 Origin

- 이마힘살 : 머리덮개널힘줄
- 뒤통수힘살 : 위목덜미선 가장자리 부위 꼭지돌기

② 종지부 Insertion : 눈썹 피부

③ 작용 Action

- 눈썹을 올려 놀란 표정을 지음
- 이마에 주름을 만듦
- 머리보호

(2) 관자마루근 측두두정근, Temporoparietalis의 부착점

① 기시부 Origin : 귀의 윗부분과 앞부분의 관자근막

② 종지부 Insertion : 머리덮개널힘줄의 가쪽

③ 작용Action : 머리덮개힘줄을 팽팽하게 함

2. 눈주위근

(1) 눈둘레근안륜근, Orbicularis Oculi의 부착점

① 기시부Origin : 눈확의 안쪽 모서리

② 종지부Insertion : 눈주위 피부

③ 작용Action : 눈꺼풀을 조임, 눈을 감게 함

(2) 눈썹주름근추미근, Corrugator Supercili의 부착점

① 기시부Origin : 눈확 윗부분의 안쪽부분

② 종지부Insertion : 눈썹 안쪽의 피부

③ 작용Action : 눈살을 찌푸릴 때 주름 짓게 함

3. 입주위근

(1) 입둘레근구륜근, Orbicularis Oris의 부착점

① 기시부Origin : 입술주위 근육섬유

② 종지부Insertion : 입술의 피부와 점막

③ 작용Action : 입을 다물고 오므리게 함

(2) 큰광대근대관골근, Zygomaticus Major의 부착점

① 기시부Origin : 광대뼈

② 종지부Insertion : 입꼬리

③ 작용Action : 입꼬리를 안쪽방향과 위로 당기게 함

(3) 작은광대근소관골근, Zygomaticus Minor의 부착점

① 기시부Origin : 눈둘레근의 근육섬유

② 종지부 Insertion : 입꼬리

③ 작용 Action : 인중을 당기게 함

(4) 윗입술 올림근 상순거근, Levator Labii Superioris의 부착점

① 기시부 Origin : 위턱뼈 이마돌기의 윗부분 광대뼈 눈확면

② 종지부 Insertion : 윗입술 가장자리 부위

③ 작용 Action : 윗입술을 바깥쪽으로 해서 당김 싫은 표정 지음

(5) 입꼬리올림근 구각거근, Levator Anguli Oris의 부착점

① 기시부 Origin : 위턱뼈

② 종지부 Insertion : 입꼬리

③ 작용 Action : 입꼬리를 올려줌

(6) 볼근 협근, Buccinator의 부착점

① 기시부 Origin : 위턱뼈와 아래턱뼈

② 종지부 Insertion : 입둘레근

③ 작용 Action

- 볼을 압박하여 공기를 내뿜음
- 풍선을 불 때 입안의 압력을 유지하게 함

(7) 입꼬리당김근 소근, Risorius의 부착점

① 기시부 Origin : 넓은목근보다 얕은 층의 깨물근 위의 근막

② 종지부 Insertion : 입꼬리의 피부

③ 작용 Action : 입꼬리를 당김

(8) 아랫입술내림근 하순하체근, Depressor Labii Inferioris의 부착점

① 기시부 Origin : 아래턱뼈 가장자리 부분

② 종지부 Insertion : 아랫입술의 피부

③ 작용 Action : 아랫입술을 내리고 바깥쪽으로 당김

(9) 입꼬리내림근 구각하체근, Depressor Anguli Oris의 부착점

① 기시부 Origin : 아래턱뼈 빗선 위의 넓은 목근

② 종지부 Insertion : 입둘레근이나 피부

③ 작용 Action : 입꼬리를 내리게 함 슬픈표정

(10) 윗입술콧망울올림근 상순비익거근, Levator Labii Superioris Alaequenasi의 부착점

① 기시부 Origin : 아래턱뼈 가장자리 부분

② 종지부 Insertion : 아랫입술의 피부

③ 작용 Action : 아랫입술을 내리고 바깥쪽으로 당김

(11) 넓은목근 광경근, Platysma의 부착점

① 기시부 Origin : 빗장뼈 쇄골

② 종지부 Insertion : 아래턱뼈

③ 작용 Action

- 입꼬리를 아래로 당김
- 목의 주름 형성

(12) 턱끝근 이근, Memtalis의 부착점

① 기시부 Origin : 아래턱뼈

② 종지부 Insertion : 턱의 피부

③ 작용 Action : 턱을 아래로 끌어내리고 턱 피부에 주름형성

4. 턱관절 악관절

(1) 관자근 측두근, Temporalis의 부착점

① 기시부 Origin : 관자우묵 Temporal Fossa

② 종지부 Insertion : 아래턱뼈의 구상돌기와 아래턱뼈의 상행지 Mandible Ramus

③ 작용 Action : 저작기능

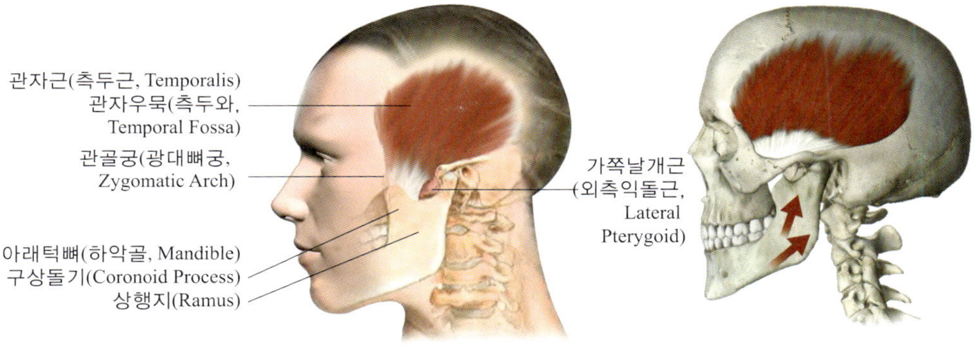

그림 8-3 관자근

(2) 깨물근 교근, Masseter의 부착점

① 기시부 Origin

- 천층 : 광대뼈 zygomatic , 광대활 zygomatic arch 전면 2/3
- 심층 : 광대뼈와 광대활 뒤쪽 1/3

② 종지부 Insertion : 아래턱각 외측면

③ 작용 Action : 저작기능

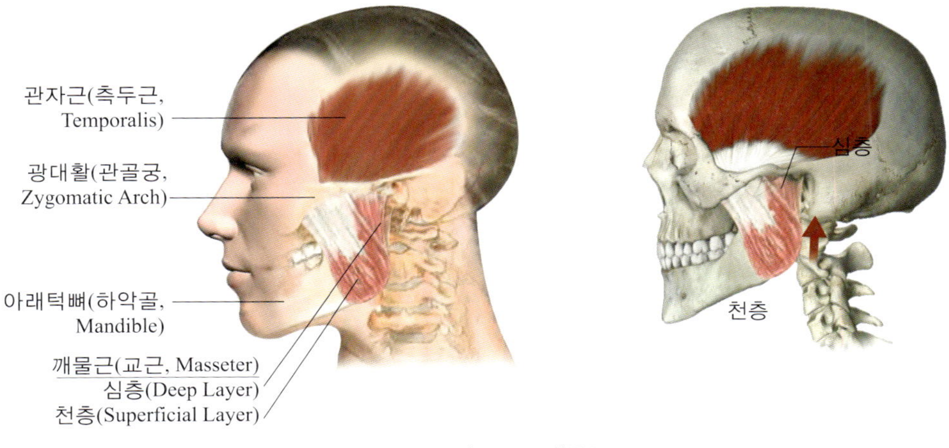

그림 8-4 깨물근

2. 얼굴 혈관

1. 얼굴 혈관의 구조와 기능

혈액은 심장에서 대동맥을 통해 동맥arteries이라고 부르는 큰 혈관의 가지로 나오고, 동맥은 점점 작게 나뉘어서 우리 몸으로 퍼져나간다. 동맥에서 가장 작은 것은 세동맥arterioles이다. 세동맥은 모세혈관capillaries으로 이어지고, 조직에서는 모세혈관 다발capillary bed이 형성된다.

모세혈관 다발은 신선한 산소와 영양분을 세포에 공급하고, 이산화탄소와 노폐물을 받아들인다. 모세혈관 다발로부터 혈액은 다시 심장으로 되돌아가기 위해 세정맥venules으로 흘러들어간다. 세정맥은 정맥veins으로 합쳐지고, 결국 위대정맥과 아래대정맥이라는 큰 정맥으로 합쳐져서 심장으로 들어온다.

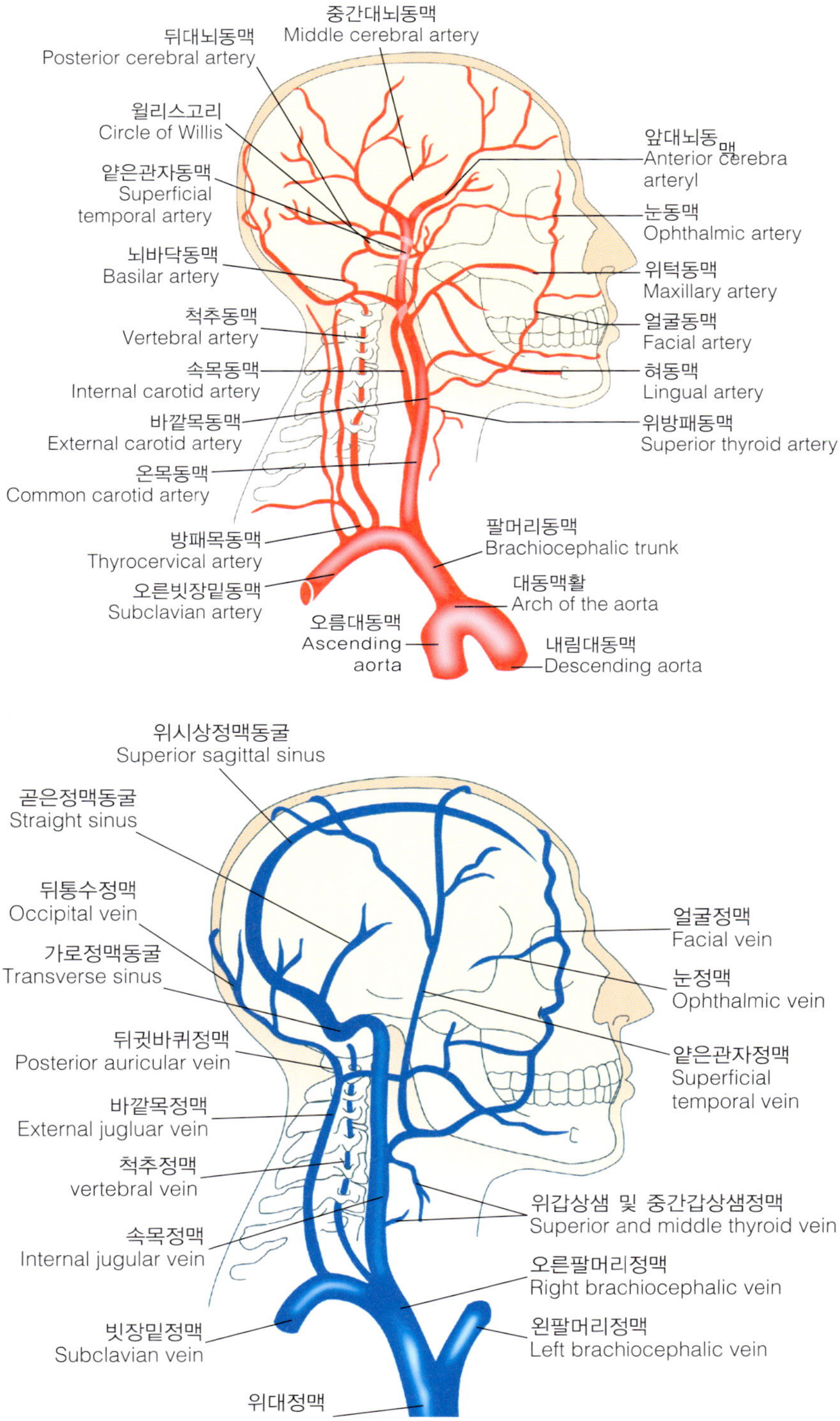
중간대뇌동맥
Middle cerebral artery
뒤대뇌동맥
Posterior cerebral artery
윌리스고리
Circle of Willis
얕은관자동맥
Superficial temporal artery
뇌바닥동맥
Basilar artery
척추동맥
Vertebral artery
속목동맥
Internal carotid artery
바깥목동맥
External carotid artery
온목동맥
Common carotid artery
방패목동맥
Thyrocervical artery
오른빗장밑동맥
Subclavian artery
오름대동맥
Ascending aorta
앞대뇌동맥
Anterior cerebra arteryl
눈동맥
Ophthalmic artery
위턱동맥
Maxillary artery
얼굴동맥
Facial artery
혀동맥
Lingual artery
위방패동맥
Superior thyroid artery
팔머리동맥
Brachiocephalic trunk
대동맥활
Arch of the aorta
내림대동맥
Descending aorta
위시상정맥동굴
Superior sagittal sinus
곧은정맥동굴
Straight sinus
뒤통수정맥
Occipital vein
가로정맥동굴
Transverse sinus
뒤귓바퀴정맥
Posterior auricular vein
바깥목정맥
External jugluar vein
척추정맥
vertebral vein
속목정맥
Internal jugular vein
빗장밑정맥
Subclavian vein
위대정맥
얼굴정맥
Facial vein
눈정맥
Ophthalmic vein
얕은관자정맥
Superficial temporal vein
위갑상샘 및 중간갑상샘정맥
Superior and middle thyroid vein
오른팔머리정맥
Right brachiocephalic vein
왼팔머리정맥
Left brachiocephalic vein

그림 8-5 얼굴의 혈관

Memo

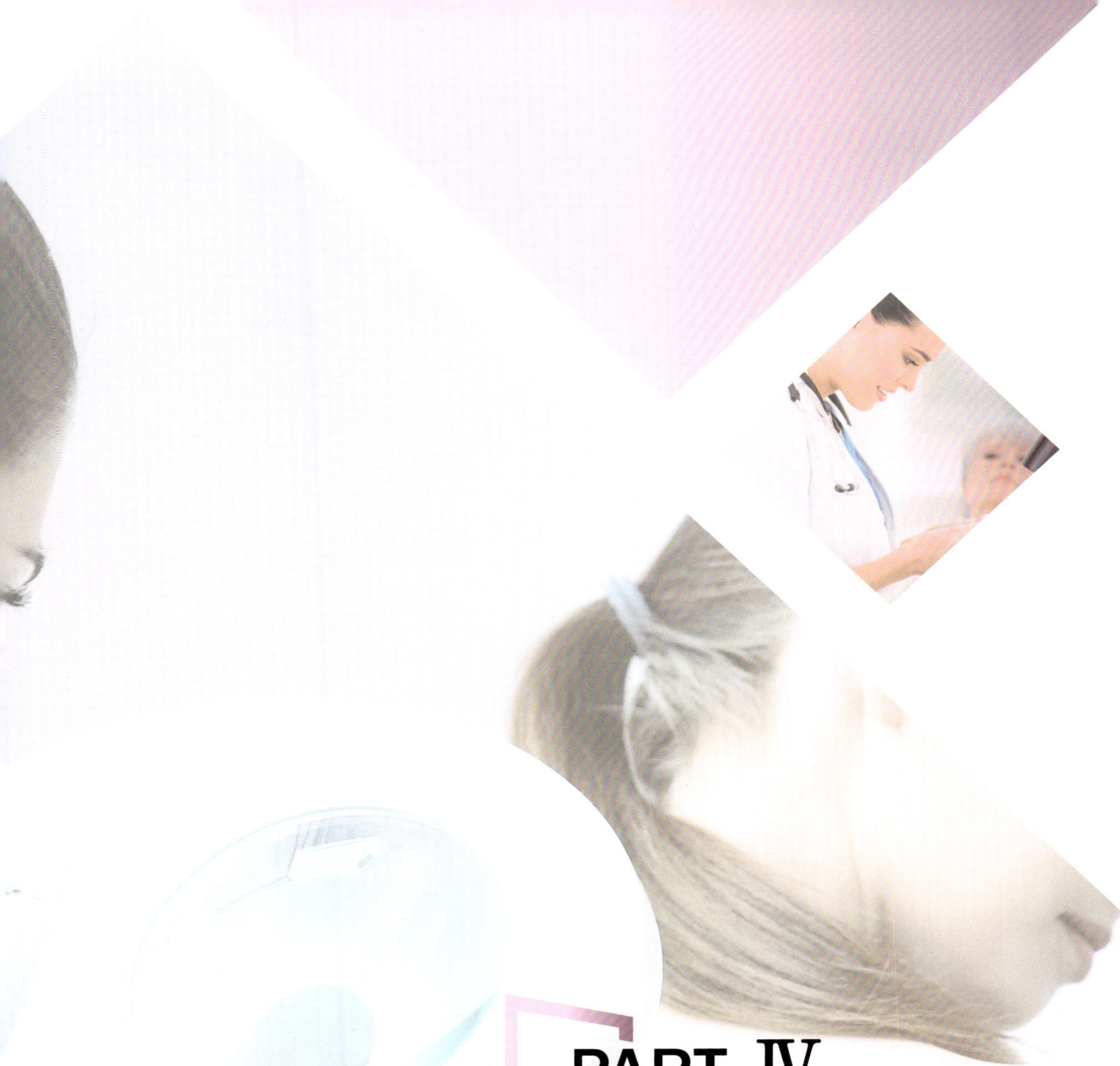

PART Ⅳ

피부미용관리 절차

Chapter 9

제4부 피부미용관리 절차

고객상담

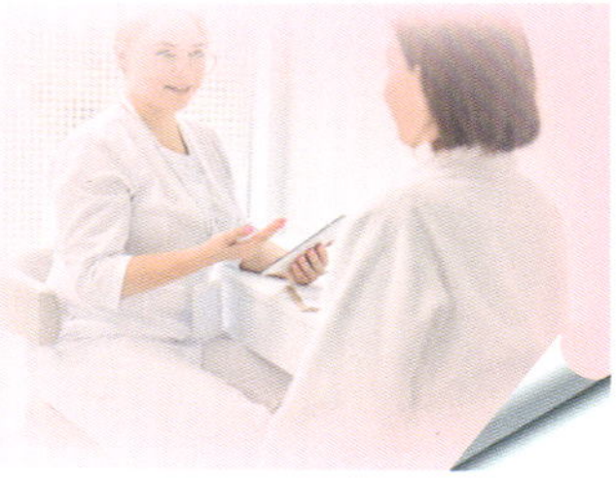

1. 방문목적 파악

고객상담은 고객의 요구사항과 문제점 등을 정확하게 파악하여, 결과적으로 고객의 욕구를 충족시키는 목적이 있다.

상담Counseling은 학술용어로는 심리학적 기술을 익힌 전문가인 카운슬러가 문제를 가진 내담자와 면접하여 대화를 통해 문제를 해결해 나가는 것을 의미하지만, 그것은 하나의 인간관계라고 할 수 있으며, 문제에 대해 고민하고 대상을 지원하거나 문제를 해소시켜 상호신뢰하는 분위기를 만드는 유효한 수단이다.

피부미용관리에 있어서 상담은 관리의 시작이며, 아주 중요한 요소라고 할 수 있다. 고객의 니즈를 정확히 파악하고 효율적인 관리로 최상의 결과가 나올 수 있도록 정확한 지식을 바탕으로 전문적인 상담이 이루어져야 한다.

2. 상담을 위해 상담자가 갖추어야 할 요건

① 피부관리를 위한 전반적인 것에 대한 전문 지식에 의한 신뢰감
② 고객의 심리특성과 욕구에 대한 이해
③ 긍정적이며 합리적인 사고에 의한 의사소통 능력
④ 심리적으로 안정감을 줄 수 있는 태도 및 용모

3. 상담의 절차

① 고객의 일반적 사항을 파악한다.
② 피부관리실 방문 동기와 개선목적을 파악한다.
③ 피부관리를 위한 피부상태, 성격, 생활환경, 식생활, 건강상태 등을 파악한다.
④ 피부유형과 문제점을 분석하고 관리계획을 수립한다.
⑤ 고객에게 계획한 관리실행에 대해 구체적으로 설명한다.
⑥ 관리 후 관리의 결과에 대한 평가 및 의견 등의 피드백으로 다음 단계 관리실행에 반영한다.
⑦ 홈케어를 위해 화장품에 대한 제시와 관리법을 설명한다.

4. 고객관리챠트 작성

① 상담절차에 따라 고객카드를 작성한다.
② 피부상태는 변화하므로 지속적으로 카드를 작성한다.

〈고객상담카드〉

고객관리번호		첫방문일자		상담자	
고객성명	(남·여)	생년월일	(음·양)	결혼	유·무
주소		핸드폰번호		직업	
전화번호		E-mail			
방문동기	광고매체(신문 □ 잡지 □ 전단지 □ 기타), 지인소개 □				

Basic Health Prescription	
개선시키고자 하는 부분 (Desired Result)	• 건성 □ • 모세혈관 확장 □ • 여드름 □ • 예민 □ • 비만 □ • 지성 □ • 착색 □ • 기타 □
가족병력(피부관련) (Family Medical History)	• 부모 □ • 여드름 □ • 형제 □ • 예민 □ • 기타 □ • 자매 □ • 모세혈관 확장증 □
고객병력 (Client Medical History)	• 위장병 □ • 고혈압 □ • 심부전 □ • 부종 □ • 변비 □ • 설사 □ • 생리통 □ • 알레르기 □ • 간질화 □ • 수술경험 □ • 기타 □
복용중인 약물 (Medication Taken)	• 항히스타민 □ • 항생제 □ • 호르몬제 □ • 변비약 □ • 피임약 □ • 기타 □
알레르기 (Allergies)	• 온·냉 □ • 금속 □ • 음식 □ • 화장품 □ • 햇빛 □ • 기타 □
콘텍트렌즈 착용 (Contact Lens)	• 유 □ (사용기간 :) • 무 □ • 기타 □
피부관리경험 (Skin Care Experience)	• 일반 피부관리 □ • 비만관리 □ • 피부과 □ • 기타 □
생활습관 (Life Style)	• 규칙적인 운동 : Yes □ No □ • 다이어트 : Yes □ No □ • 흡연 : Yes □ No □ • 주기적 음주 : Yes □ No □
기타 사항	

Skin Assessment	
피부유형 (Skin Types)	• 건성 □ • 지성 □ • 여드름 □ • 복합성 □ • 정상(건강) □
피부상태 (Skin conditions)	• 노화 □ • 각질 □ • 수분부족 □ • 예민 □ • 착색 □ • 쿠프로즈 □
예민성정도 (Sensitivity)	• 예민하지 않음(Insensitive) □ • 예민함(Sensitive) □ • 아주 예민함(Very Sensitive) □
모공의 크기, 상태 (Ostiums)	• 정상(Normal) □ • 크다고 느낌 □ • 작다고 느낌 □ • 화이트헤드 □ • 블랙헤드 □ • 확장성여드름 □
수분정도 (Hydration Level)	• 피부당김 : 심함 □ 보통 □ 적은편 □ • 각 질 : 많은편 □ 보통 □ 적은편 □
노화정도 (Aging)	• 피부처짐 : 심한편 □ 보통 □ 적은편 □
과색소 (Pigman Tation)	• 기미 □ • 모반 □ • 갈색반점 □ • 주근깨 □ • 기타 □ • 눈주위착색 □
사용중인 화장품 (Using Products)	• Dry Care : • Night Care :
기타 사항	

Chapter 10

제4부 피부미용관리 절차

피부분석

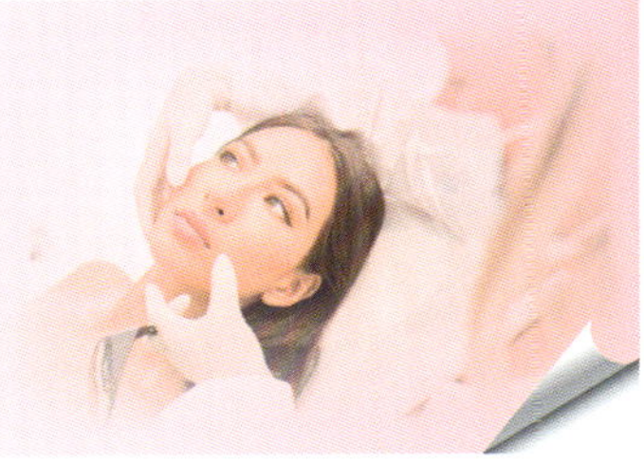

1. 피부분석 목적 및 방법

1. 피부분석 목적

고객의 피부분석을 하는 목적은 피부유형과 문제점을 파악하여 그 특징에 따른 적합한 피부관리 계획을 수립하고 홈케어 관리를 적용하는데 있으며, 피부관리 과정에서 발생 될 수 있는 문제를 최소화하기 위한 기초자료로 활용되며, 가장 효율적인 관리를 하기 위한 것이다.

〈피부분석카드〉

고객번호 : 　　　　　　관리자 성명 : 　　　　　　　　　　　　　　일자 : 20　　년　　월　　일

피부유형	피지상태	이마 [　　] 코 [　　] 턱 [　　] 볼 [　　] 목 [　　]
	수분상태	낮음 □　　보통 □　　높음 □
	피부결	거침 □　　보통 □　　섬세함 □
	모공상태	넓음 □　　보통 □　　좁음 □
	피부유형평가	정상 □　건성 □　지성 □　복합성 □
피부상태	혈액순환	부족 □　　보통 □　　좋음 □
	민감도	정상 □　　민감 □　　과민감 □
	탄력도	부족 □　　보통 □　　좋음 □
	여드름	백색면포 □　　흑색면포 □　　구진 □ 농포 □　　결절 □　　낭포 □
	주름상태	표면주름 □　표정주름 □　노화주름
	색소침착	기미 □　주근깨 □　검버섯 □　기타 □
	UV민감도	
	다모부위	없음 있음 (부위 : 　　　　　　)

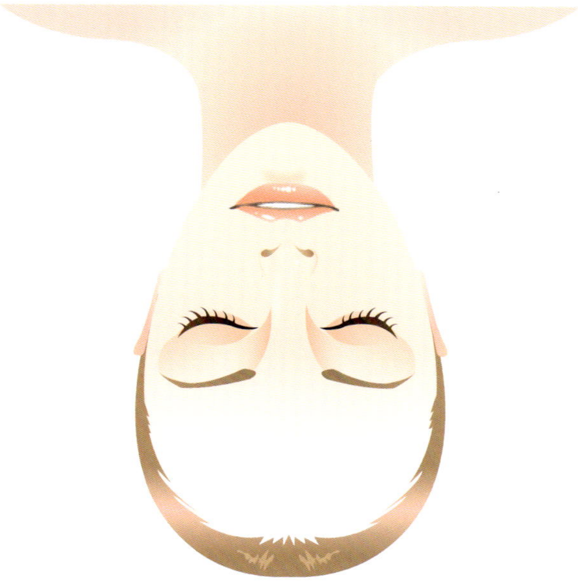

〈피부상태를 항목별로 표시〉
면포
구진
농포
비립종
주사비
모세혈관확장
거미줄
혈관종
섬유종
사마귀
흉터
켈로이드
과색소침착
저색소침착
다크서클
모반(점)
주름
기타

2. 피부분석 방법

(1) 문진 問診

고객에게 질문하고 답변에 의한 자료를 바탕으로 분석하는 방법이다. 과거 및 현재 병력, 연령, 가족관계, 직업, 생활 식습관 및 습관, 수면의 질 등에 관해 상세히 분석한다.

(2) 촉진 觸診

실제로 피부를 손가락으로 만져보거나 눌러보면서, 각질화 상태, 탄력도, 피부 두께, 민감 상태, 유 · 수분 분비 상태 등을 상세히 파악한다.

(3) 견진 見診

눈으로 보거나 기기를 통해 피부 결, 모공 크기, 색소침착 상태, 피부 투명도, 유 · 수분 분비 상태, 주름, 상처, 혈관 확장 상태, 민감도 등을 분석한다.

(4) 기기를 이용한 분석

① 확대경 Magnifying lamp

육안의 3.5~5배율의 확대경을 통해 모공 상태, 면포, 잔주름, 색소침착 등의 상태를 분석하는 기기이다. 아이패드로 눈을 가려준 다음, 확대경으로 관찰한다.

② 우드램프 Wood lamp

인공자외선 파장을 이용하여 피부 상태를 분석하는 기기이다. 파장 365nm 이상의 자외선과 가시광선을 방출하는 수은 증기를 이용한 형광 유리 램프에 산화니켈을 포함시켜, 눈에 보이지 않는 장파장 자외선과 청백색의 가시광선 스펙트럼 일부만을 선택적으로 방출되도록 만든 특수광선 램프의 빛을 통해 피부 속 내부까지 볼 수 있다.

표 8-1 피부상태에 따른 색

피부상태	색
정상피부	청백색(푸른빛을 띠는 흰색 형광)
건성피부	밝은 보라색
지성피부(면포부위)	오렌지색, 분홍색
각질부위	흰색
색소침착(점)부위	암갈색
민감 및 얇은부위	자주색 형광
노화피부(암적색 지성피부)	오렌지색, 분홍색

③ pH 측정기Skin-pH-meter

피부표면의 산성도와 알칼리도 지수를 측정하는 기기이다. 완충액이 채워진 초자봉을 피부에 가볍게 눌러 접촉시켜 피부의 pH를 측정한다.

여성의 경우, pH 5.0~5.8 사이를 정상, pH 5.0 미만을 산성으로 분석할 수 있으며, 남성의 경우, pH 4.5~5.8 사이를 정상, pH 4.5 미만을 산성으로 분석할 수 있다. 여성과 남성 모두 pH 5.9 이상을 알칼리성으로 분석할 수 있다.

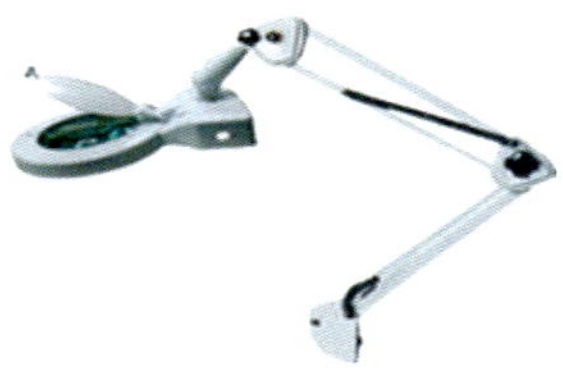
확대경

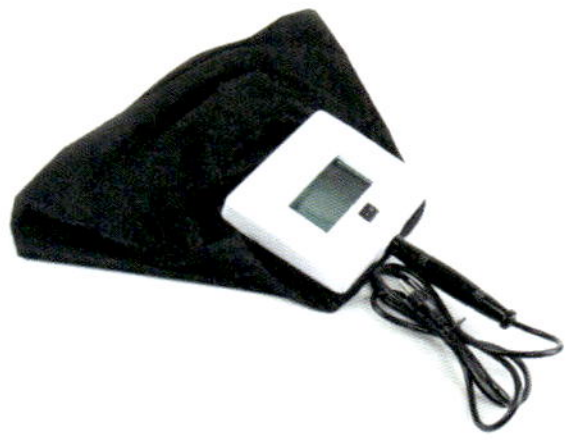
우드램프

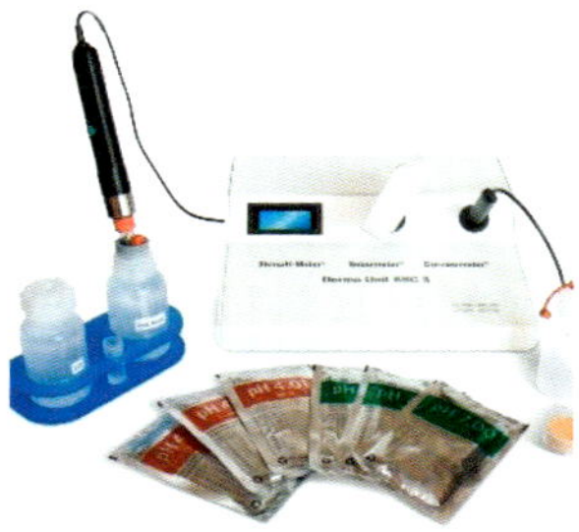
pH측정기

그림 10-1 피부분석에 사용하는 기기

④ 수분측정기Corneometer

피부표면에 접촉하는 프로브Probe를 통해 전달되는 미미한 전류의 정전부하 용량 계측을 통해 피부 표면 수분량의 상대적 크기를 수치로 표시하는 기기이다. 정전부하 용량의 측정 수치가 높을수록 수분함유량이 많은 것으로 평가되며, 측정 탐침을 피부표면에 수직으로 세워 가볍게 누르면 LCD 화면에 수치가 표시된다.

⑤ 유분측정기 Sebometer

피부표면의 유분 측정용 반투명 지질 흡수테이프를 이용하여, 피부에 부착시킨 후 묻어나는 피지량을 광학적 반사원리로 측정값을 얻는 기기이다. 지질흡수 테이프를 측정부위에 30초간 가볍게 동일한 압력으로 눌러 피부표면에 분비된 피지가 테이프에 흡착되게 한 후, 측정구에 꽂으면 화면에 수치가 표시된다.

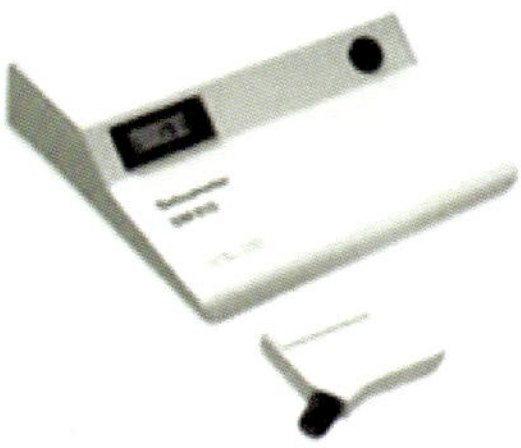

그림 10-2 유분측정기

⑥ 피부·두피진단기기 Skin & Hair microscope

표면을 20~800배 가량 확대하여 피부상태, 두피 및 모발 상태를 관찰하는 기기이다. 피부결, 모공크기, 피지량, 각질상태 등 피부 및 두피의 건강 상태를 정확도 높게 관찰할 수 있으며, 일반적으로 두피의 상태는 80배율, 모공 및 모발의 큐티클 상태는 200~300배율로 관찰한다. 확대렌즈로 원하는 부위를 관찰하면 카메라로 촬영되어 모니터를 통해 고객이 직접 피부상태를 확인하면서 상담할 수 있고, 자료 저장을 통해 관리 차수별 개선사항을 눈으로 확인할 수 있어 신뢰감을 줄 수 있다.

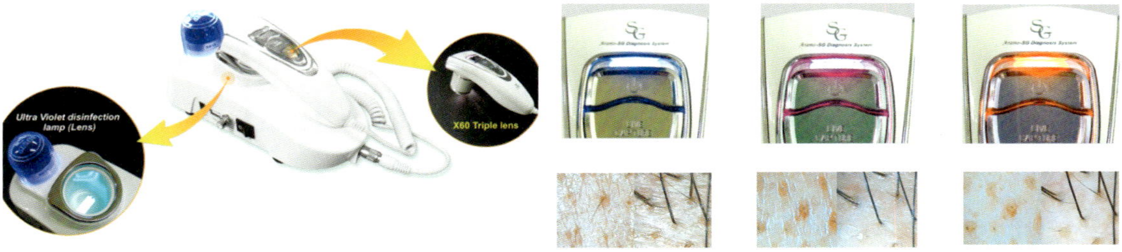

그림 10-3 피부 두피진단기

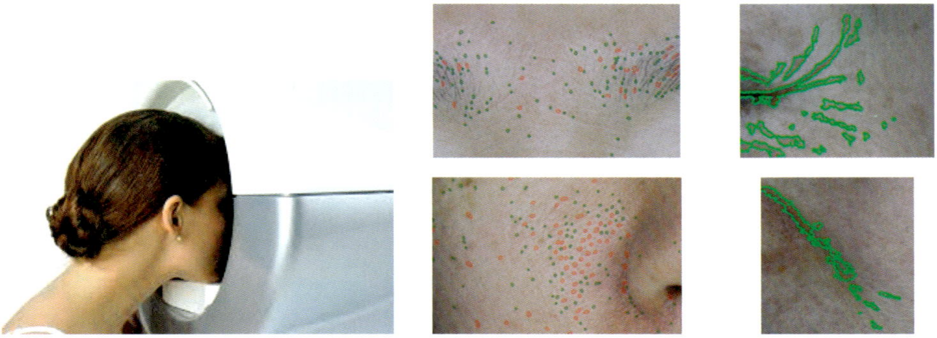

안면진단기　　T 존과 U 존의 모공　　눈가와 입가 주름

그림 10-4　피부진단기

2. 피부유형 및 문제성 피부의 특징

피부유형은 피부조직상태, 피지분비상태, 피부보습상태, 혈액순환, 색소침착, 여드름유무, 모공상태, 피부안색, 피부탄력성 등에 따라 구분되며, 피부유형은 기본적으로 정상 피부, 지성 피부, 건성 피부, 복합성 피부로 구분한다. 그리고 대부분 표피의 이상으로 발생되는 문제성 피부유형은 크게 민감성 피부, 여드름 피부, 노화피부, 색소침착 피부로 구분한다.

1. 피부유형과 특징 및 관리법

(1) 정상 피부 Normal skin

피부의 피지선과 한선의 생리기능이 정상적으로 유수분의 밸런스가 적절한 가장 이상적인 피부유형이다. 정상피부는 연령, 계절, 환경, 심리적 스트레스, 영양상태, 운동상태 등에 따라 수시로 변할 수 있으므로 유지관리가 필요하다.

① 특징

- 유수분의 밸런스가 정상으로 윤기가 있으며 촉촉하다.
- 피부결이 부드럽고 균일하다.
- 주름이 없고 탄력과 혈색이 좋다.

- 외부자극 및 세균에 대한 저항력이 좋다.
- 각질층의 수분 함량이 10~20%로 정상이고 표피의 신진대사가 원활하다.

② 관리방법

- 각질정도에 맞는 딥클렌징을 한다.
- 유분과 수분의 균형을 맞추기 위해 보습관리가 필요하다.
- 자외선 차단제 사용과 균형잡힌 식생활관리를 한다.

(2) 지성 피부 Oily skin

피지선의 기능항진으로 피지가 과잉분비되면서 피부표면이 과도하게 번들거리며 모공이 크고 각질층이 두껍다. 지성피부는 피지분비를 조절하고 확장된 모공 등의 문제를 해결하는 관리가 필요하다.

① 특징

- 모공이 넓고 외부자극에 대한 저항력이 비교적 강하다.
- 피부결이 거칠고 균일하지 않으며 각질층의 두께가 두꺼우며 칙칙하다.
- 유분과 수분이 많아 번들거리고 노화가 느리게 진행된다.
- 탄력이 있어 잔주름이 없는 편이지만 굵은 주름이 생기기 쉽다.
- 여드름 및 면포가 생기기 쉽다.

② 분류

- 유성 지루피부 유형 : 피지가 과잉분비되어 유분막이 두껍고 항상 번들거린다.
- 건성 지루피부 유형 : 피지선기능이 항진되어 피지가 과분비되고 윤기가 있음에도 한선 기능의 저하로 피부가 건조하다.

③ 관리방법

- 피지 및 각질제거를 하여 세균번식을 막는다.
- 피지분비 조절과 혈액순환 증진 및 노폐물 배출 촉진시킨다.
- 유분이 적은 화장품과 진정, 수렴, 소염효과가 있는 화장품을 사용한다.
- 수분공급을 관리한다.

(3) 건성 피부 Dry skin

피지선과 한선의 기능저하로 피지와 수분의 분비가 저하된 피부유형이다. 유분부족 건성피부와 수분부족 건성피부 표피건성피부, 진피건성피부 로 구분한다. 유분부족 건성피부는 매뉴얼테크닉에 의한 혈액순환과 피지선 자극의 관리를 하고 수분부족 건성피부유형은 수분공급과 유분의 과다사용을 하지 않아야 한다.

① 특징

- 각질층의 수분이 10% 이하로 부족하다.
- 피부표면이 항상 건조하며 윤기가 없다.
- 피부가 얇고 피부결이 섬세하다.
- 표정주름이 잘 생기고 피부노화가 빨리 진행된다.
- 피부저항력이 약해 약한 자극이나 상처에도 회복이 빠르게 되지 않는다.
- 민감성피부로 문제성 피부가 될 확률이 높다.
- 찬바람이 부는 환절기에 나타날 수 있다.

② 분류

- 표피 수분부족 건성피부 : 환경적요인 자외선, 찬바람, 일광욕, 과도한 냉난방, 잘못된 피부관리 습관, 부적절한 화장품 사용 에 의해 지속적인 수분증발에 의해 나타난다.
- 진피 수분부족 건성피부 : 생리적 노화의 한 형태이며 피부내적인 요인에 의해 발생한다. 섬유아세포 fibroblast 의 손상이나 이상현상에 의해 나타나며 콜라겐과 엘라스틴 생성의 감소 및 변성에 의해 나타난다.

③ 관리방법

- 수분공급이 가장 중요하므로 수분섭취와 보습관리, 영양공급관리가 가장 중요하다.
- 알칼리성 비누 등을 이용한 과도한 세안은 금하며 클렌저는 부드러운 크림류를 사용한다.
- 무알코올 유연화장수를 사용하며 보습효과가 큰 에센스 및 크림 등을 사용한다.

(4) 복합성 피부Combination skin

얼굴에서 부위별 피지분비가 균형을 이루지 못하여 두 가지 이상의 피부유형이 나타나는 유형이다.

① 특징

- 피부결이 전체적으로 균일하지 않다.
- T-zone은 지성, U-zone은 건성형태이다.
- T-zone은 피지가 과도하게 분비되어 심하게 번들거리며 각질층이 두껍다.
- U-zone은 피지선의 기능이 저하되었으며 심하게 당긴다.

② 관리방법

- T-zone과 U-zone의 상태에 따라 보습과 피지관리를 적절하게 한다.
- T-zone은 각질 및 피지제거 관리를 중점으로 하고 보습관리를 한다.
- U-zone은 보습과 영양관리를 한다.

2. 문제성 피부유형

(1) 민감성 피부Sensitive Skin

외부의 자극성 물질, 환경변화, 인체내부의 원인에 대해 정상인 피부보다 민감하게 반응하여 자극반응이나 피부염을 잘 일으키는 피부유형이다.

건강한 피부의 각질층은 각질세포가 지방성분에 의해 잘 쌓여져 있지만 민감피부의 각질층은 지방성분이 녹아있거나 분비가 되지 않아 필요한 각질세포의 탈락에 의해 외부환경과 자극물질로부터 보호기능을 할 수 없는 상태이다.

① 특징

- 각질층의 보호막 기능이 저하된 상태이다.
- 피부조직이 얇고 섬세하며 다양한 자극에 통증이 있다.
- 피부 건조가 심하여 당김 현상이 나타난다.
- 붉고 당기며 찌르는 듯한 통증과 가렵고 타는 듯한 증상이 나타난다.
- 주로 볼 부위에 모세혈관이 드러나 보인다.
- 모세혈관확장증Couperose, 로사시아Rosacia 등의 유형이 있다.

② 관리방법

- 최소한의 자극으로 피부진정, 보습 및 영양관리가 가장 중요하다.
- 혈관강화와 면역력강화의 영양관리가 필요하다.
- 화장품 및 관리방법 등 자극을 최소화한다.
- 심리적 안정과 온도변화가 심한 곳에 노출하지 않도록 한다.

(2) 여드름 피부Acne skin

피지가 분비되는 모공 내의 각질비후 현상으로 인해, 피지 배출이 억제되어 발생된 비염증성 형태인 면포와 박테리아에 의해 염증성 형태인 구진, 농포, 낭종, 결절 등의 증상으로 나타난다.

여드름의 발생원인은 남성호르몬의 과도한 생성, 과각화, 염증, 세균증식, 영양불균형, 자외선노출, 스트레스, 화장품의 오남용 등이다.

① 특징

- 피부결이 거칠고 피부표면이 울퉁불퉁하다.
- 모공이 아주 크고 피지가 많아서 번들거린다.
- 피부에 면포, 구진, 농포 등이 있다.
- 과색소 침착과 구진, 농포로 인해서 잡티와 반흔이 생길 수 있다.

② 관리방법

- 항균, 소염, 진정관리가 가장 중요하며 보습, 피지분비조절 관리로 유·수분 밸런스가 유지되도록 해야 한다.
- 여드름 압출 후 반흔이나 색소침착이 되지 않도록 관리해야 한다.

(3) 노화 피부

노화는 피할 수 없는 생리학적 현상으로, 한 개체의 유전적 프로그램에 의해서 나이에 따라 일어나는 점진적이고 내적인 퇴행성의 변화로 구조적, 기능적 변화가 나타나는 것이며 내인성 노화피부와 자외선에 의한 광노화피부로 분류한다.

① 특징

- 내인성 노화 피부 : 경미한 잔주름, 창백한 피부색, 피부건조증, 탄력감소, 색소질환, 양성종양 등의 피부질환이 나타난다.
- 광노화 피부 : 굵고 깊은 주름과 잔주름이 많이 나타나며 피부가 거칠고 건조, 탄력감소로 피부처짐현상이 심하고 일광흑색소 질환, 검버섯과 같은 양성종양 등이 나타난다.

② 관리방법

- 생리적 기능 활성이 떨어져 각질이 두꺼워지므로 각질제거 관리가 필요하다.
- 유·수분 공급과 순환촉진으로 생리기능의 활성을 도와주어야 한다.

(4) 색소침착 피부

표피의 기저층에 존재하는 멜라닌세포는 내적요인과 외적요인으로부터 피부를 보호하고자 멜라닌색소를 합성한다. 멜라닌색소가 과도하게 합성이 되면 기미, 주근깨와 같은 과색소 침착이 발생하고 멜라닌 합성이 저하되면 백반증, 알비니즘과 같은 저색소 침착이 일어난다.

① 특징

- 밝은 갈색이나 짙은 갈색의 다양한 크기와 불규칙적인 형태로 나타나는 과색소 질환이다.
- 주로 얼굴의 뺨, 이마, 턱부위, 일광노출 부위에 경계가 불규칙하게 또는 좌우 대칭적으로 발생한다.
- 여성호르몬과 자외선의 조사가 주원인이다.
- 그 밖에도 임신, 경구피임약, 유전적인 소양, 영양결핍, 스트레스, 장기의 질환, 과로, 수면부족 등에 의해서도 나타난다.

② 관리방법

- 건조, 노화, 민감성피부 유형에서 잘 나타나므로 진정, 보습, 보호를 목적으로 관리한다.
- 미백기능성 화장품 사용으로 밝은 톤 관리가 필요하다.

(5) 그 외 피부질환 유형

표 10-1 피부질환의 종류와 특징

종류	특징
면포	(코메도) 여드름의 기본증상. 죽은 피부세포와 피지덩어리가 피부 표면으로 노출되지 않아 좁쌀보다 조금 크게 하얗게 튀어나와 있다. 백색면포는 흰색의 혹처럼 보이며 흑색면포는 피지덩어리가 공기 중에 노출되어 산화되어 까만 점이 박힌 듯 보인다.
구진	1cm 이하의 작고 딱딱한 붉은색의 병변으로 표피성과 진피성이 있으며 경미한 염증을 동반해 붉게 보이나 안에 농은 잡히지 않은 상태이다.
농포	구진과 비슷한 크기로 작고 둥근 모양 안에 농을 포함하고 있다. 세균이 있는 것은 아니며 피지 내에 있는 유리지방산 등의 성분에 의한 화학적 자극에 의해 염증 반응이 일어난 결과로 나타난다.
비립종	눈 주위 또는 이마, 뺨에 발생하는 모래알 크기의 작은 황백색 낭포로서 지방의 신진대사 저조가 원인이며 모공입구의 표피 바로 아래 존재한다.
주사비	모세혈관 확장증이 코에 발생한 상태이며 피부가 위축되면서 실핏줄이 확장되어 나타나게 된다. 향신료, 알코올, 고온의 식품, 담배, 외부기온변동, 모낭충, 소화기장애 등이 원인이다.
모세혈관 확장	진피 내에서 체온조절과 신진대사에 관여하는 가는 모세혈관들이 선천적, 외부환경요인으로 약화되거나 확장 또는 파열되어 코와 뺨 부위의 피부가 항상 붉거나, 붉은 실핏줄이 내보이는 상태이다.
거미줄	별모양, 거미다리모양, 거미몸체 같은 모양의 모세혈관이다. 얼굴, 팔, 다리 등 노출부위에 주로 발생하며 간경화, 임신 시에도 많이 발생한다.
혈관종	대부분 선천적인 붉은 반점으로 해면상혈관종은 표면이 선명한 과립상으로 딸기모양을 띠고 있다. 단순성혈관종은 주로 얼굴 중앙부위인 미간, 눈꺼풀, 코, 윗입술과 목덜미에 적색반으로(포도주를 떨어뜨린 모양으로) 포도주양 혈관종이라고도 한다) 노인성혈관종은 중년 이후 몸통이나 사지에 팥 크기의 편평한 반구상으로 융기한 심홍색 종양이다.
섬유종	쥐젖이라고도 하며 연한 섬유종은 진피 유두층에 자리잡고 색소침착으로 인해 피부색보다 진한색으로 주름이 있는 것도 있다. 단단한 섬유종은 진피내 망상층 결합조직 안에 생기며 외관상 단단하고 매끄럽고 점차 커지기도 한다.
사마귀	피부를 통한 바이러스균의 감염이 원인이며 균에 의해 피부에 과각질화 현상이 생긴 것이다. 얼굴에 주로 발생하는 편평사마귀는 피부색 또는 황갈색의 납작하고 둥근 형태의 융기된 구진으로 나타난다.

종류	특징
흉터	창상 또는 다른 병변치유 후에 남는 흔적으로 반흔이라고도 한다.
켈로이드	상처가 치유되면서 진피의 교원질이 과다 생성되어 흉터가 굵고 크게 표면 위로 융기한 흔적이다.
과색소침착	표피의 멜라노사이트에 의해 멜라닌 분비가 불규칙적인 원인으로 색소 누적, 국부과다착색이 발생하여 기미, 주근깨, 검버섯으로 나타난다.
저색소침착	(백반증) 여러 가지 크기 및 형태의 백색반점으로 원인은 선천적, 신체내부 기관이상, 스트레스 등 멜라닌세포의 결핍으로 인해 나타난다.
다크서클	자외선 장시간 노출, 스트레스, 수면부족, 메이크업 후 클렌징 소홀, 생리 중, 신장이나 간 등 신체조직 이상 시 다른 피부보다 얇고 피지선이 적은 눈가 피부에 모세혈관이 파열되기 쉬워 혈액순환이 원활하지 못하거나 멜라닌 색소 침착으로 눈 아래가 검게 나타난다.
모반점	점은 흑자(Lentigo)라고도 하며 색소세포의 정착으로 발생하며 색소가 과량으로 침착된 색소모반이다. 모반은 표피와 진피 경계부분에 갈색이나 흑갈색을 띠는 색소성 모반과 모세혈관의 비정상적 확장과 새로운 혈관의 발생에 의해 생긴 피부 혈관종인 혈관성 모반으로 나타난다.
주름	엘라스틴(탄력) 섬유의 양과 질이 감소되어 피부의 팽창력이 떨어져 발생하며 피부두께와 장력과 피하지방층 두께 감소로 피부 처짐 현상이 나타난다. 표피주름, 표정주름, 노화주름으로 구분할 수 있다.

Chapter 11

제4부 피부미용관리 절차

피부미용관리 계획 작성

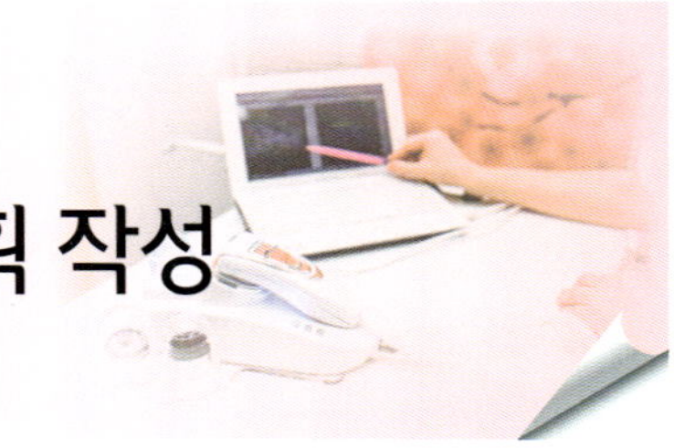

1. 관리계획표 작성

피부분석에 의해 피부유형과 피부문제점의 분석으로 클렌징, 딥클렌징, 매뉴얼 테크닉, 팩, 마무리 관리를 계획한다. 그리고 기간을 주단위로 계획하고, 고객 스스로 관리하는 방법까지 계획하여 작성한다.

〈관리계획카드〉

고객번호 : 관리자 성명 : 일자 : 20 년 월 일

주요관리목적		
클렌징	상품제형 [ ] 주성분 [ ]	
염색과 눈썹수정	눈썹색상 [ ] 속눈썹색상 [ ] 눈썹수정상태 [ ]	
딥 클렌징	스크럽 □ 고마쥐 □ 효소 □ AHA □ 전기세정 □ 브러쉬 □ 스티머 □ 기타	
미용기기	기기종류	이온토포레시스 □ 석션기 □ 파라딕 □
	관리목적	고주파직접법 □ 고주파간접법 □ 기타 □
매뉴얼 테크닉	상품제형	Oil □ Cream □ Gel □
	주요성분	
	관리목적	
마스크	상품제형	
	주요성분	
	관리목적	
향후 관리 계획		
피부관리 조언		

홈케어조언					
구분		낮	밤	주간	화장품 주요성분
클렌징	눈/입				
	클렌저				
	물세안				
	토너/로션				
딥클렌징					
보습	얼굴				
	눈				
	목				
	특수크림				
마스크/팩	얼굴				
	눈				
	목				
기타 조언					

2. 관리에 필요한 환경 준비

1. 베드 및 의자

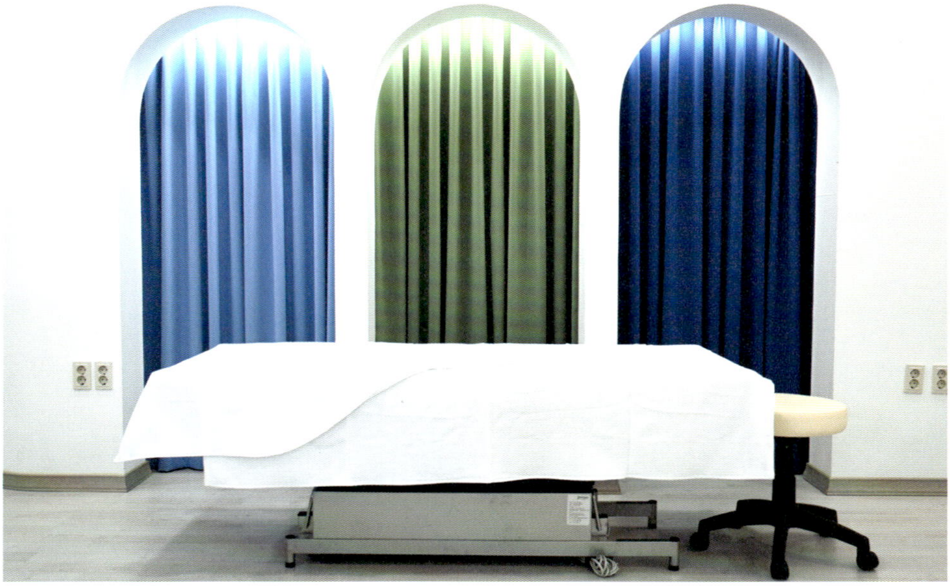

2. 웨건 및 관리에 필요한 제품

웨건 위에 타월을 깔아주고 관리에 필요한 화장품과 도구를 사용하기 편리한 구조로 정리한다.

- 기본제품 : 헤어터번, 화장솜, 솜통, 면봉, 티슈, 해면, 해면용볼, 유리볼, 스파출라, 눈썹관리 도구, 팩관리 도구, 휴지통, 소독용 알코올, 관리에 필요한 화장품 등
- 가장 위1단 화장품과 소도구, 중간2단 해면, 해면볼과 타월, 가장 아래3단, 큰 제품과 사용한 제품

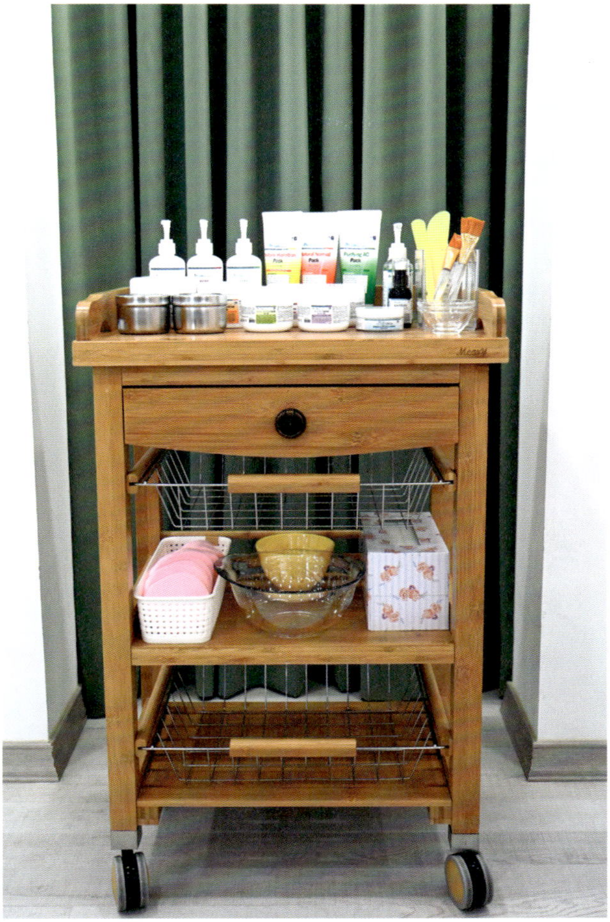

3. 의자

앉아서 관리할 때, 관리사가 가장 효율적으로 관리할 수 있는 자세를 만들어 줄 수 있도록 높이가 조절되고 이동이 가능한 바퀴가 있는 것으로 준비되어야 한다.

4. 기본기기

온장고, 스티머, 자외선 소독기, 피부측정기, 확대경, 우드램프, 갈바닉기기, 적외선기, 제모기 등이 있다.

3. 관리사의 자세

① 관리사는 관리 전 고객상담 카드를 충분히 숙지한 후, 고객관리에 들어간다.

② 고객의 마음이 편안해지도록 분위기를 조성한다.

③ 관리사는 머리를 단정하게 하고 청결한 복장 유니폼, 실내화, 마스크 등을 한다.

④ 손을 따뜻하게 하고 시술 전, 알코올 솜으로 소독하여 감염을 예방한다.

⑤ 몸이 불편하지 않도록 바른자세를 유지한다.

⑥ 바른자세로 관리하는 습관은 체형을 바르게 유지해주고, 장시간 관리 시에도 피로감을 경감시키고 신체적 안정감을 준다.

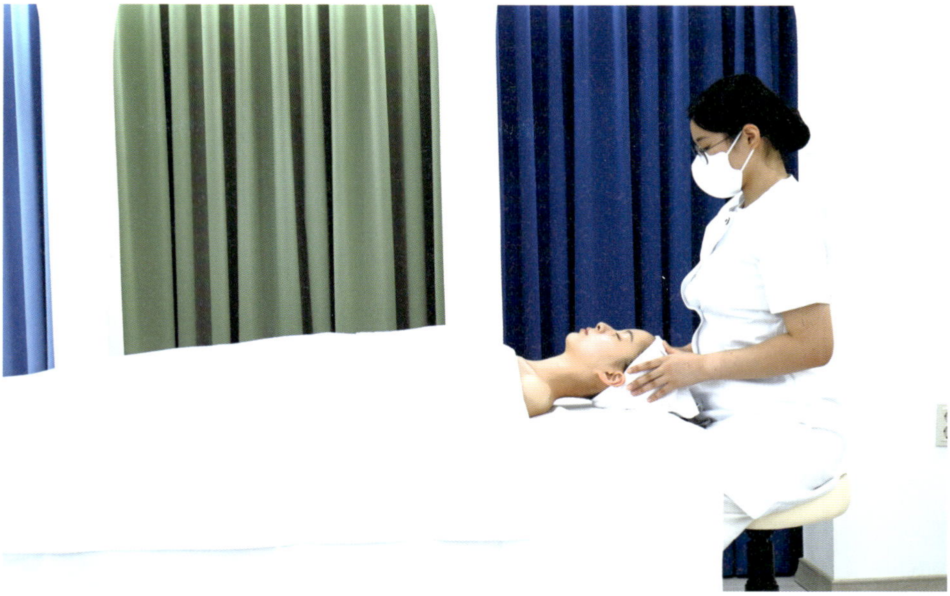

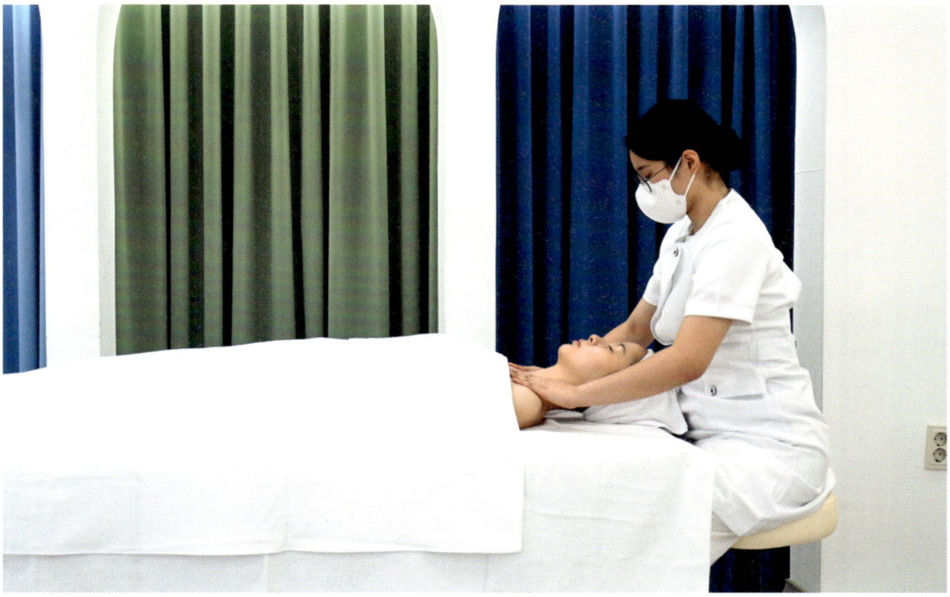

Memo

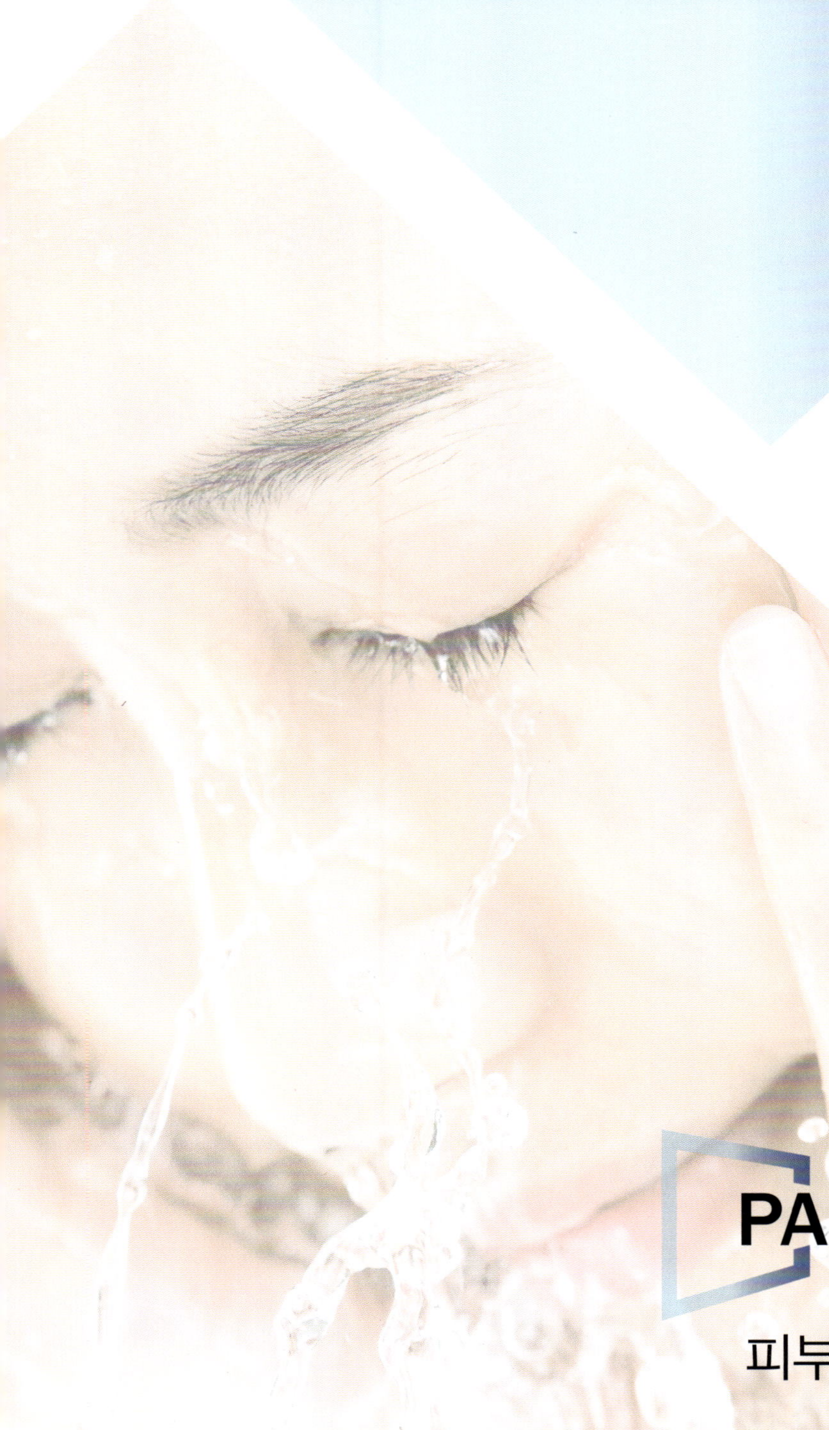

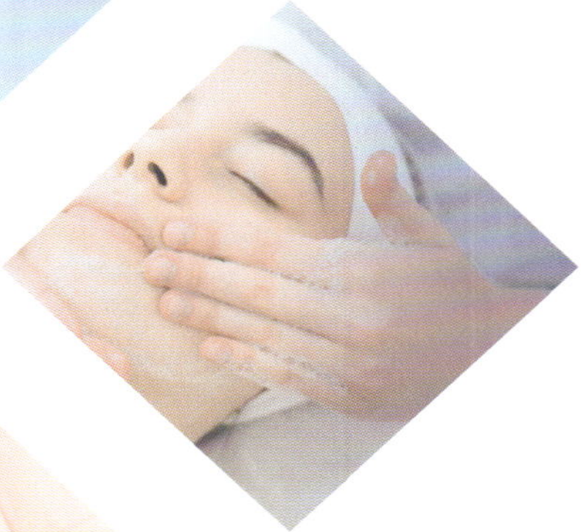

PART V

피부미용관리

Chapter 12

클렌징

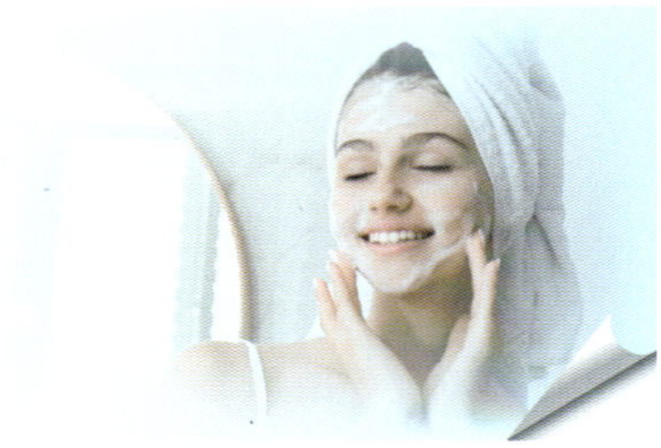

1. 클렌징의 정의

클렌징은 피부관리의 가장 처음 관리 단계 과정이며, 얼굴에 도포되어 있는 색조 및 기초화장품류 제거와 피부표면에 분비되어 있는 땀, 피지, 노폐물과 대기 중의 먼지와 공해물질 등을 제거하여 피부표면을 청결하게 만들어주는 과정이다.

2. 클렌징의 목적

① 피부에 분비되어 있는 피지와 땀과 대기 중의 먼지와 공해물질, 사용한 기초화장품, 색조화장품, 각질 등을 제거하여 청결하게 한다.

② 피지, 땀, 각질 등을 제거함으로써, 피부의 생리적 기능과 다음 단계에 도포되는 영양물질의 흡수를 돕는다.

3. 클렌징 단계

1. 포인트 메이크업 클렌징Point make up Cleansing

포인트 메이크업 전용 리무버를 이용하여 아이메이크업인 아이브로우, 마스카라, 아이라인과 립메이크업 클렌징을 한다.

포인트메이크업point makeup 클렌징 순서

① 아이eye 메이크업 클렌징

리무버 묻힌 화장솜과 면봉을 이용하여 아이브로우 → 아이섀도우 → 아이라인 → 마스카라 순으로 닦아낸다.

② 립lip 메이크업 클렌징

리무버 묻힌 화장솜과 면봉을 이용하여 윗입술 → 아랫입술 순으로 닦아낸다.

(1) 준비물

아이 및 립메이크업 전용 리무버, 젖은 화장솜, 면봉, 유리볼 등

(2) 눈아이 & 입술립메이크업 클렌징 동작

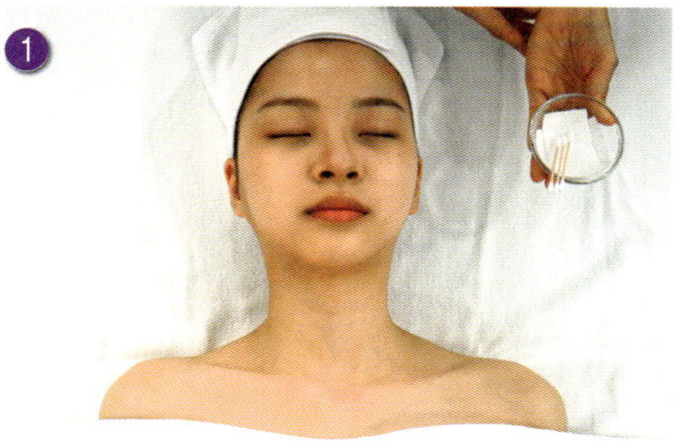

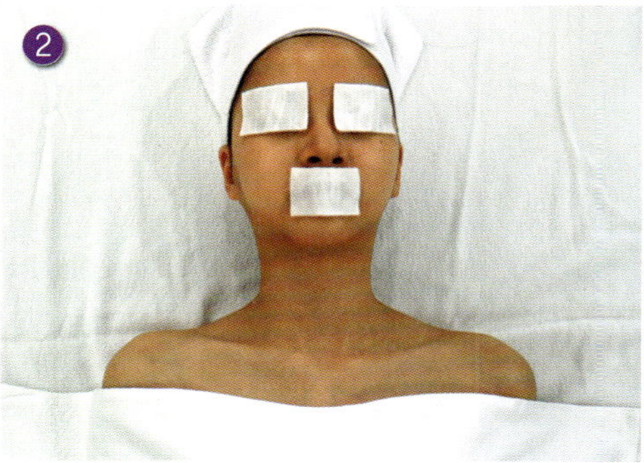

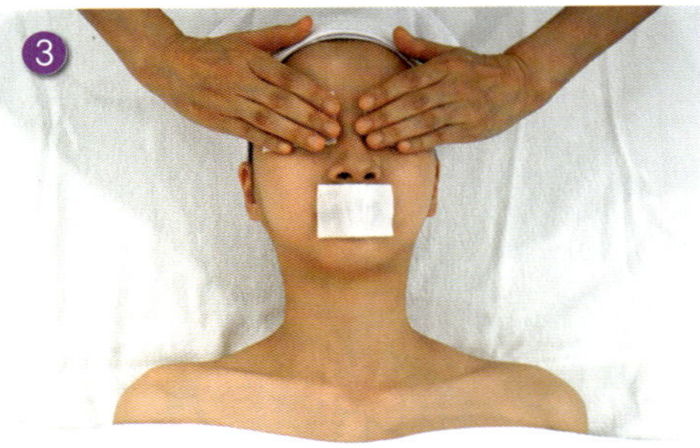
3

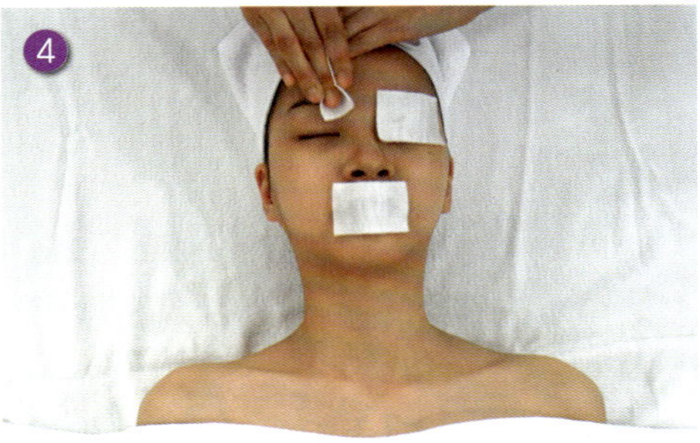
4

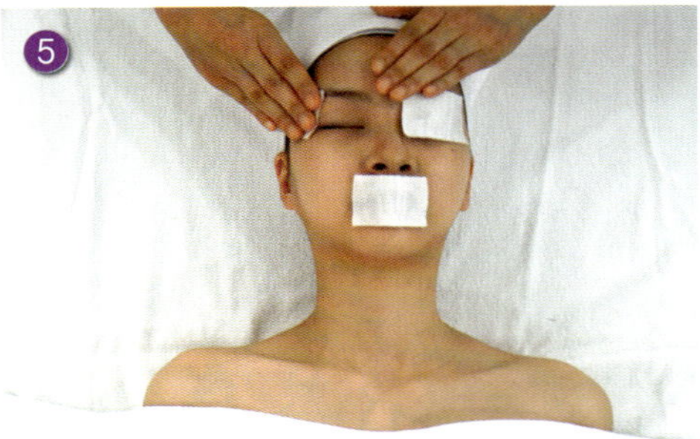
5

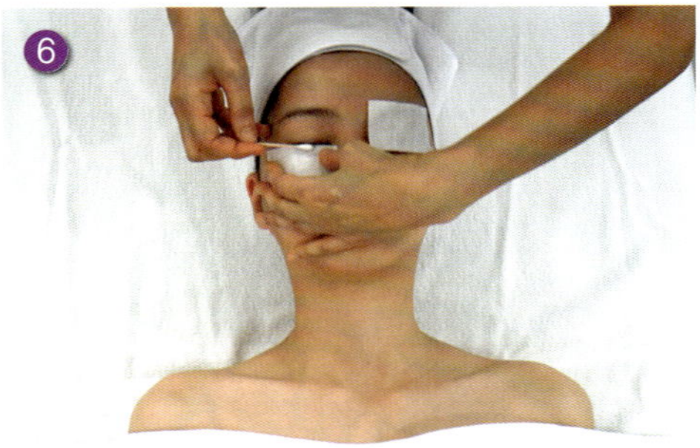
6

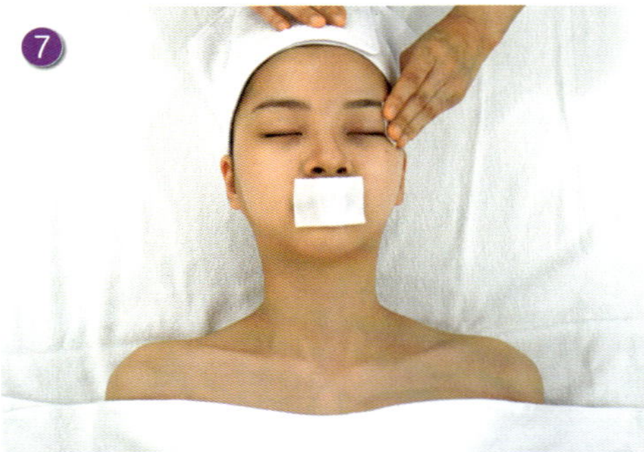
7

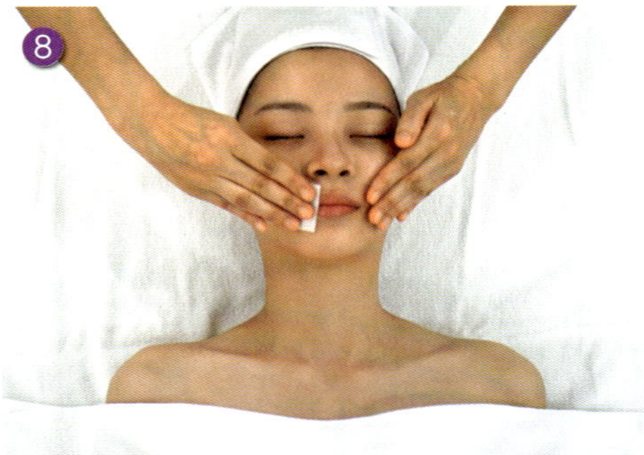
8

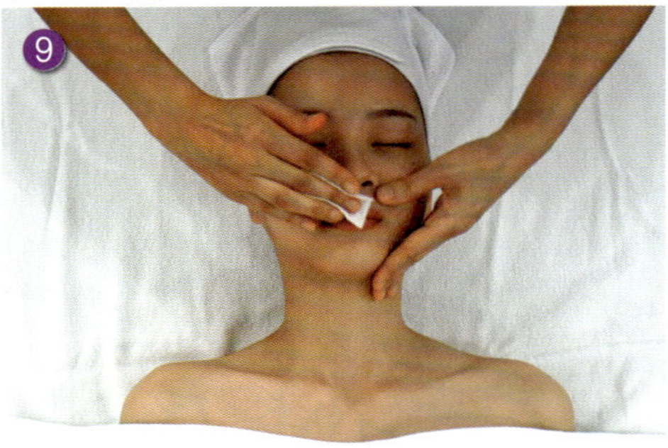
9

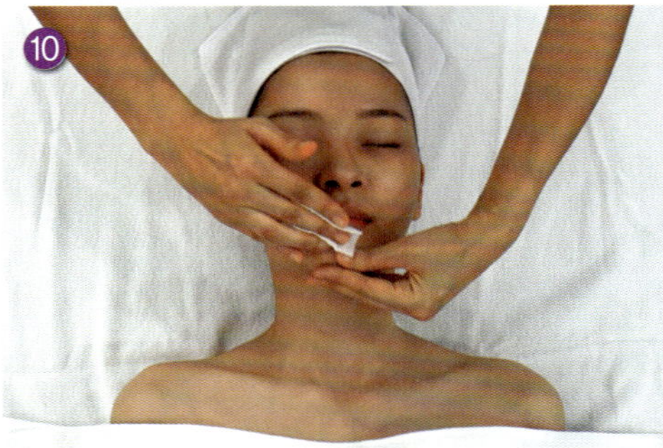
10

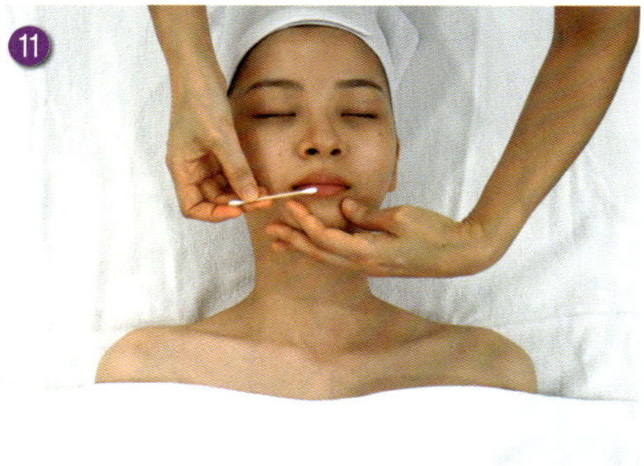

2. 페이셜 클렌징Facial Cleansing

피부유형에 적합한 클렌징 제품을 선택하여 얼굴 전체 메이크업을 클렌징한다. 일반적인 매뉴얼테크닉과는 구별되어야 하며, 짧은 시간 빠르게 실시해야 용해된 노폐물이 모공으로 흡수되는 것을 방지한다.

페이셜 클렌징facial Cleansing 순서

① 피부유형에 적합한 클렌징 제품을 사용하여 데콜테 → 목 → 턱 → 뺨 → 이마 순서로 찍어준다.
② 데콜테 → 목 → 턱 → 뺨 → 이마 순서로 찍어놓은 제품을 펴바른다.
③ 데콜테 → 목 → 턱 → 뺨 → 이마 순서로 러빙rubbing동작으로 클렌징 한다.
④ 티슈, 해면, 온습포를 사용하여 닦아낸다.
⑤ 토너를 사용하여 닦아낸다.

(1) 준비물

피부유형별 클렌징제품, 유리볼, 해면, 미용티슈, 온습포, 토너 등

(2) 페이셜 클렌징 동작

① 클렌징 로션크림 도포동작

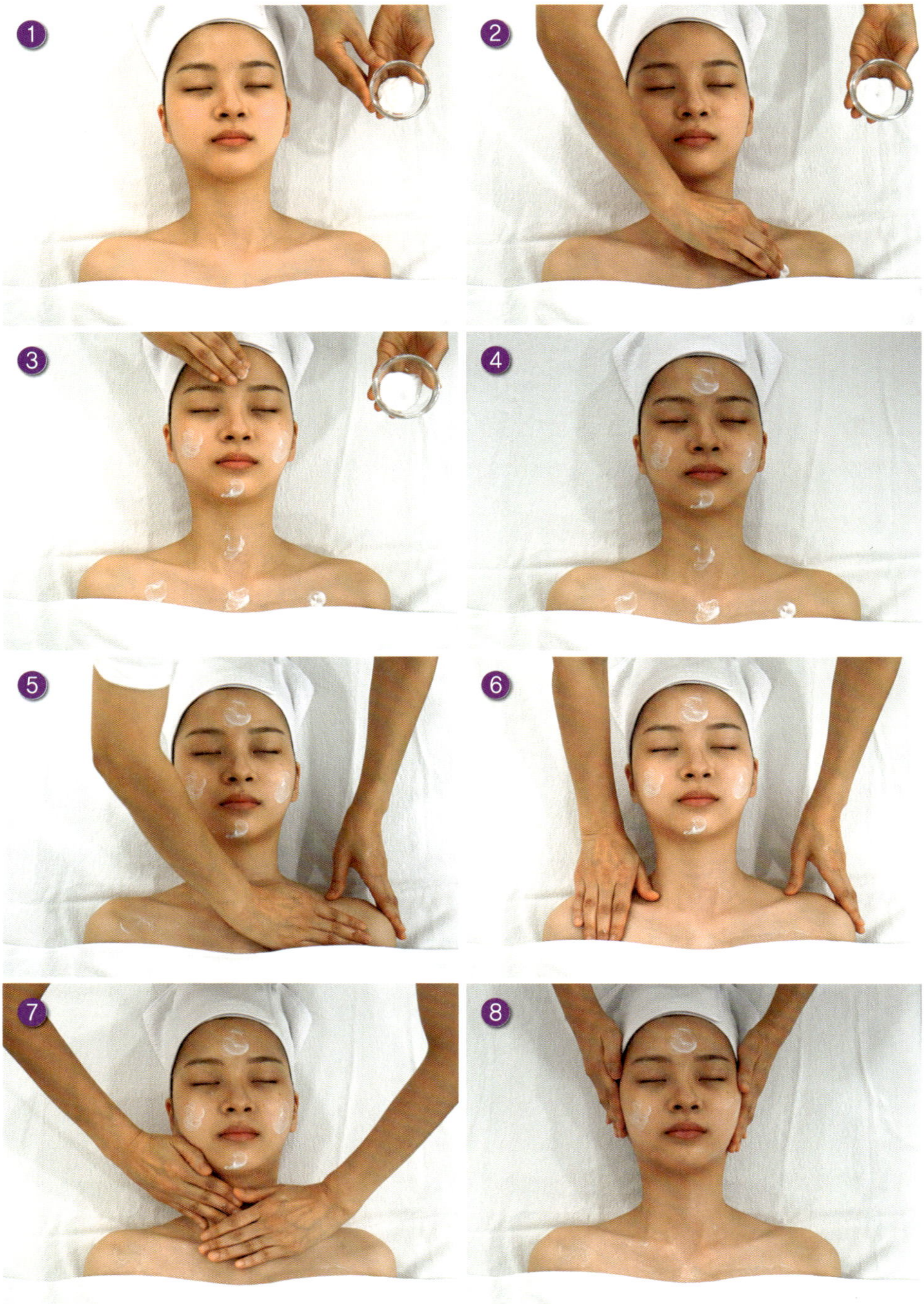

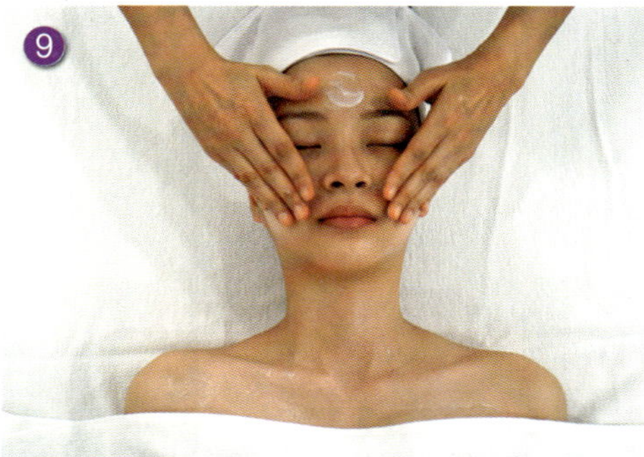
9

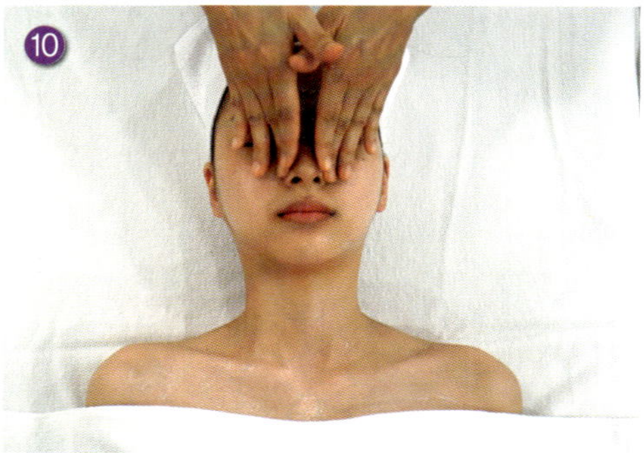
10

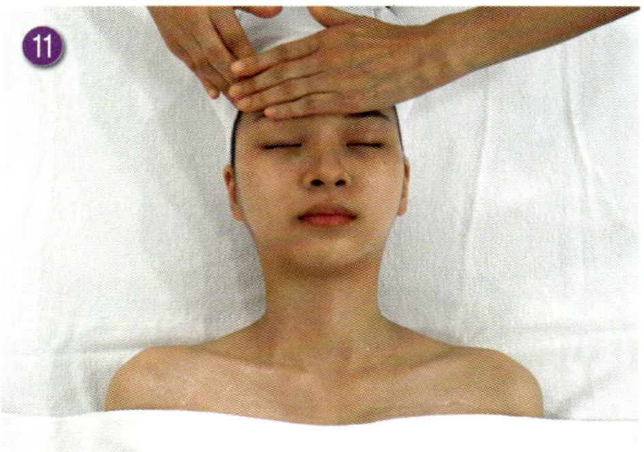
11

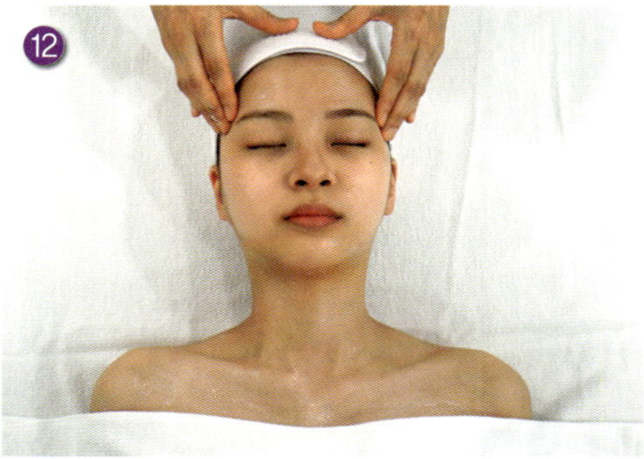
12

② 러빙 Rubbing 동작하기

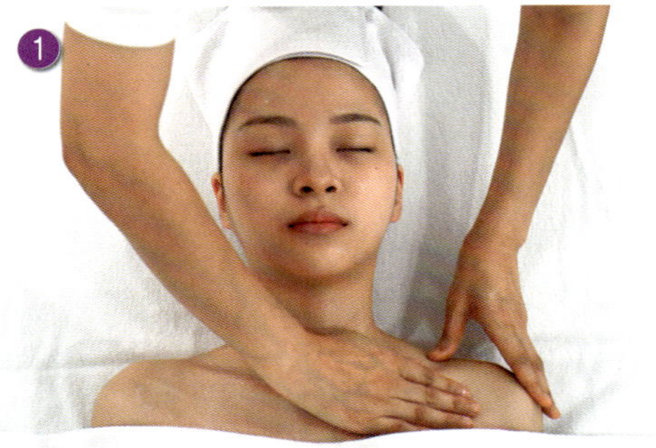

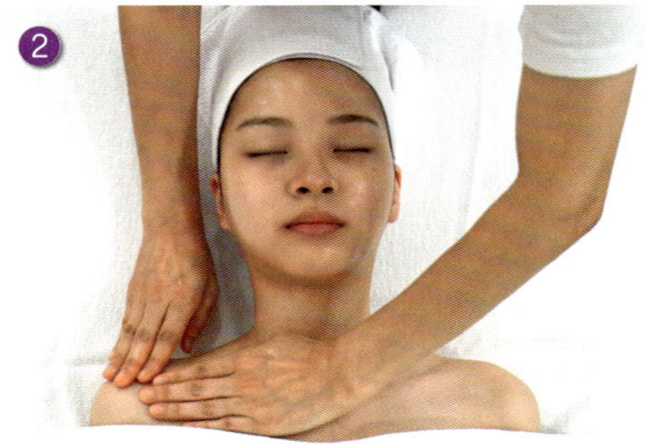

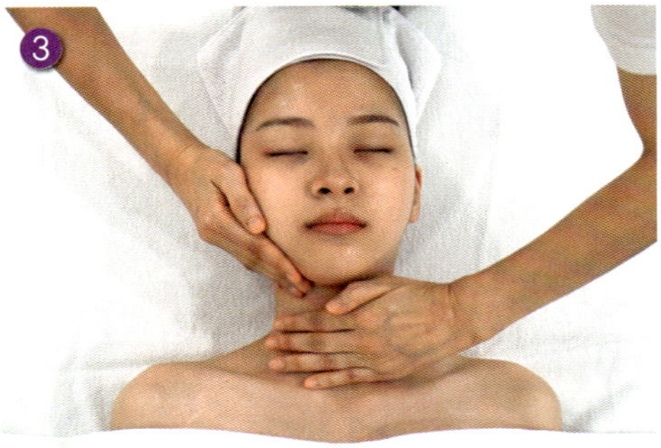

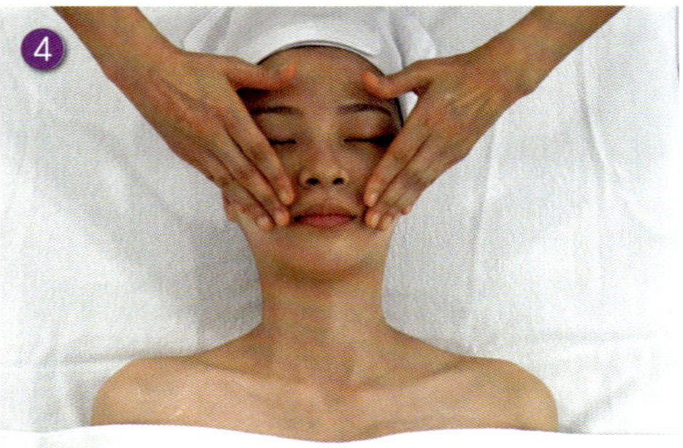

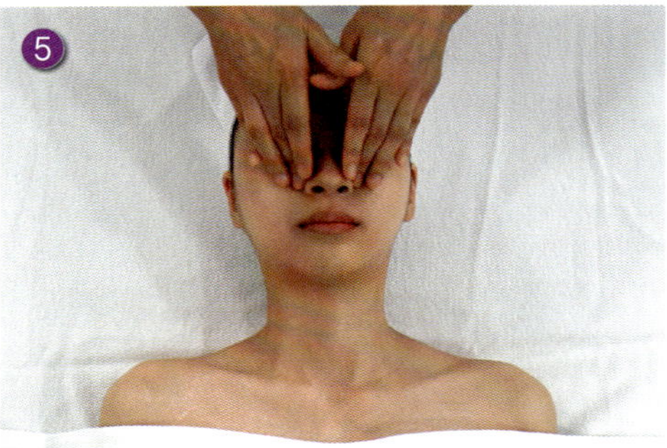

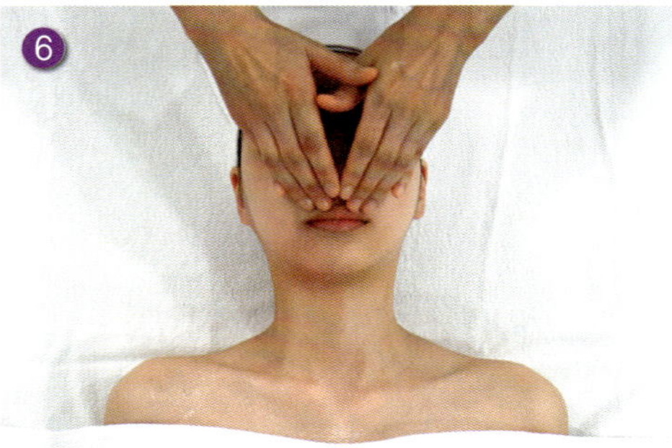

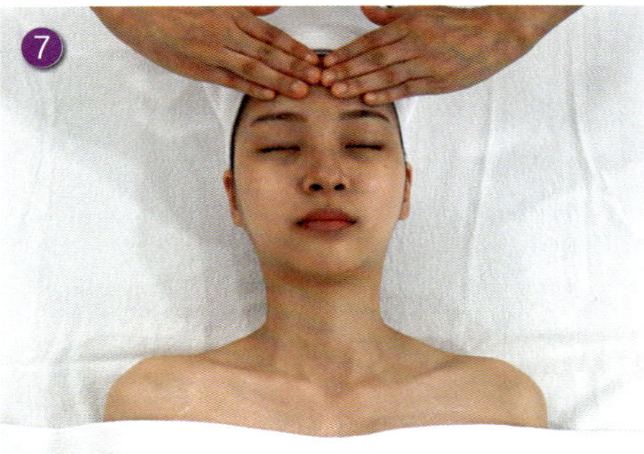

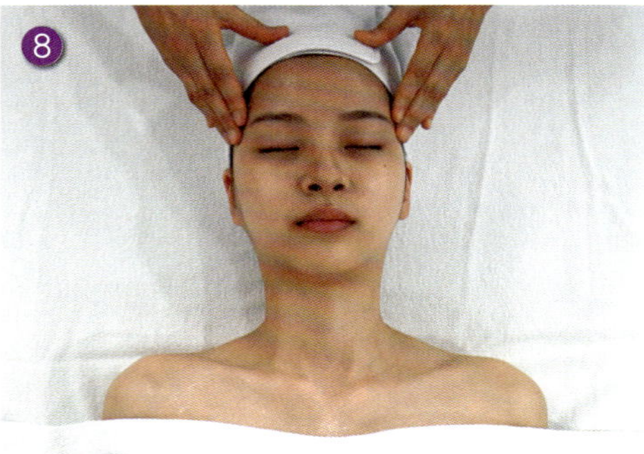

③ 티슈로 닦기

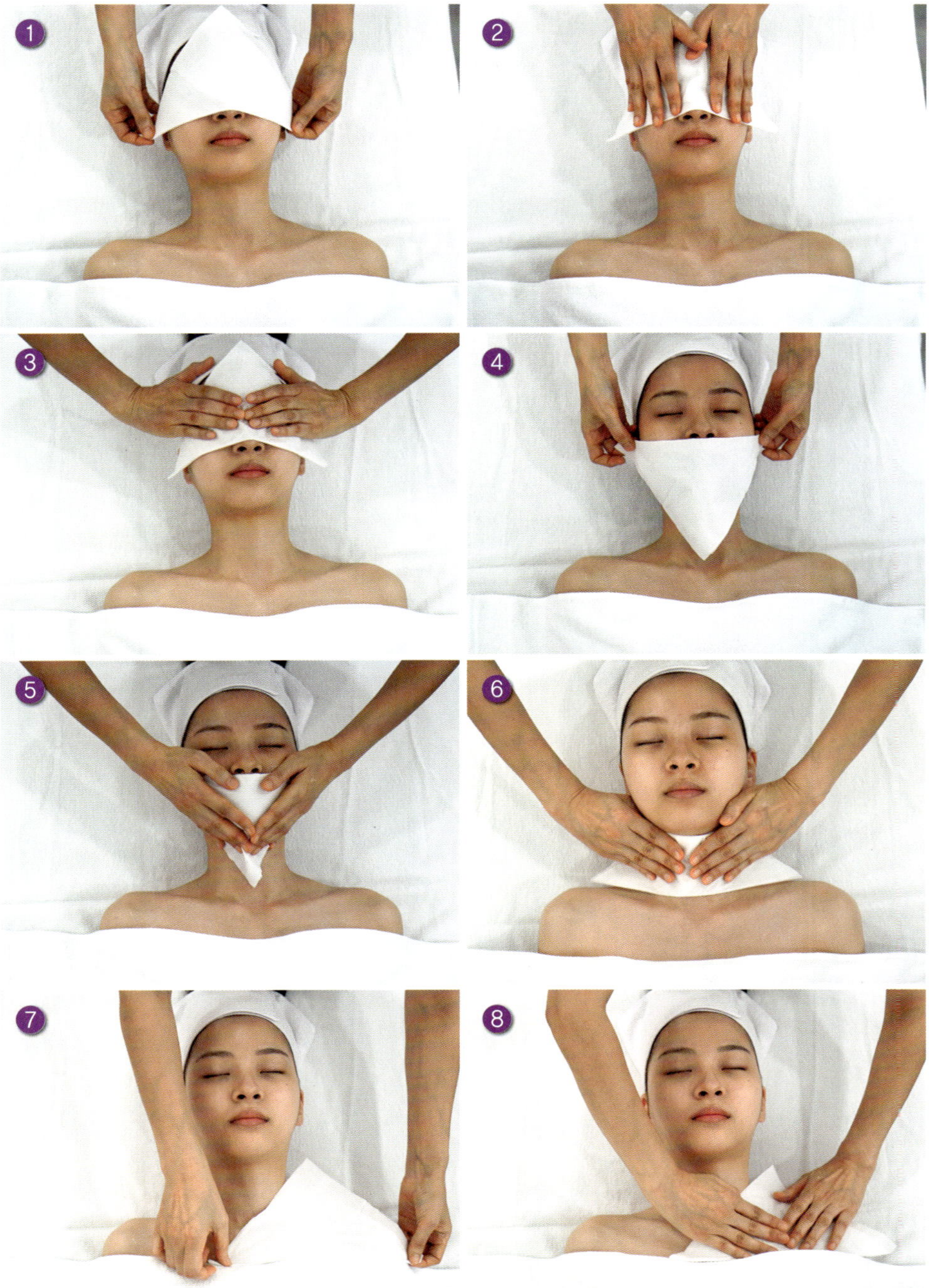

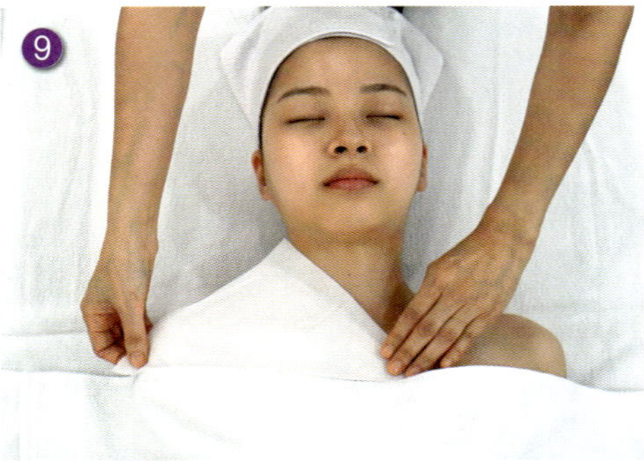

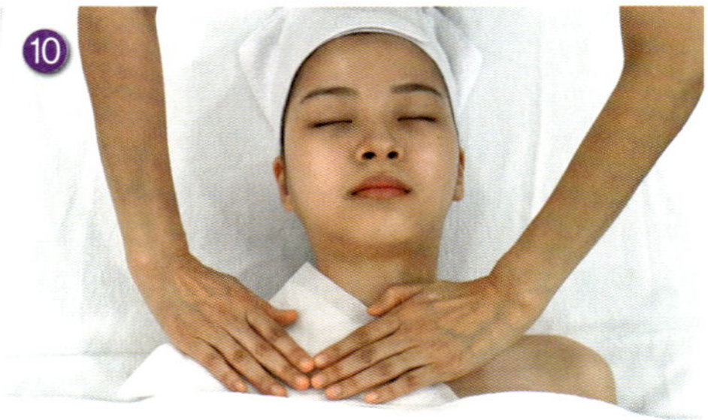

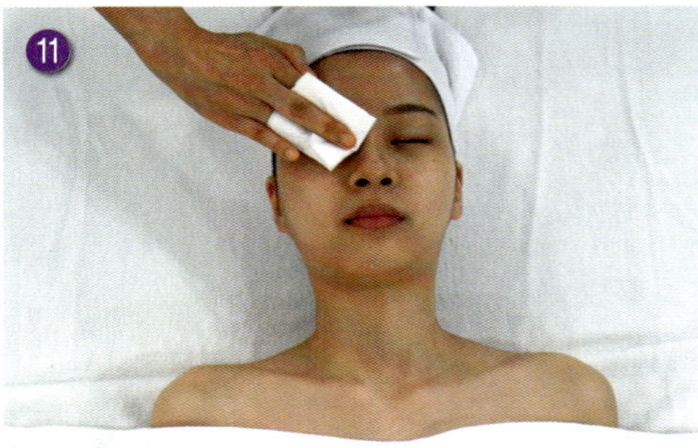

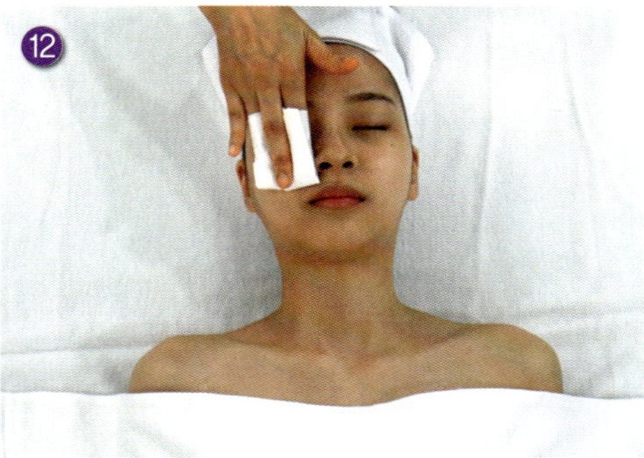

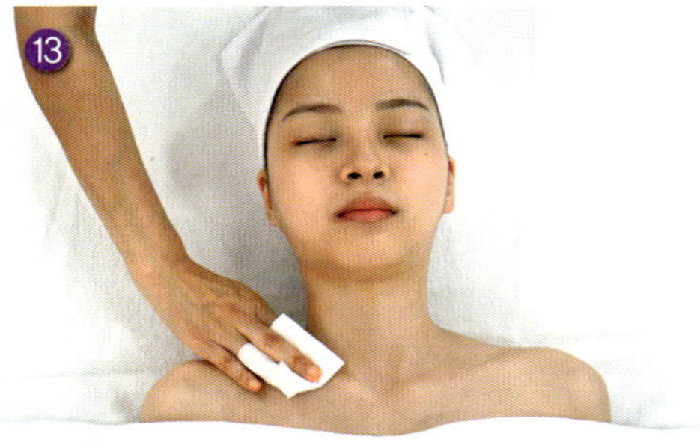

④ 해면으로 닦기

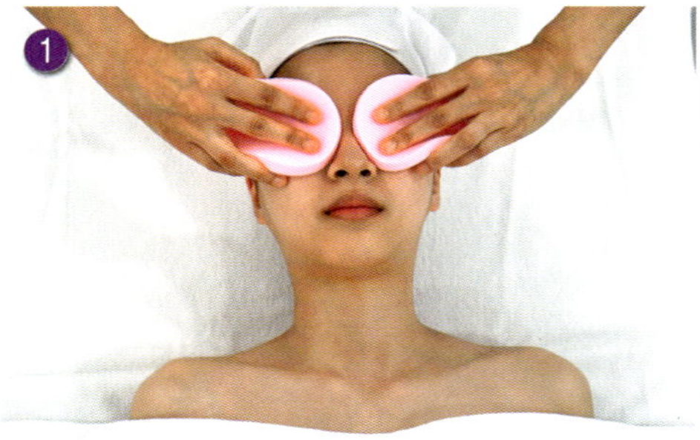

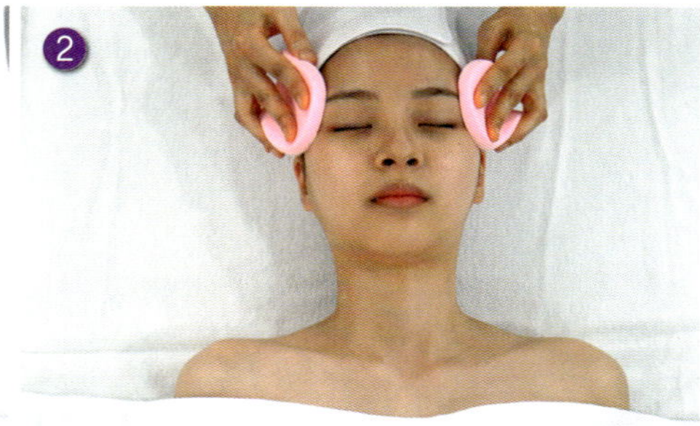

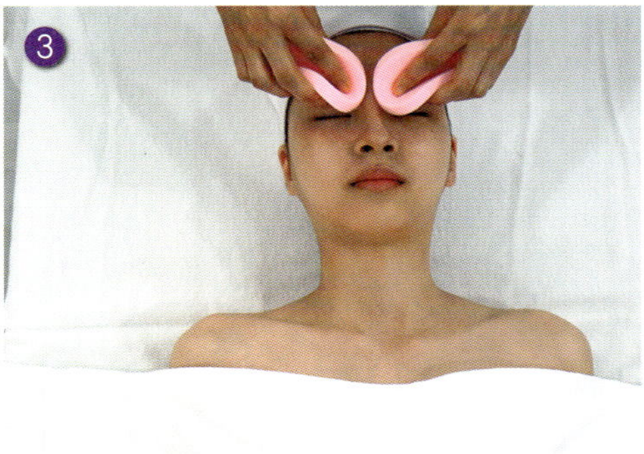
3

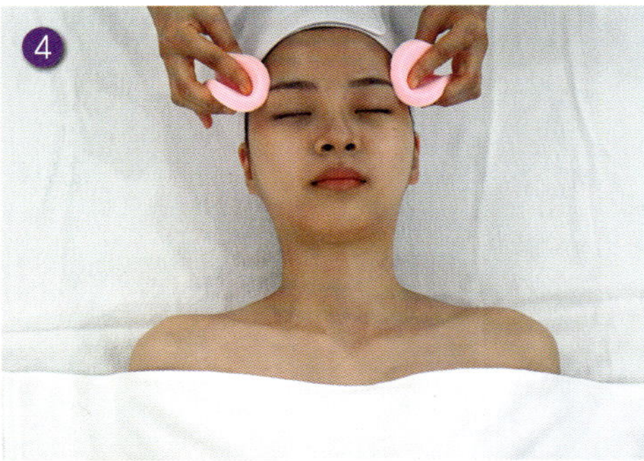
4

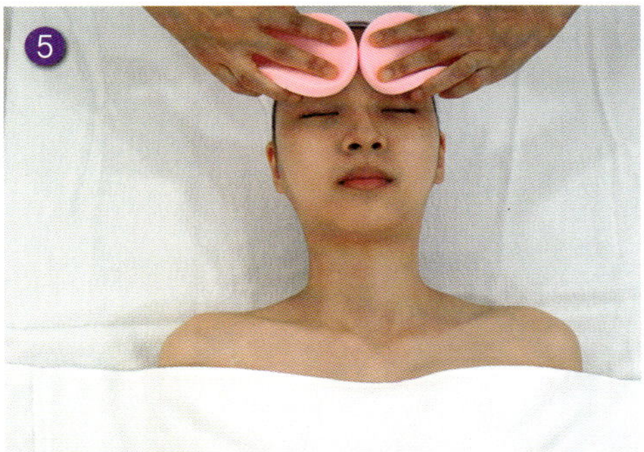
5

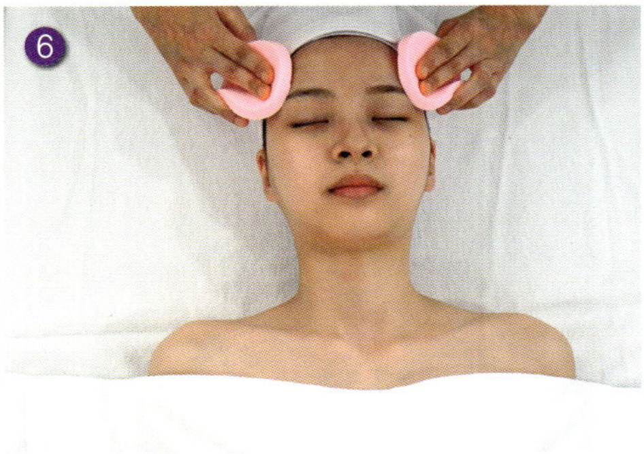
6

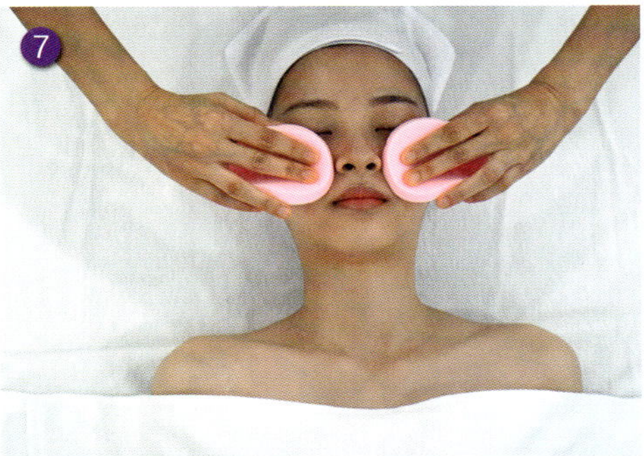
7

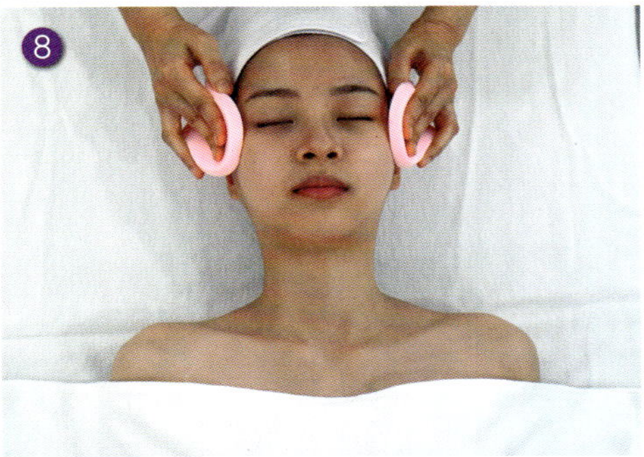
8

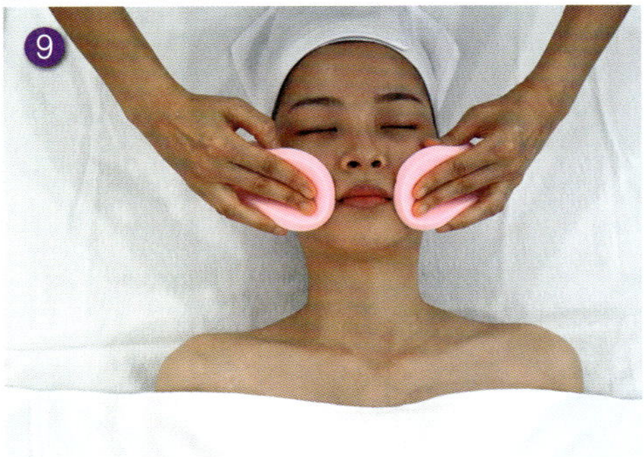
9

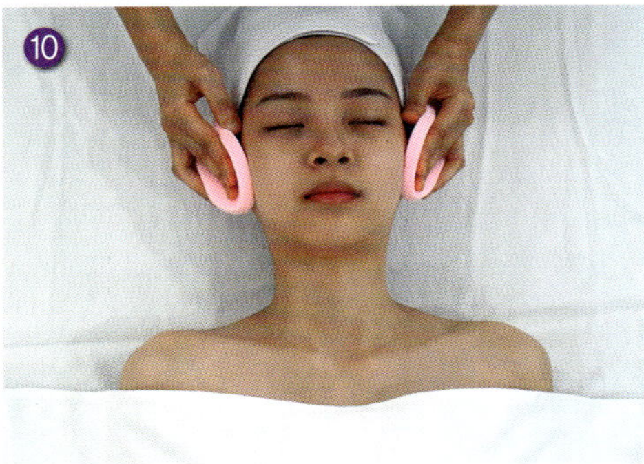
10

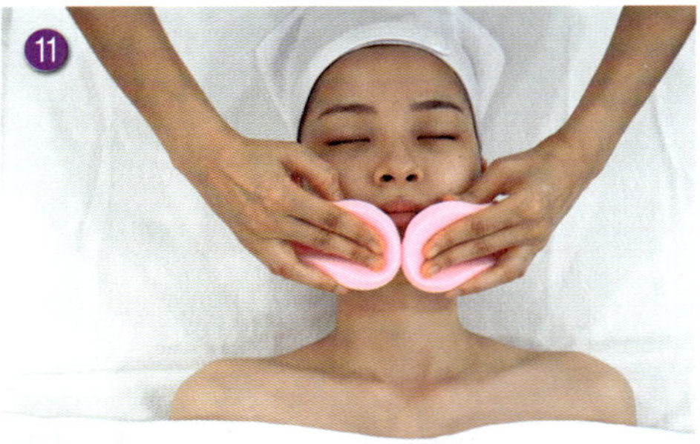
11

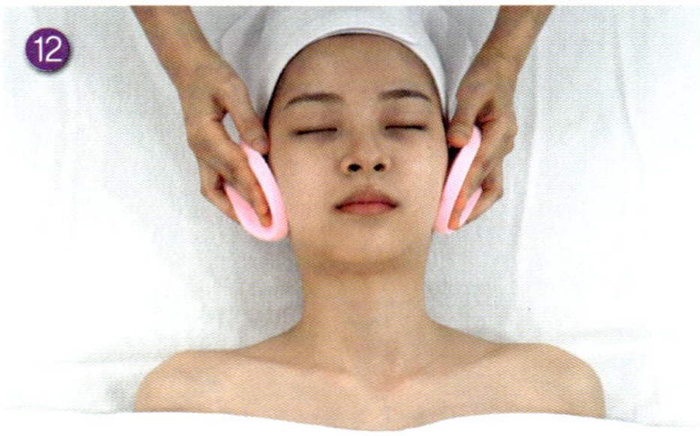
12

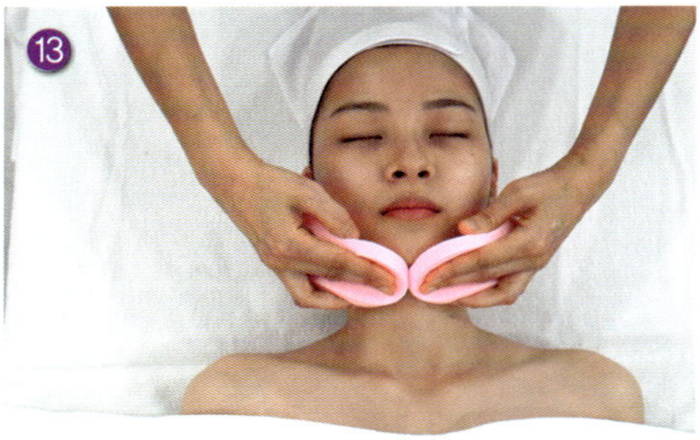
13

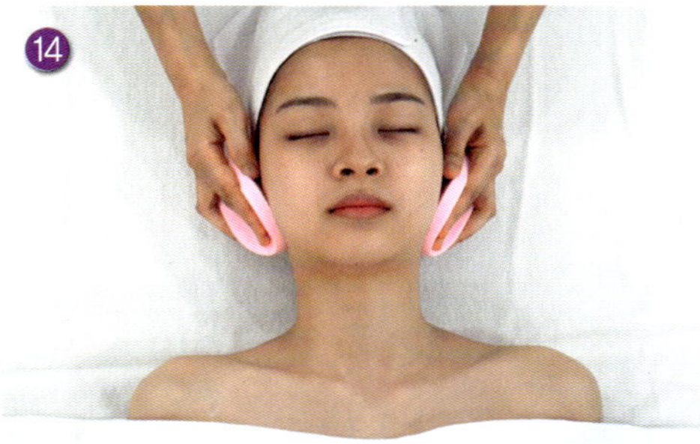
14

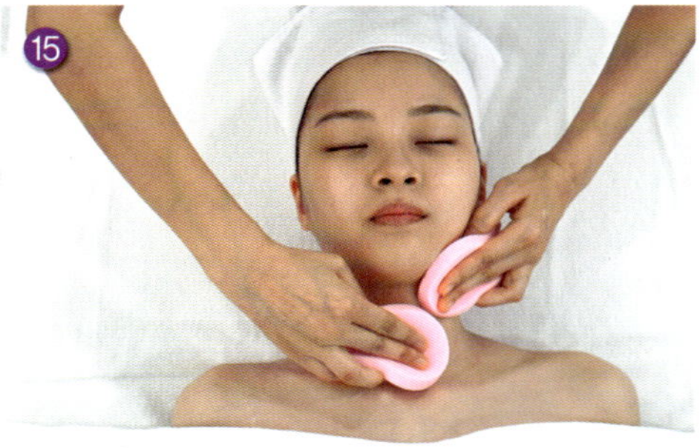
15

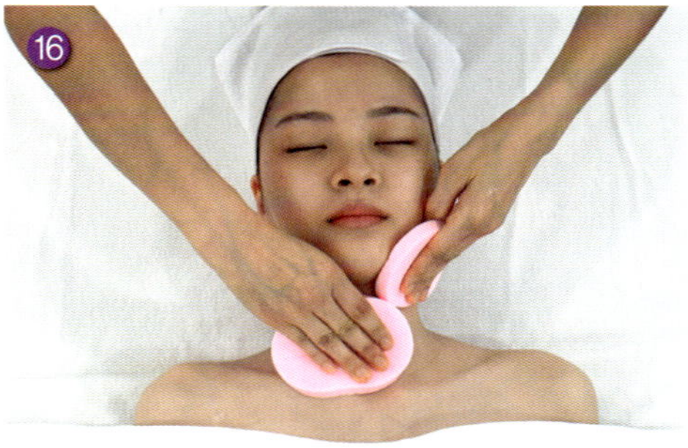
16

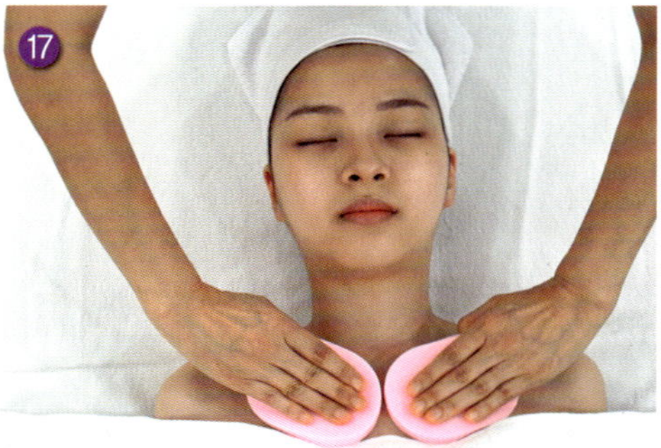
17

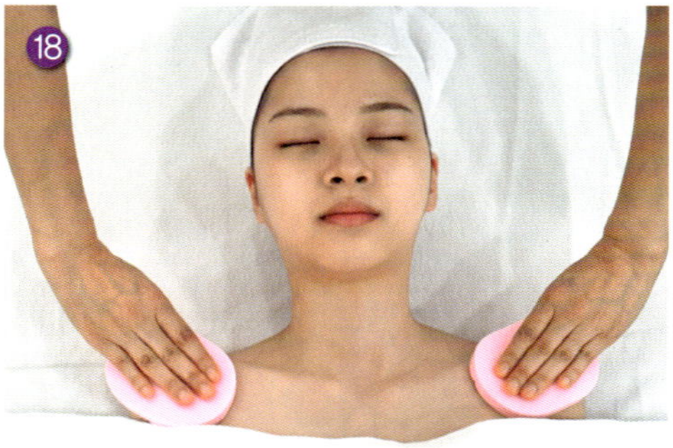
18

⑤ 온습포로 닦기

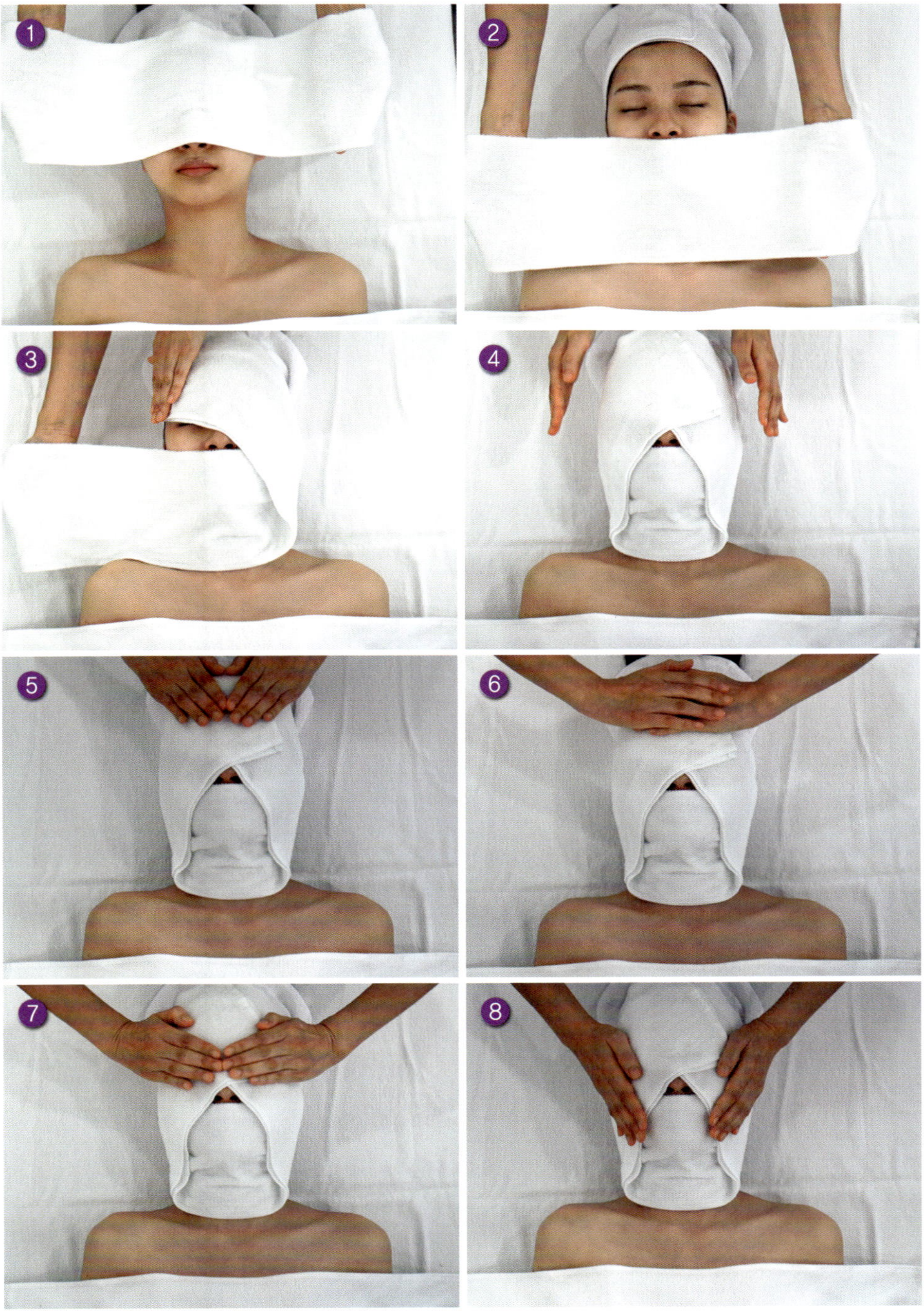

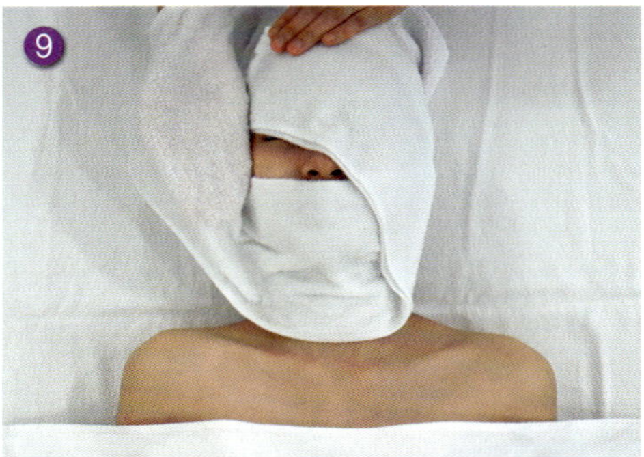
9
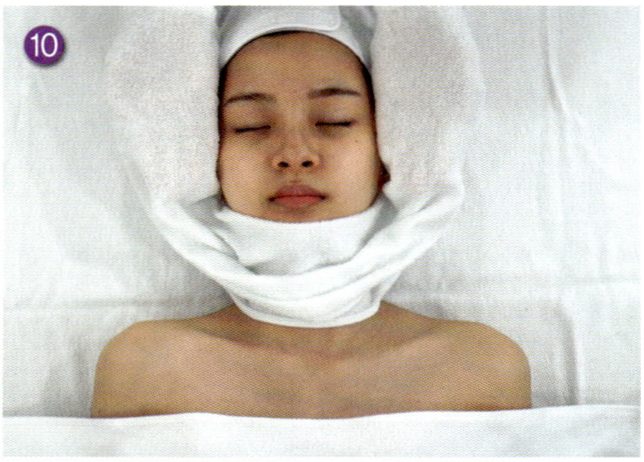
10
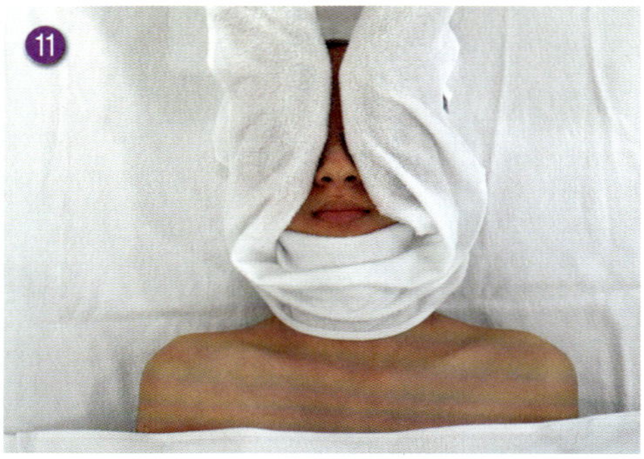
11
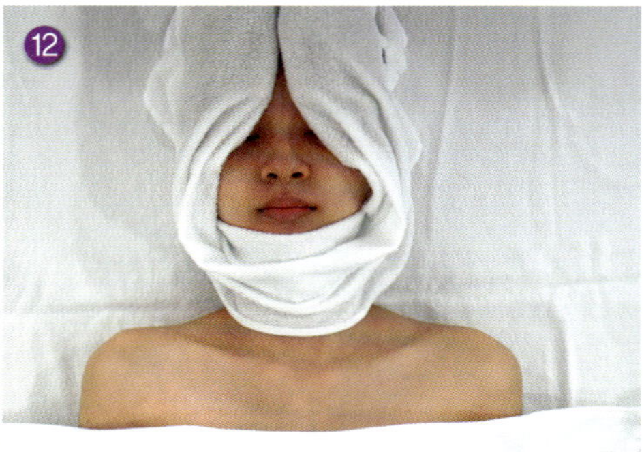
12
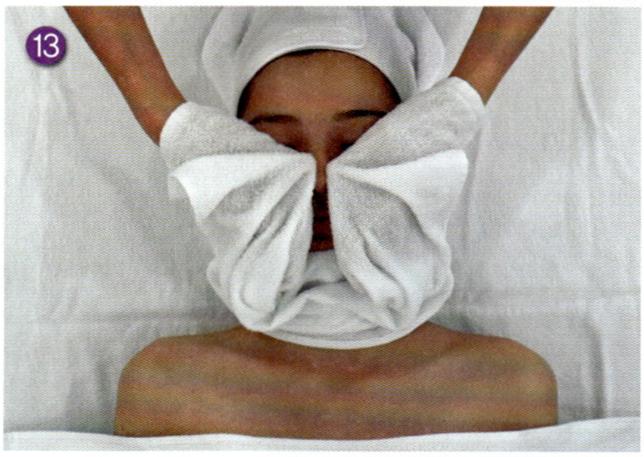
13
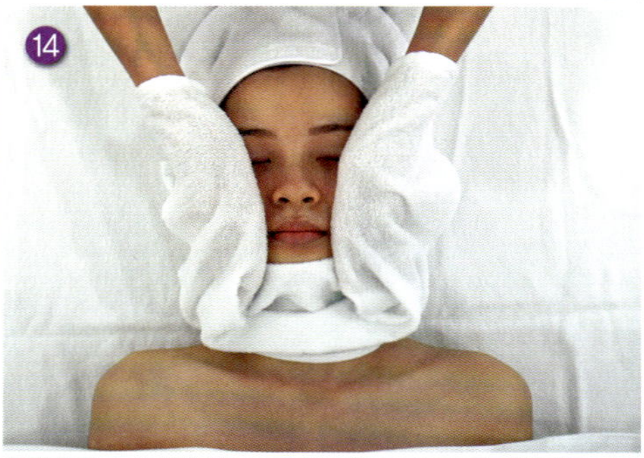
14
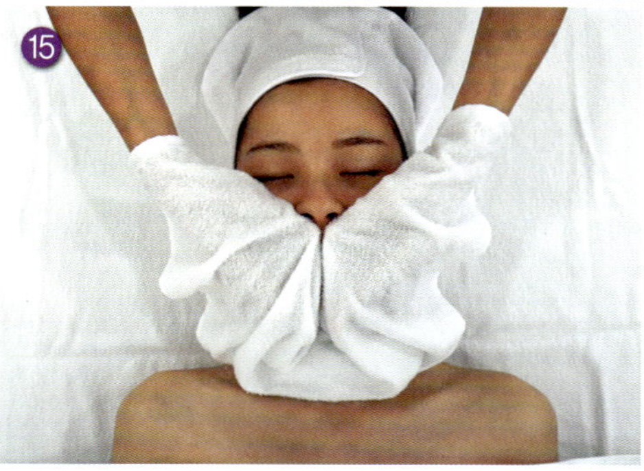
15
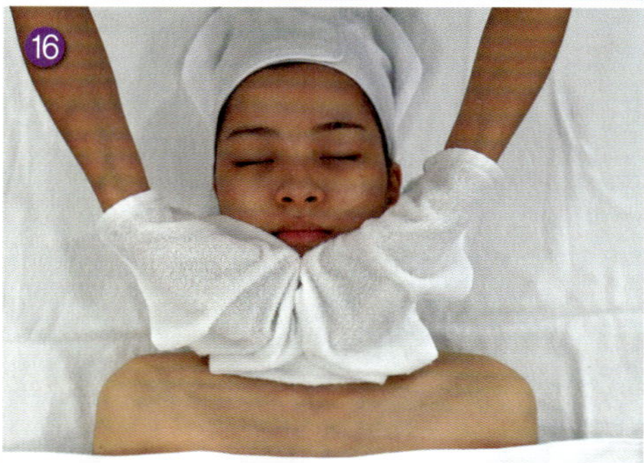
16

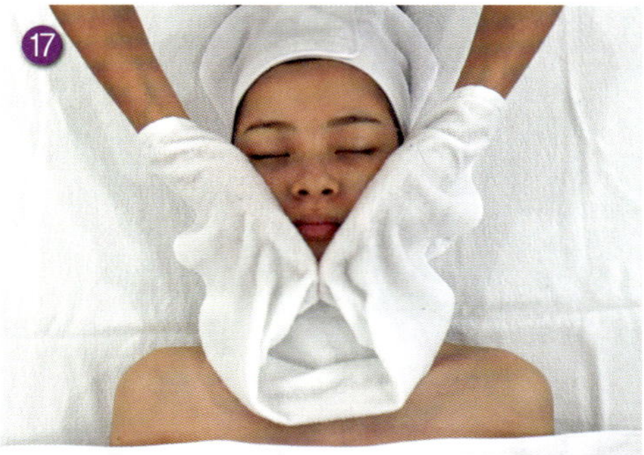

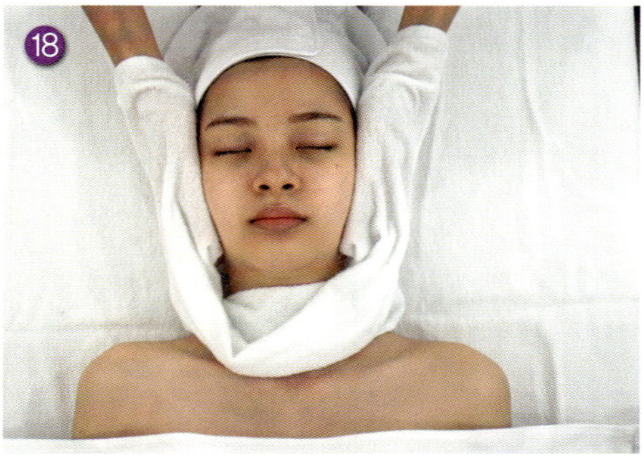

⑥ 토너로 닦기

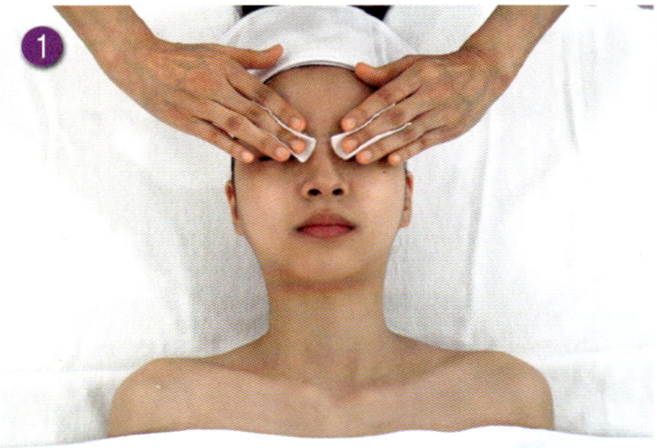

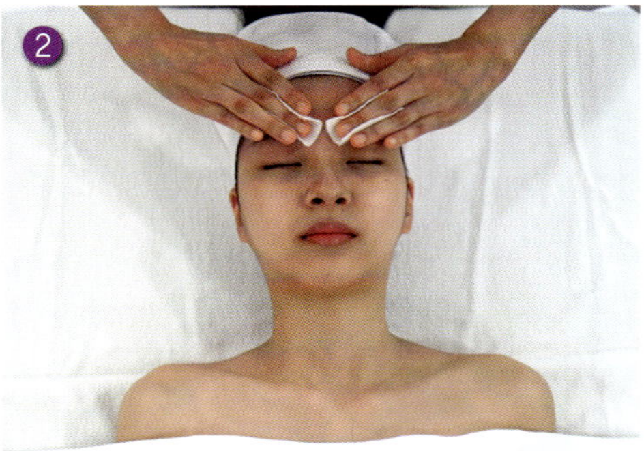

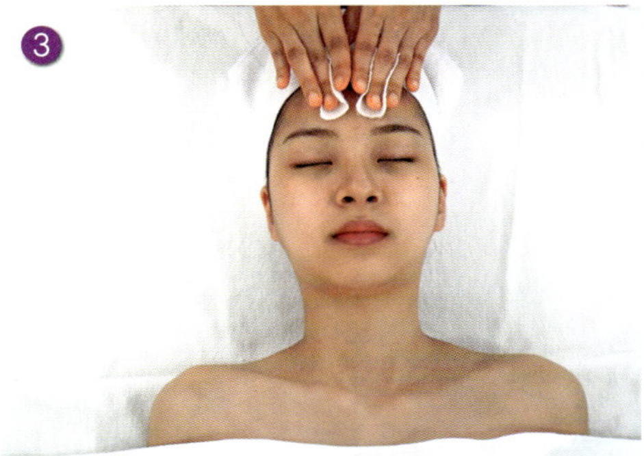

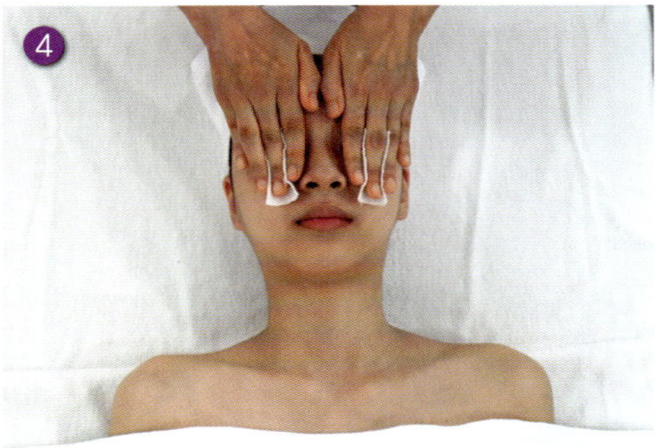

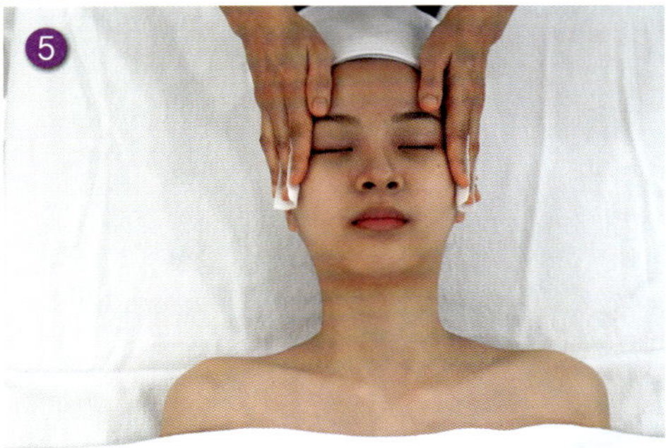

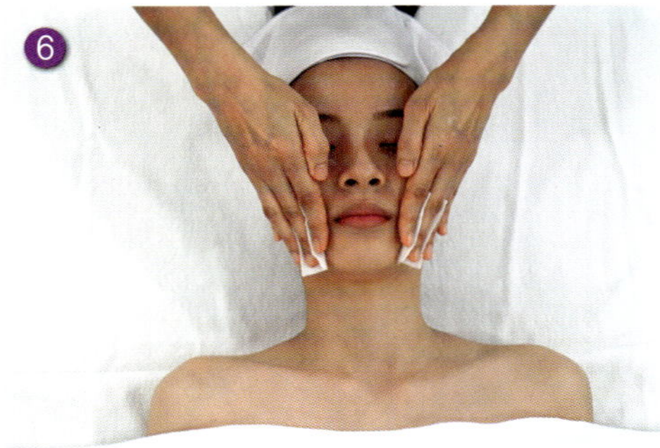

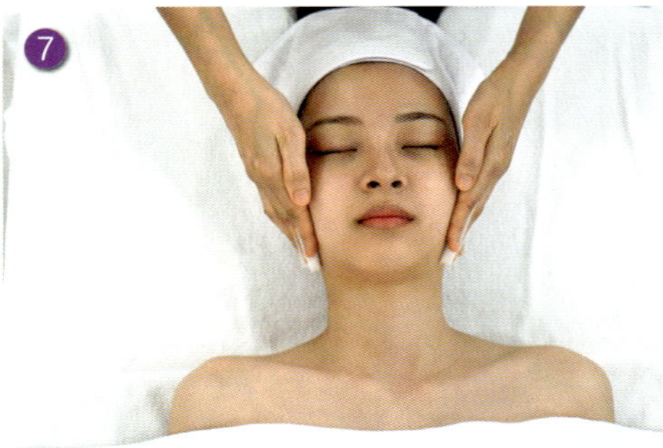
7

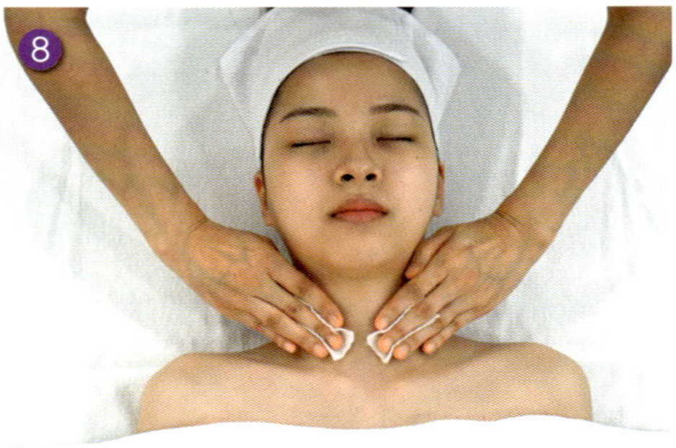
8

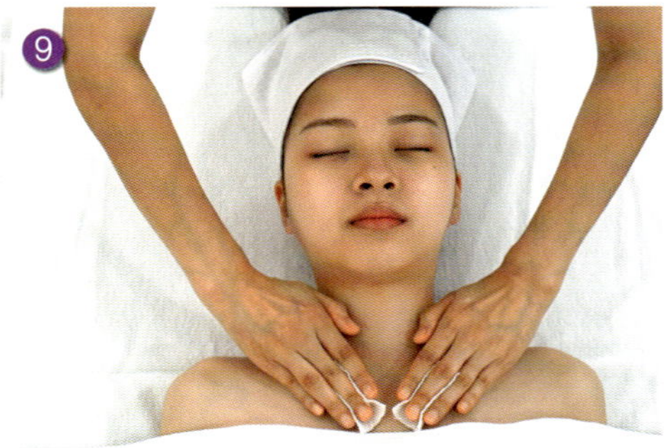
9

4. 클렌징 제품과 피부유형

표 12-1 클렌징화장품의 종류와 특징

제형	클렌징 제품	특징	피부유형
씻어내는 타입 계면활성제형	클렌징 폼	거품을 내서 사용하는 수성 세안제로 2차 세안제로 많이 사용되며 피부 자극이 적다.	모든 피부
	클렌징 젤	계면활성제를 함유한 클렌징 젤로 가볍게 문질러 물로 씻어 내는 제품으로 피부자극이 적다.	모든 피부
닦아내는 타입 용제형	클렌징 워터	오일성분이 없는 제품으로 가벼운 화장을 제거하는데 사용되며 끈적임이 없어서 산뜻하나 유성성분의 세정력은 약하다.	건성 피부 민감성 피부
	클렌징 로션	세정력은 클렌징 크림에 비해 떨어지나 수분함유량이 높고 사용감이 가벼우며 피부자극이 적어 보편적으로 많이 사용된다.	모든 피부 건성 피부 민감성 피부
	클렌징 크림	친유성제형으로 두꺼운 메이크업이나 유성노폐물이 많을 때 적당하다. 유분에 의한 끈적임과 유성의 잔여물이 모공을 막을 수 있으므로 이중 세안이 필요하다.	건성 피부 정상 피부
	클렌징 오일	유성성분이 많은 메이크업 제거에 적합하나 오일성분으로 인한 미끈거림이 있다. 최근에는 수용성오일 배합으로 오일 잔여물도 물 세안으로 자극없이 쉽게 제거할 수 있다.	건성 피부 민감성 피부
	클렌징 젤 유성	피지흡착성이 우수하며 두꺼운 메이크업에 효과적이다.	지성 피부
	클렌징 젤 수성	유성타입보다 세정력이 떨어지지만 오일성분이 함유되지 않아 산뜻하다.	민감성 피부

5. 눈썹정리

1. 눈썹정리의 목적

고객의 선호도와 얼굴유형에 맞는 눈썹모양으로 만들어 정리한다.

2. 눈썹형태정리하기

눈썹정리 순서

① 눈썹 정리 전 눈썹 부위를 소독한다.

② 눈썹머리, 눈썹산, 눈썹꼬리의 위치를 측정하여 눈썹연필로 표시한다.

③ 족집게와 눈썹칼을 사용하여 불필요한 부분의 눈썹을 제거한다.

④ 제거된 부위는 소독하고 진정제품을 발라준다.

눈썹정리를 위한 눈썹의 위치 명칭

- 눈썹 머리 눈썹 시작점 : 콧망울을 수직으로 올려 만나는 지점
- 눈썹 산 눈썹 아치 : 눈이 정면을 응시할 때 눈동자의 중심에 맞춰 콧망울과 이어지는 지점
- 눈썹꼬리 눈썹이 끝나는 점 : 콧망울과 눈끝을 지나는 45° 각도 지점

도구 : 브러시, 가위, 칼, 족집게

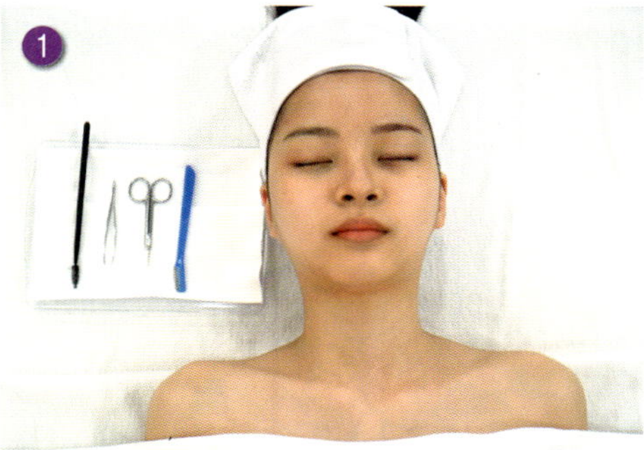
1
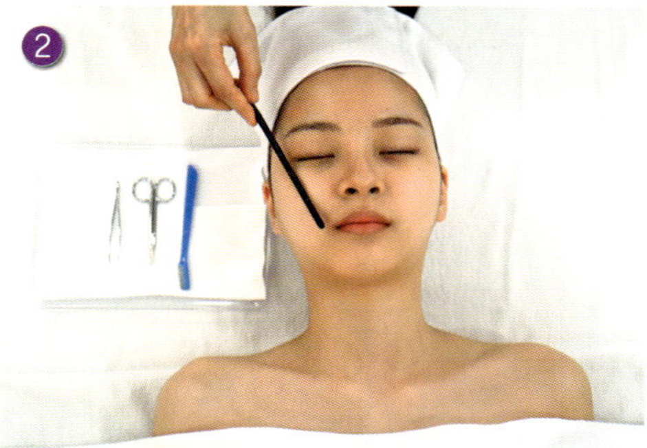
2
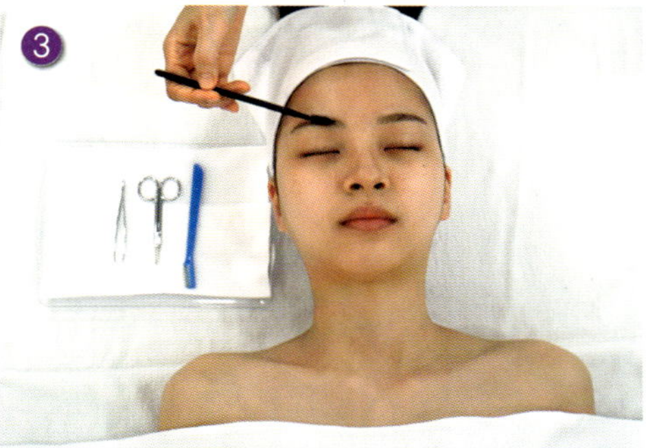
3
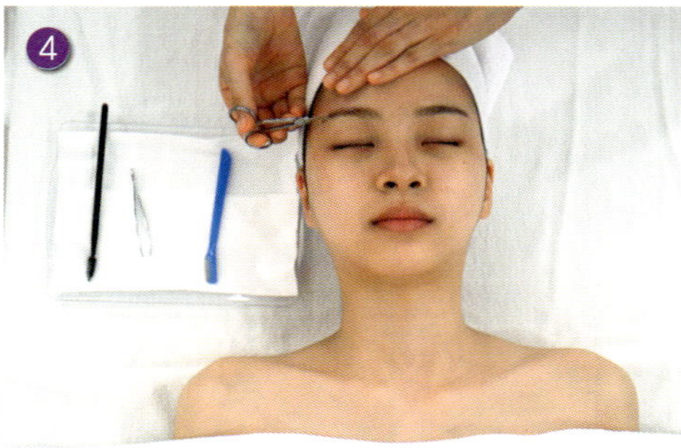
4
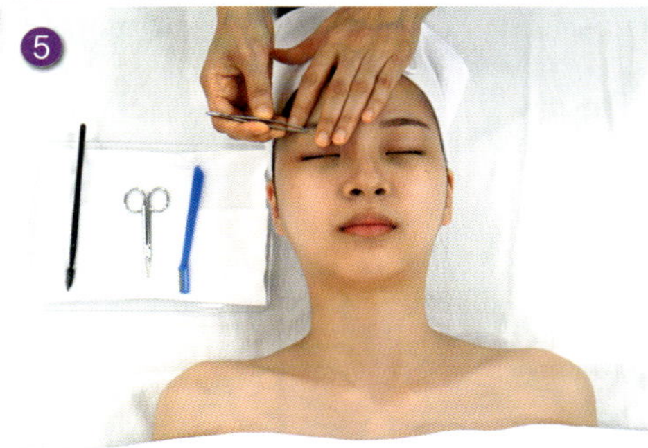
5
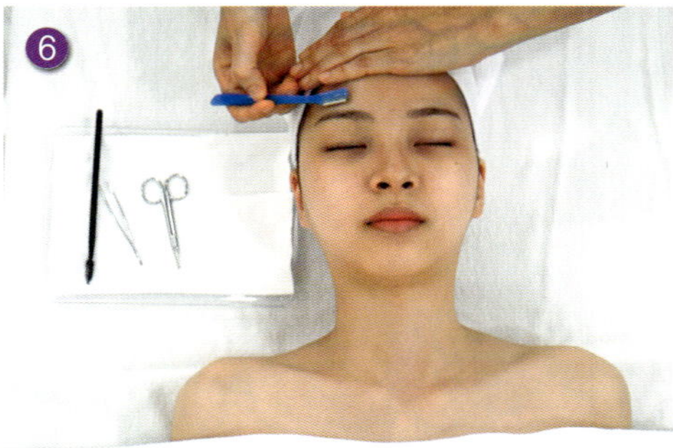
6
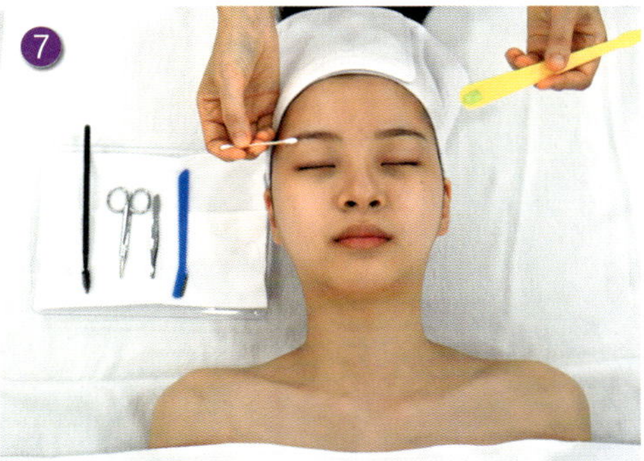
7

Chapter 13

제5부 피부미용관리

딥클렌징

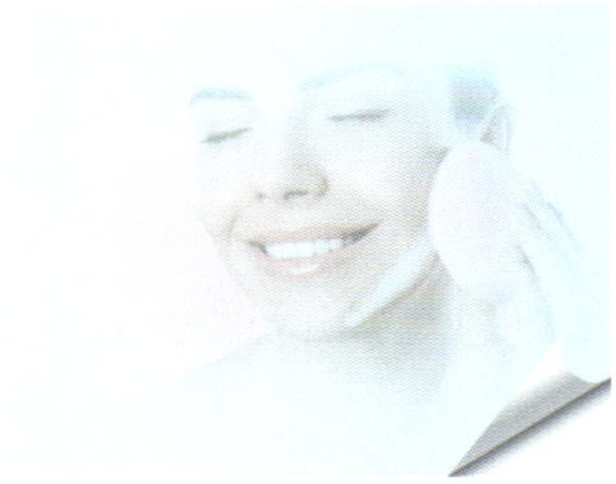

1. 딥클렌징의 정의

딥클렌징은 죽은 세포인 각질층에 자연적으로 탈락되어야 할, 각질세포가 탈락되지 못하고 부착되어 있는 경우, 피부결이 거칠고 피부톤이 어두우며 흡수시키고자 하는 영양물질의 흡수를 저해하는 원인이 된다. 불필요한 각질을 물리적 · 화학적인 방법으로 제거하는 것이다.

2. 딥클렌징의 효과

① 불필요한 각질제거로 피부톤이 맑아진다.
② 피부표면이 매끈하게 되어 부드러운 피부결이 된다.
③ 모공 속의 노폐물이 제거된다.
④ 각질과 면포가 연화되어 면포가 쉽게 배출된다.
⑤ 영양물질의 흡수를 높여 화장품의 효능을 효율적으로 한다.

3. 딥클렌징의 종류

1. 딥클렌징 화장품과 관리방법

(1) 효소 Enzyme

단백질을 분해하는 성분으로 죽은 각질세포를 분해한다. 효소는 적정온도 30~40℃ 와 습도 스티머, 적정시간 10분 정도 의 조건이 갖추어져야 효소의 활성이 나타나므로 적정환경을 맞추어야 한다.

효소의 주요 성분은 파파야, 펩신, 트립신, 브로멜린 등이며, 모든 피부타입에 사용 가능하다. 효소는 파우더 형태로 만들어져 물과 섞어 페이스트 형태로 사용한다.

- **적용피부유형** : 과 각질화된 피부, 두껍고 혈액순환이 저하된 피부, 모공이 큰 피부, 여드름 상흔이 있는 피부 등 모든 피부유형

효소의 관리 순서

① 효소 파우더를 물과 섞어 브러시로 도포한다.

② 스티머를 적용하여 온도와 습도를 맞춰준다. 10분정도 유지

③ 해면과 습포를 이용하여 닦아낸다.

① 딥클렌징 관리 – Enzyme

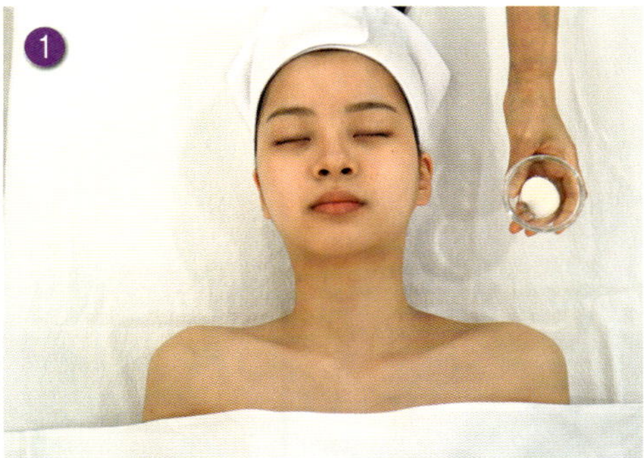

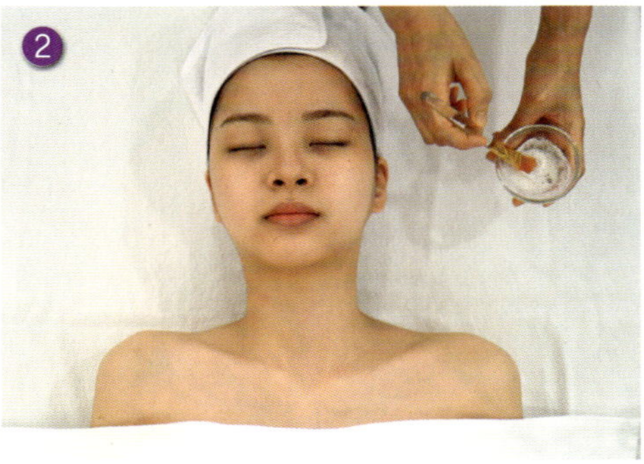

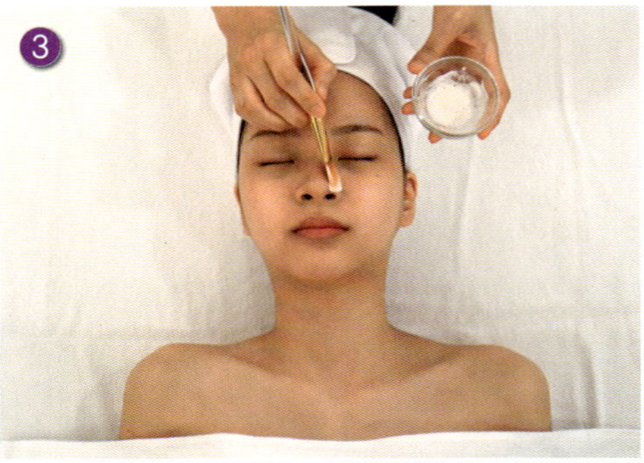
3
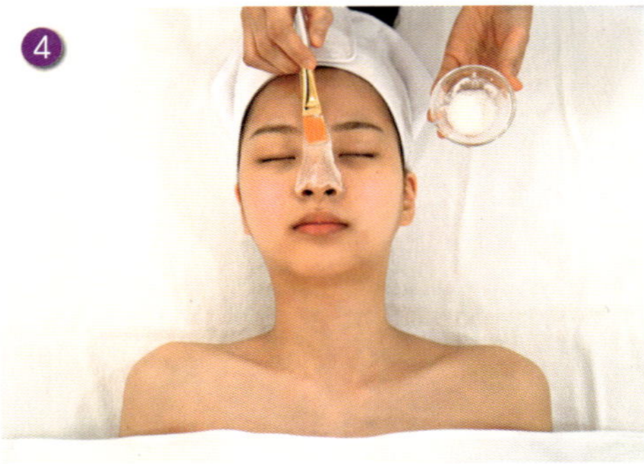
4
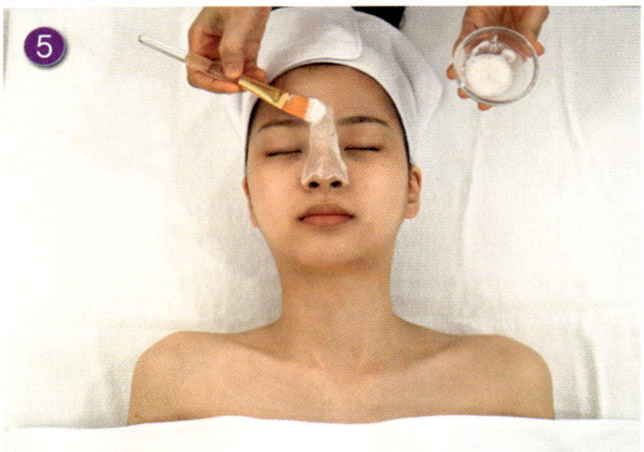
5
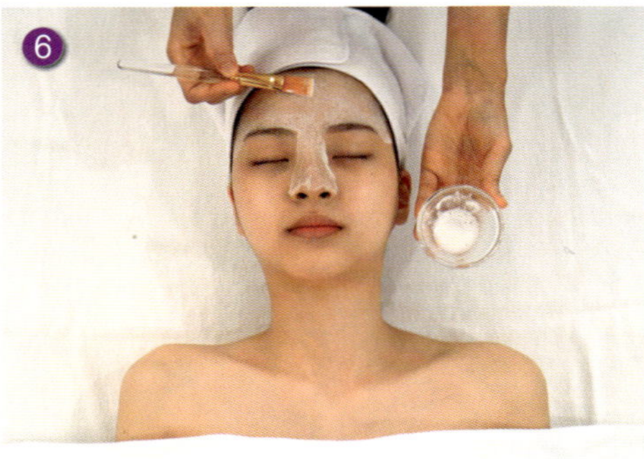
6
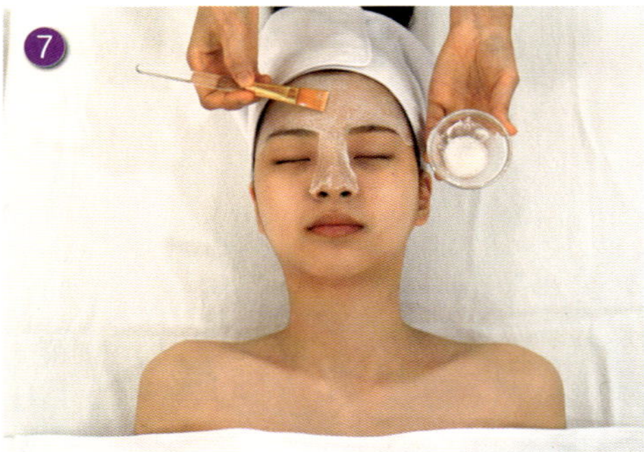
7
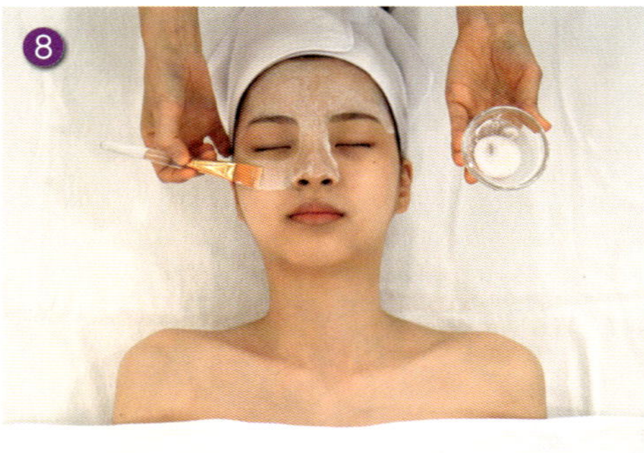
8
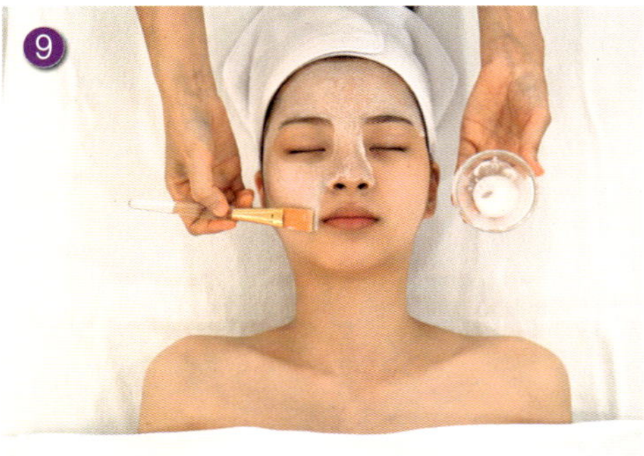
9
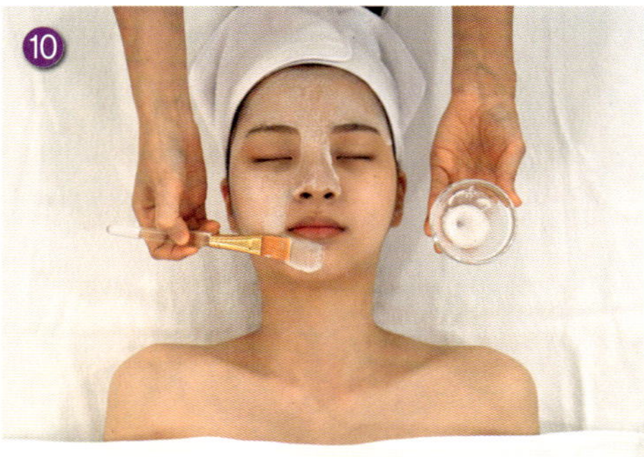
10

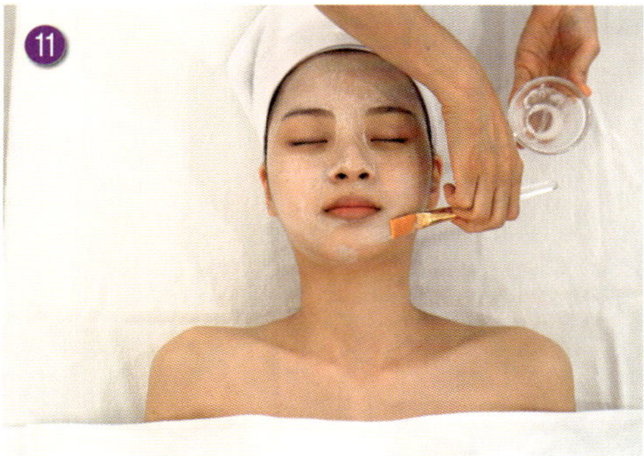

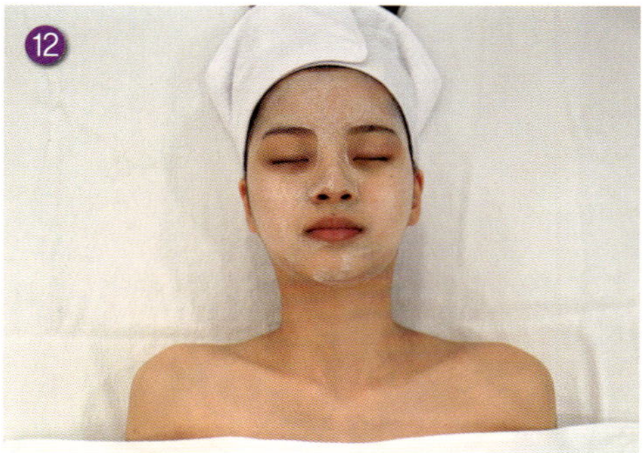

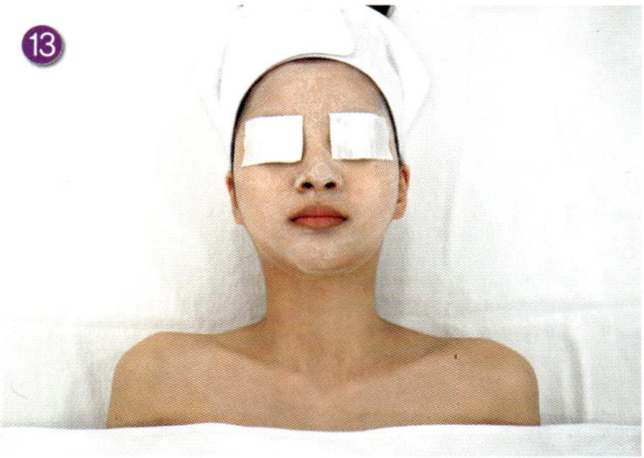

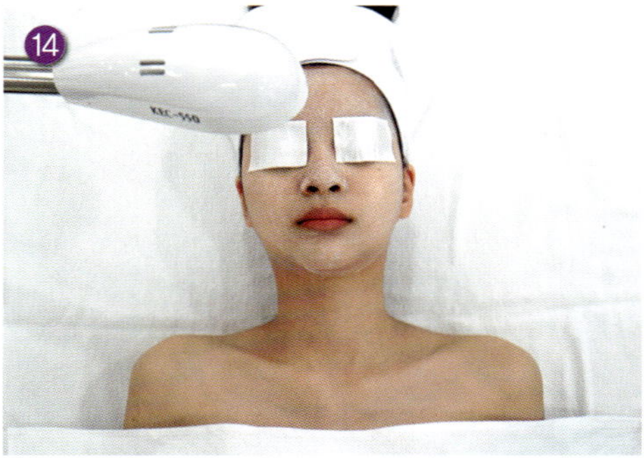

(2) 스크럽 Scrub

살구씨, 아몬드, 곡물류 등의 작은 알갱이가 함유되어 있어 작은 알갱이를 문지르는 방법으로 알갱이의 물리적인 마찰에 의하여 각질이 제거된다. 작은 알갱이가 눈에 쉽게 들어가 안질환을 유발할 수 있으므로 특히 관리 시 유의하여야 한다.

- **적용피부유형** : 지성피부, 과각질화 피부, 칙칙한 피부, 정상피부, 복합성피부
- **금기피부유형** : 염증성 여드름피부, 민감성피부 모세혈관 확장 피부 등

스크럽 관리 순서

① 스크럽을 브러시로 도포한다.
② 손에 물을 가하여 근육결을 따라 문지르기 한다.
③ 문지르기 동작 후 해면과 습포를 이용하여 알갱이가 남지 않도록 닦아낸다.
④ 해면과 습포를 이용하여 닦아낸다.

① 딥클렌징 관리 – Scrub 도포하기

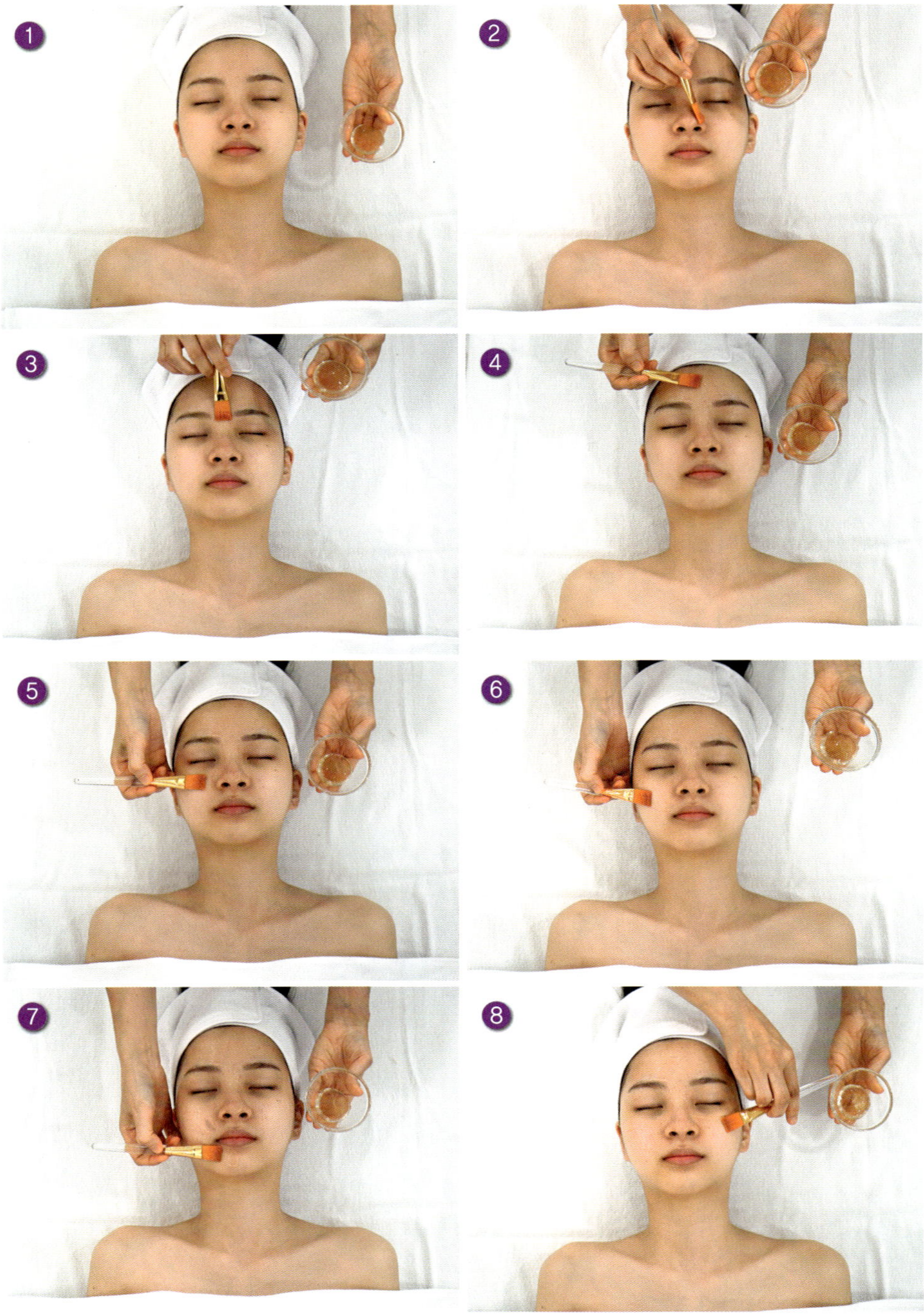

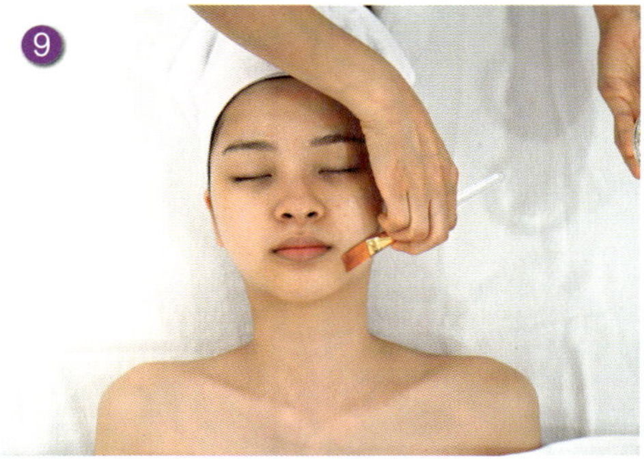

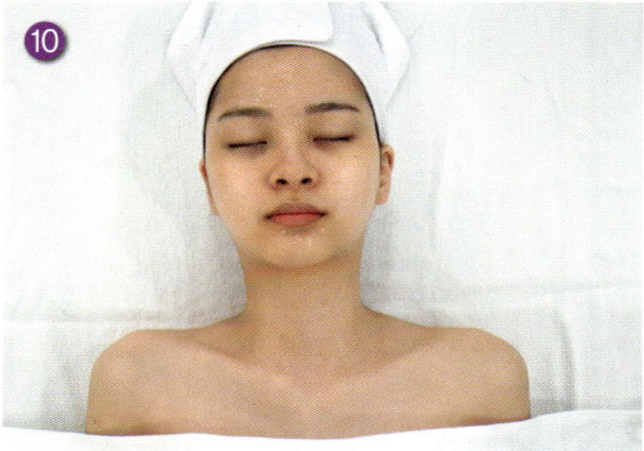

② 딥클렌징 관리 – Scrub 러빙하기

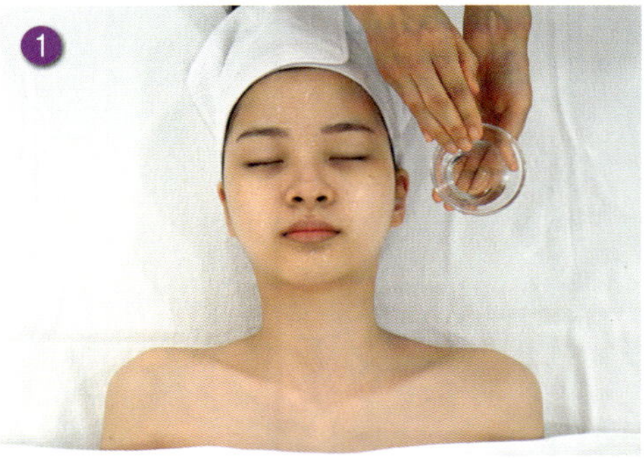

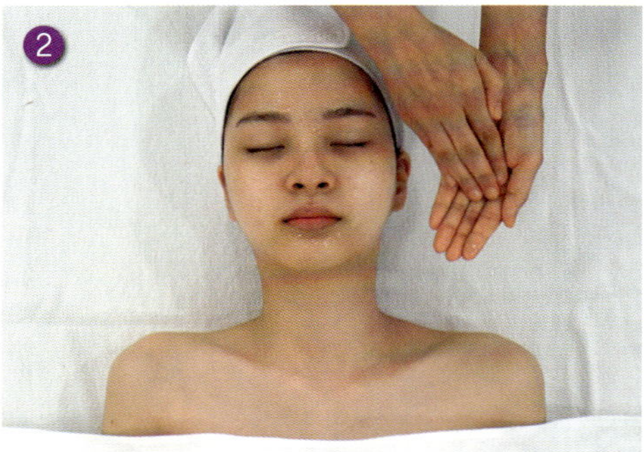

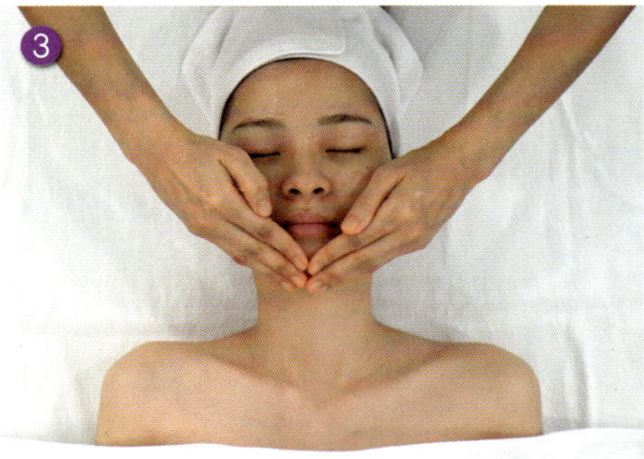

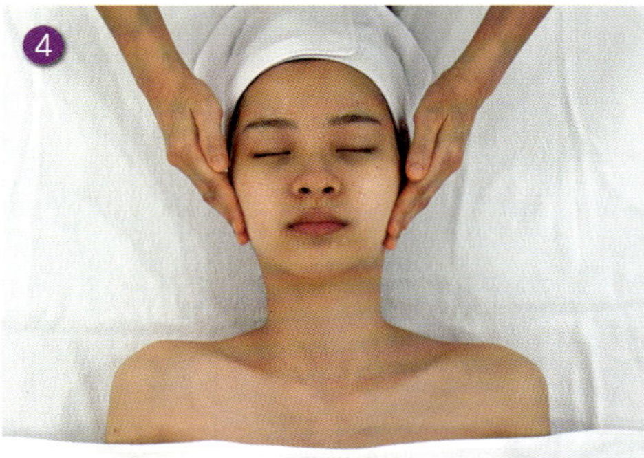

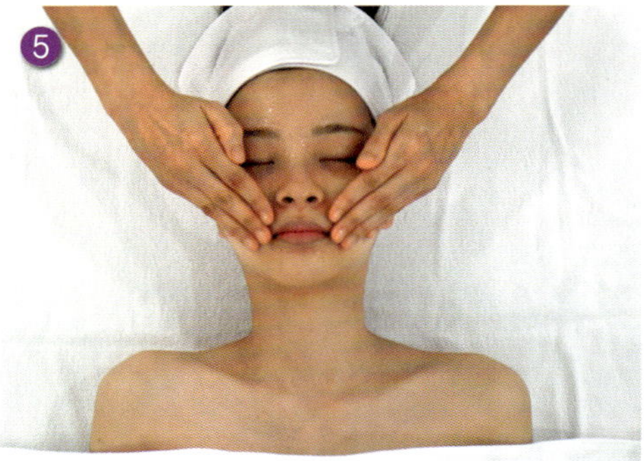

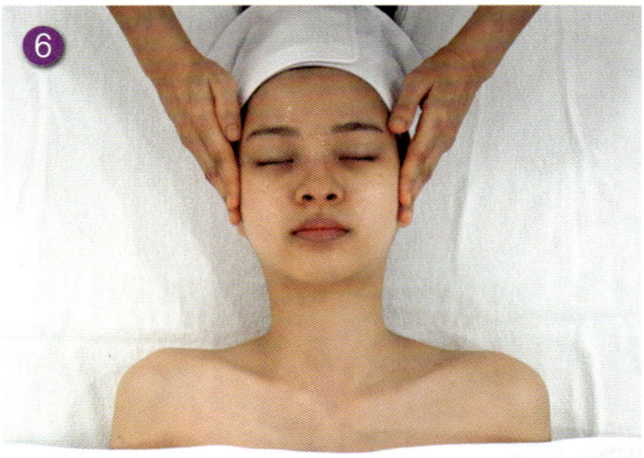

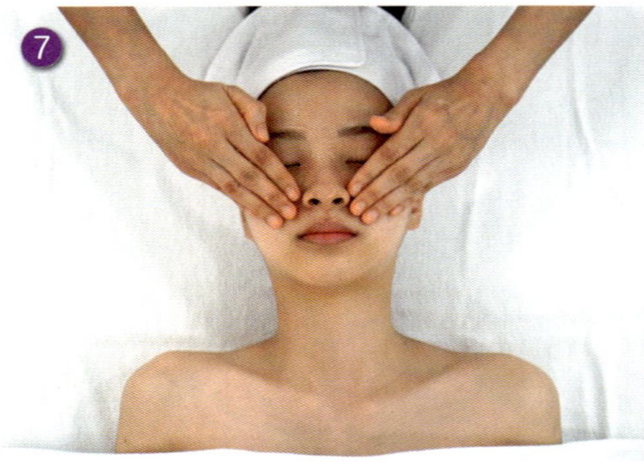
7

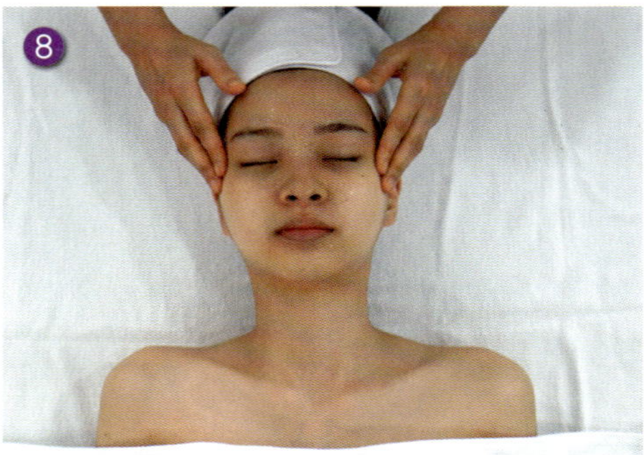
8

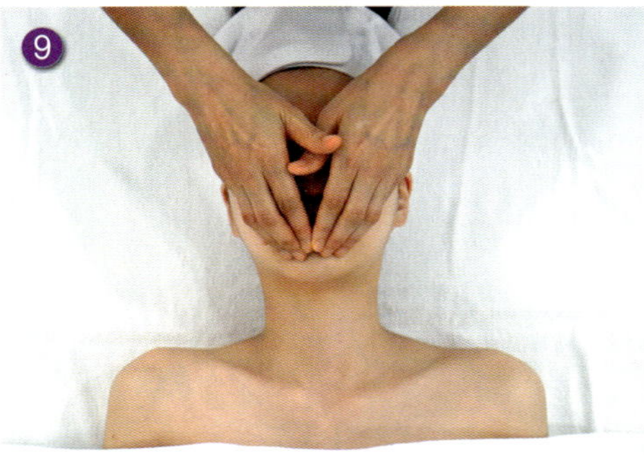
9

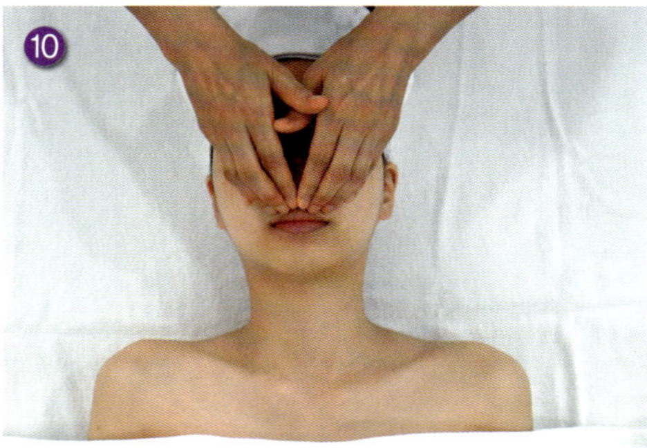
10

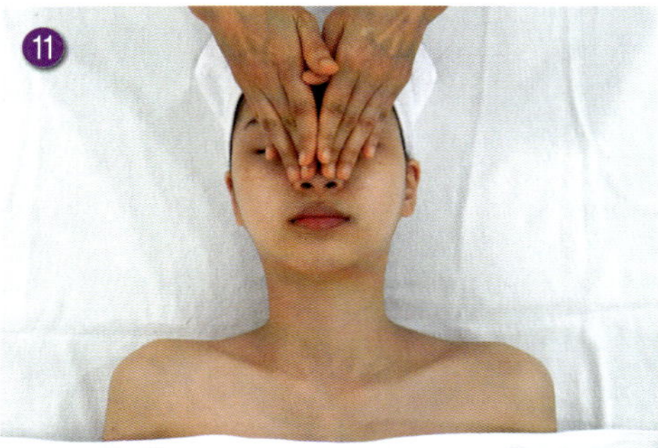
11

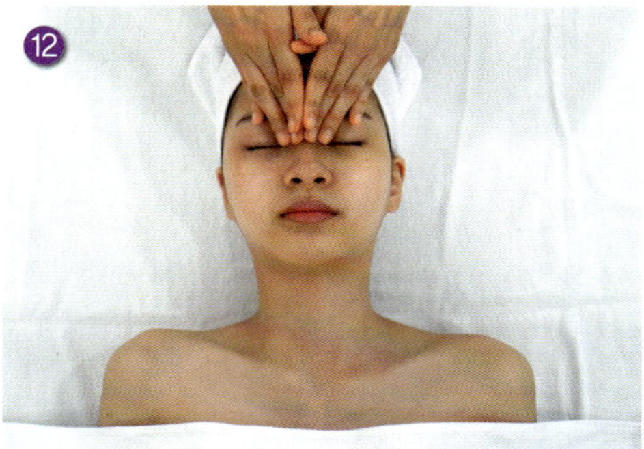
12

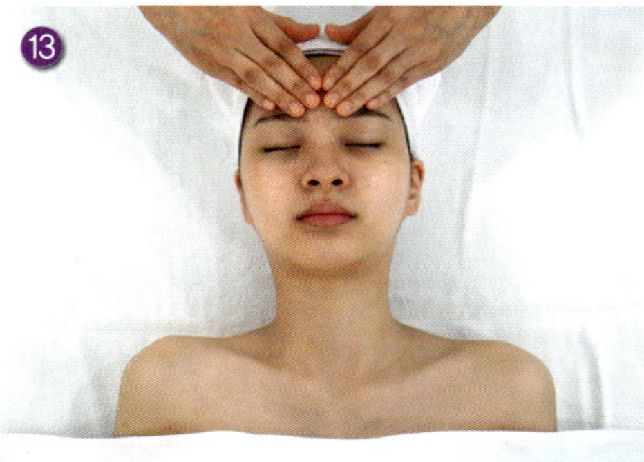
13

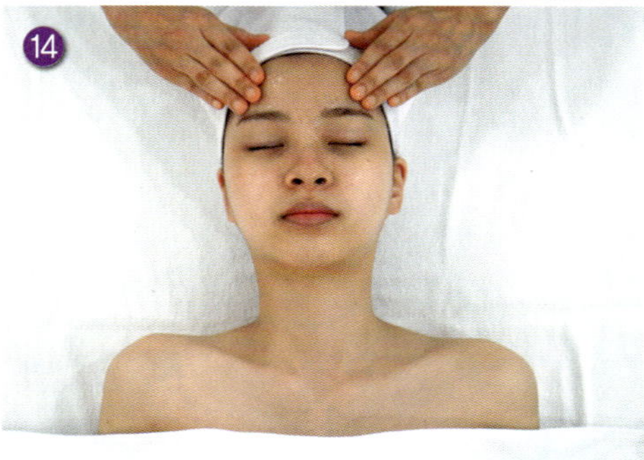
14

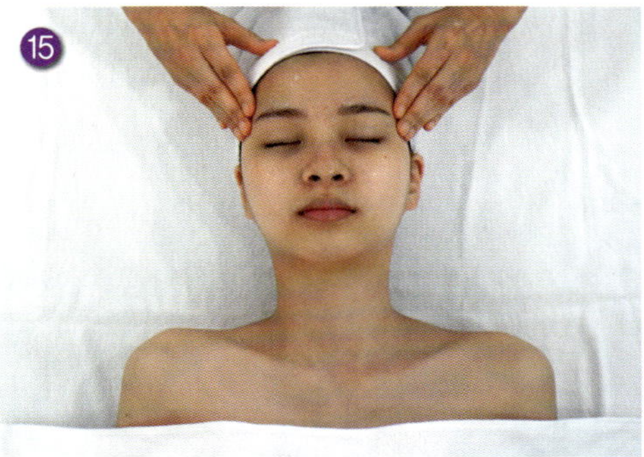

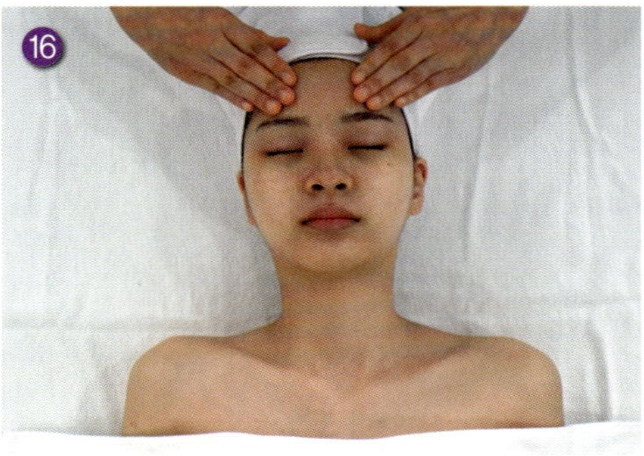

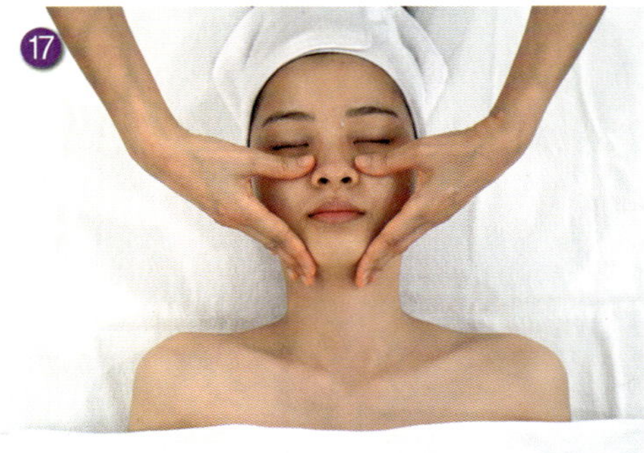

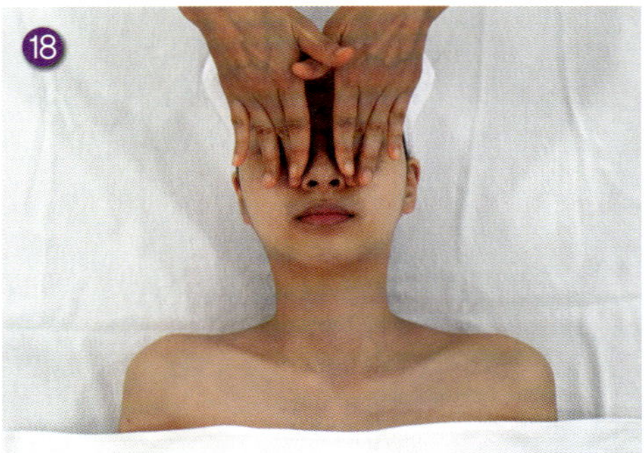

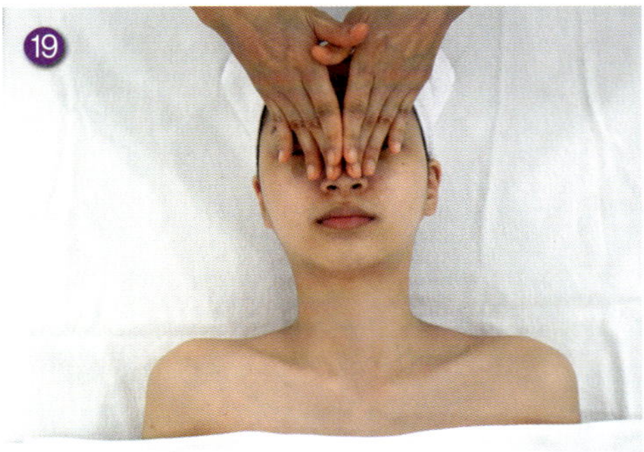

(3) 고마쥐 Gommage

고무성분을 함유하는 크림형태로 되어 있으며, 얼굴에 도포 후 굳으면 피부결을 따라 문질렀을 때 마찰에 의해, 각질이 고마쥐 성분과 함께 탈락된다. 문지르기 할 때는 문지르기하는 부위에 반대 손의 손가락 검지와 중지 을 이용해 텐션을 주는 것이 중요하다. 민감성 피부, 여드름 피부, 모세혈관 확장 피부는 자극이 될 수 있으므로 사용을 하지 않는다.

- **적용피부유형** : 지성피부, 두꺼운 피부, 건성피부, 정상피부
- **금기피부유형** : 염증성 여드름피부, 민감성피부 모세혈관 확장 피부 등

고마쥐 관리 순서

① 고마쥐를 브러시로 도포한다.

② 적당하게 건조되었으면, 텐션을 준 상태에서 피부 근육결 방향으로 밀어준다.

③ 전체 제거 후, 남은 고마쥐 성분을 손에 물을 묻혀 문지르기로 정리한다.

④ 해면과 습포를 이용하여 닦아낸다.

① 딥클렌징 관리 – Gommage 도포하기

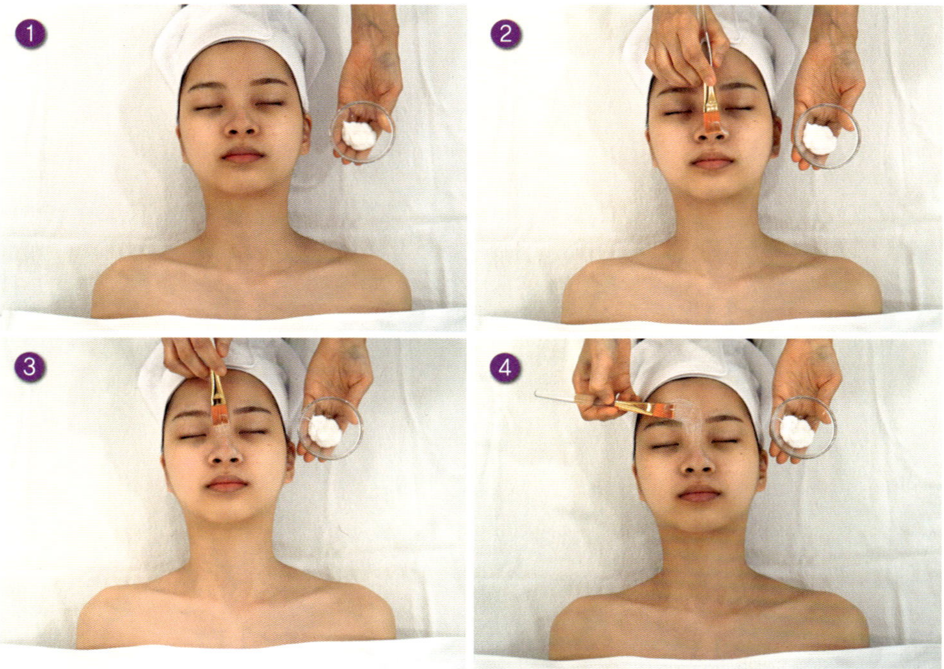

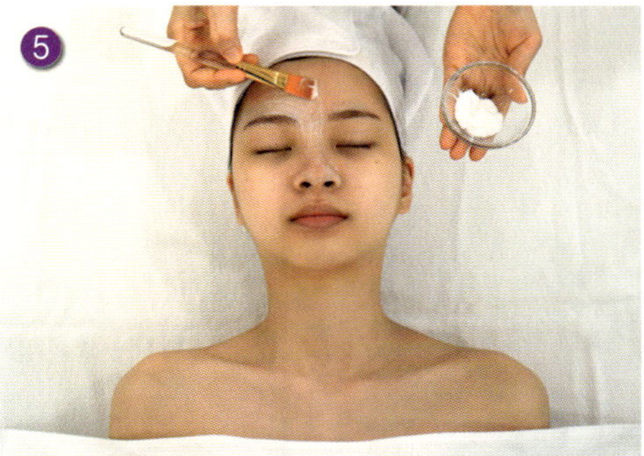
5

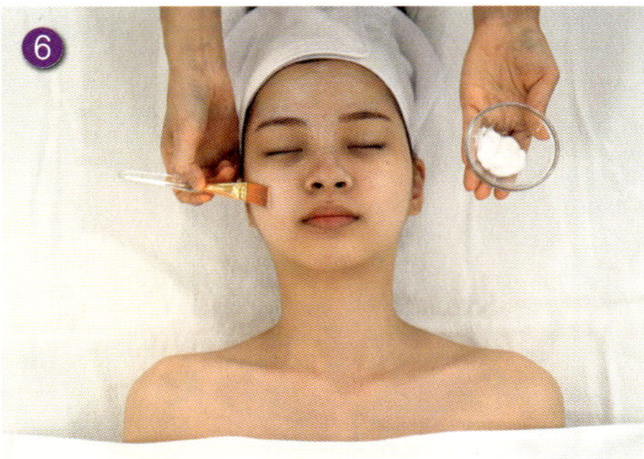
6

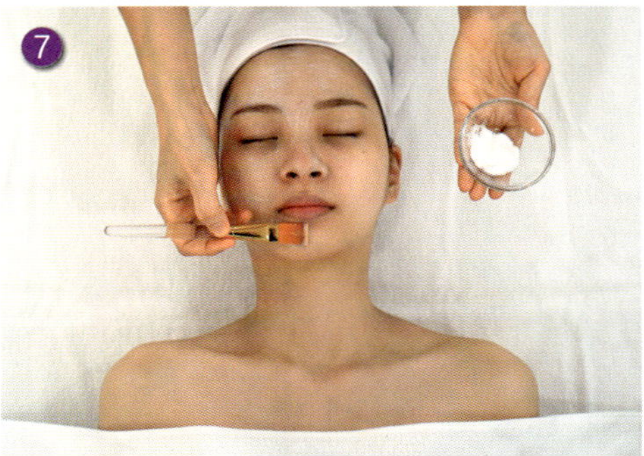
7

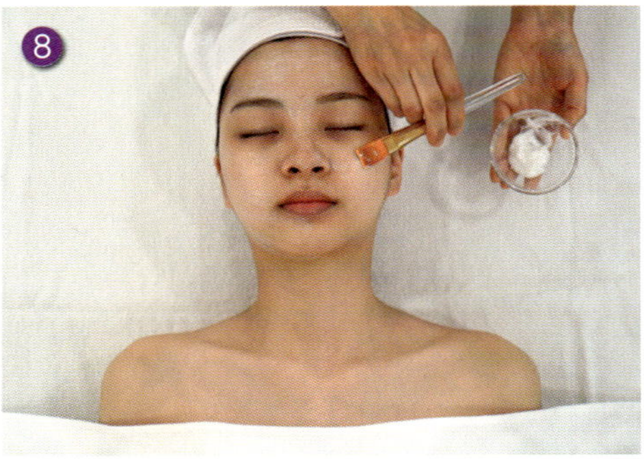
8

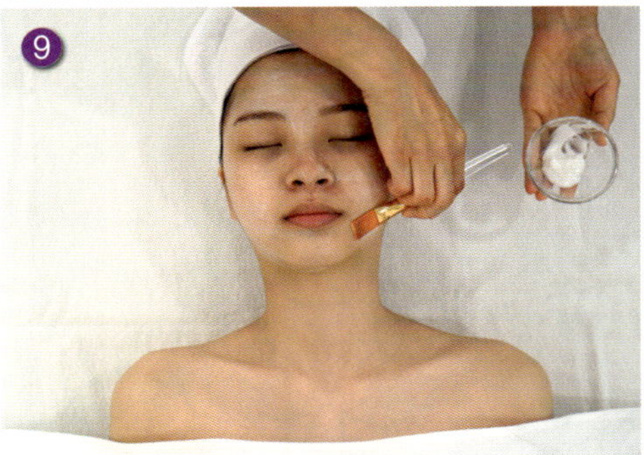
9

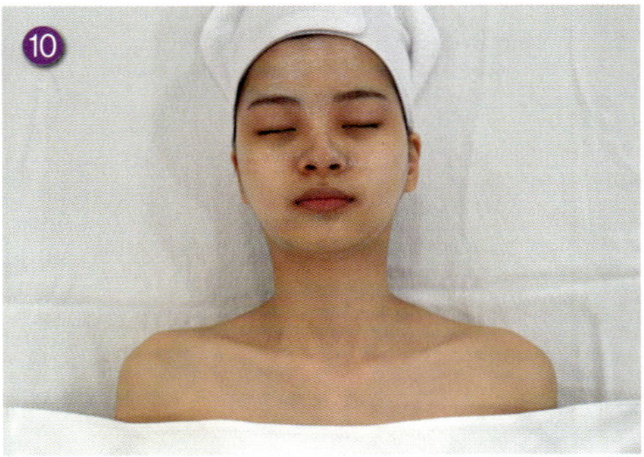
10

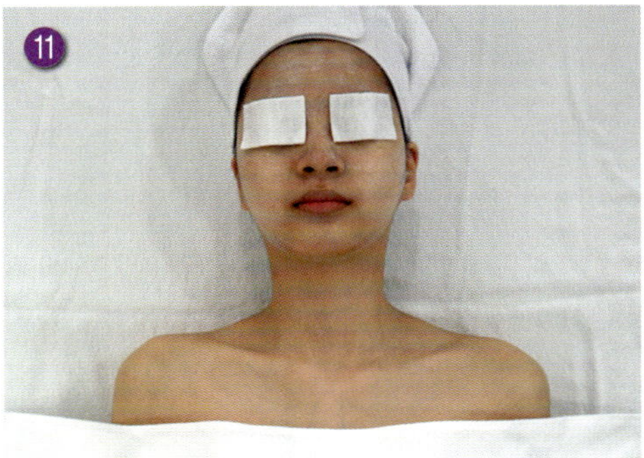
11

② 딥클렌징 관리 – Gommage 제거하기

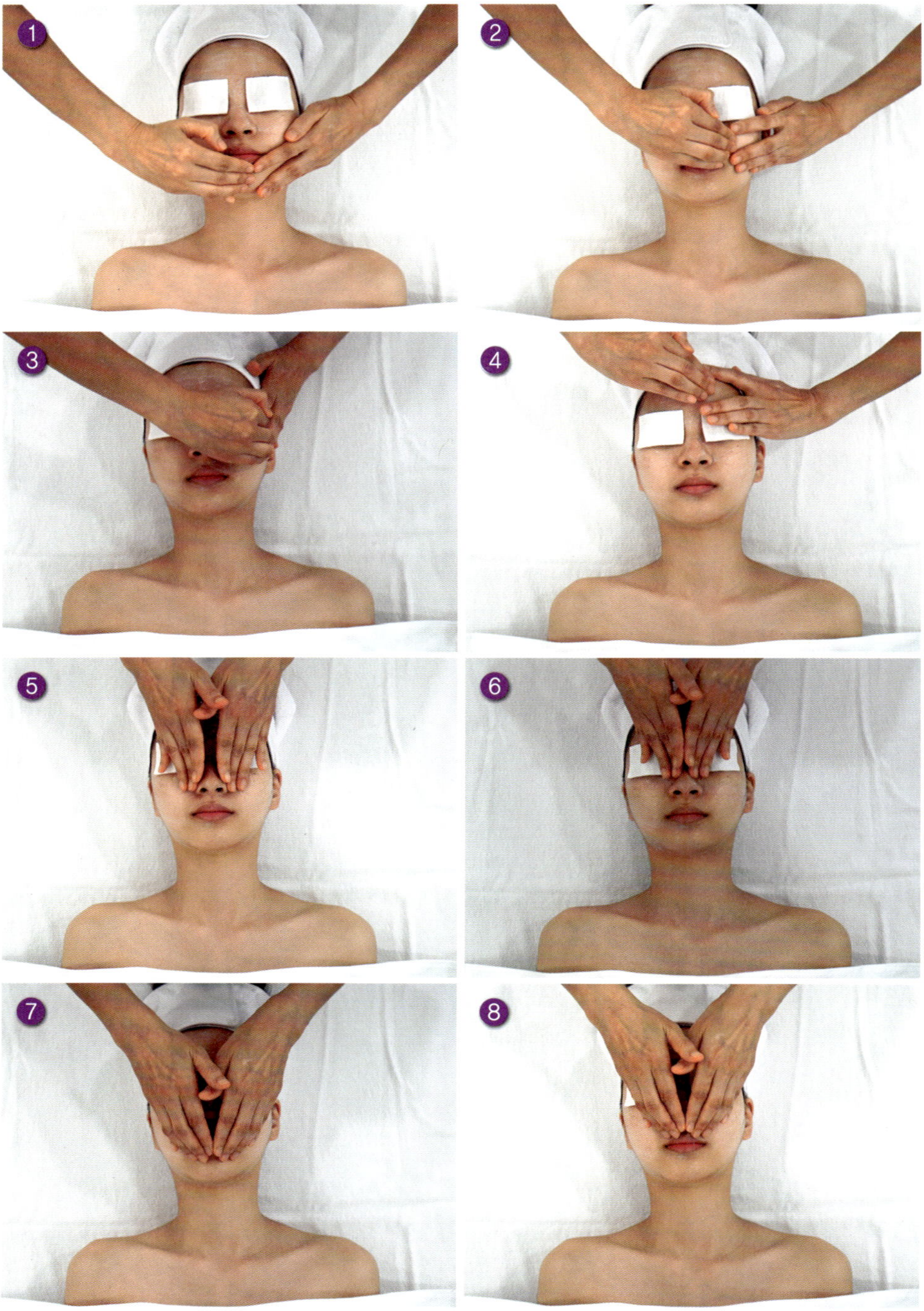

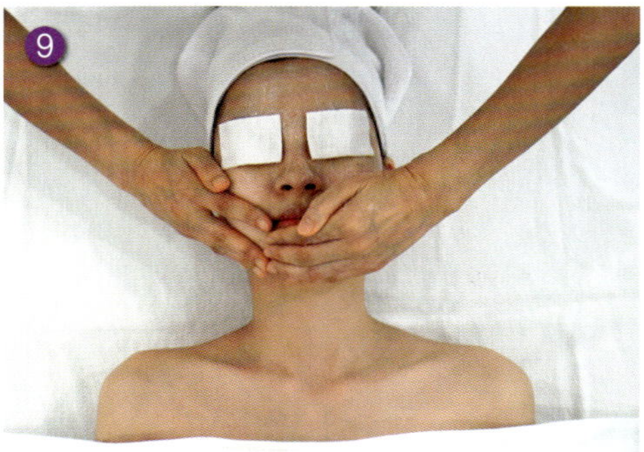

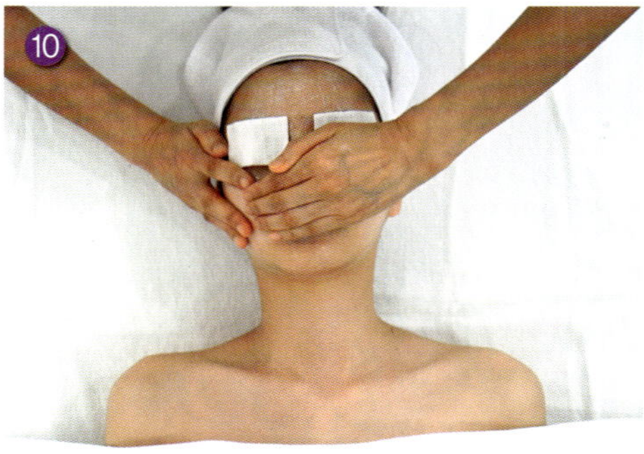

(4) AHA Alpha Hydroxy Acid

과일이나 사탕수수에서 추출한 유기산으로 각질세포와 각질세포 사이의 인지질을 녹이는 기능이 있어 각질을 제거할 수 있다.

AHA에는 젖산발효우유, 글리콜릭산사탕수수, 사과산사과, 시트릭산신맛과일, 주석산포도 등 다양한 종류가 있으며, 글리콜릭산이 보편적으로 많이 사용되고 있다. 그 이유는 글리콜릭산이 분자량이 가장 작아 피부를 쉽게 통과하여 여러 가지 영향을 미칠 수 있기 때문이다.

AHA는 10% 이하의 농도로 사용하며 피부에 남아있을 경우, 자극이 되므로 제거 시 유의하여야 하고 냉습포로 마무리하여야 한다.

- **적용피부유형** : 모든 피부 사용이 가능하나 예민피부는 주의
- **금기피부유형** : 모세혈관 확장 피부, 상처피부, 염증 발적의 문제피부

AHA 관리 순서

① 눈에 아이패드를 올린다.

② 브러시나 면봉으로 AHA를 도포한다.

③ 피부상태에 따라 시간을 다르게 적용한다. 3~5분

④ 냉습포를 이용해 닦아낸다.

① AHA의 종류와 적용피부

글리콜산Glycolic Acid	• 사탕수수에 함유 • AHA 중 가장 작은 분자량으로 침투력이 높아 가장 많이 사용 • 광노화에 효과적 • 적용 : 여드름피부, 과색소피부, 노화피부, 각질이 많은 피부, 건조피부, 주름 많은 피부
젖산Lactic Acid	• 쉰 우유에 함유 • 천연보습인자의 하나로 보습효과 • 적용 : 건조피부, 노화피부
사과산Malic Acid	• 사과·복숭아 등에 함유 • 능금산이라고도 함 • 적용 : 예민피부, 노화피부
주석산Tartaric Acid	• 신 포도에 함유 • 포도껍질 속의 바이오 플라보노이드 성분으로 신진대사를 촉진 • 적용 : 예민피부, 노화피부
구연산Citric Acid	• 오렌지·레몬 등에 함유 • 화장품의 pH 조절제로 사용 • 비타민 C와 바이오플라보노이드 성분 함유 • 적용 : 예민피부

② 딥클렌징 관리 – AHA

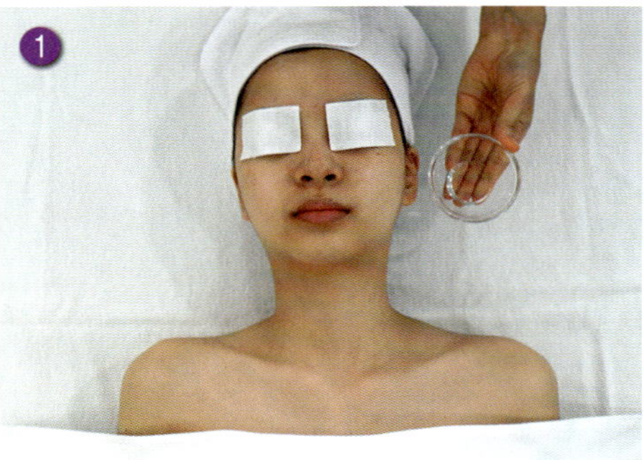

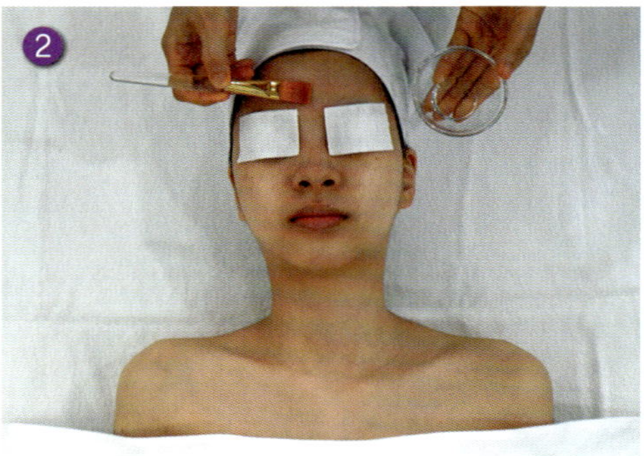

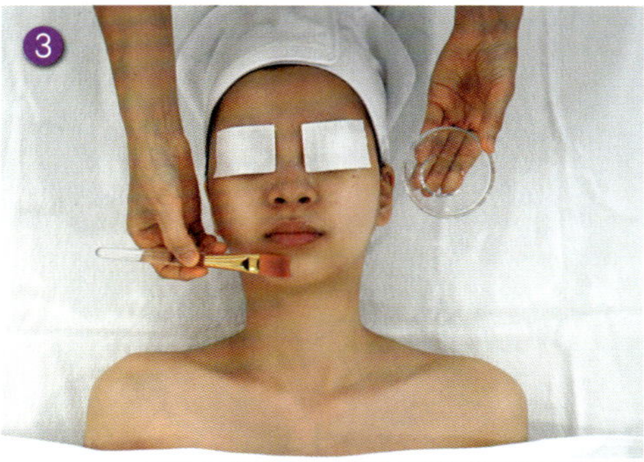

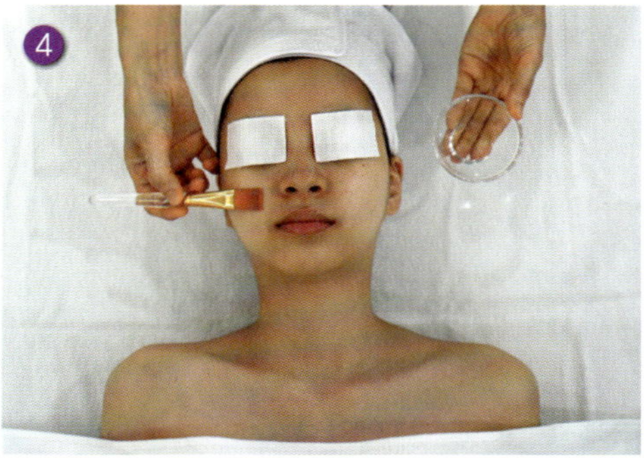

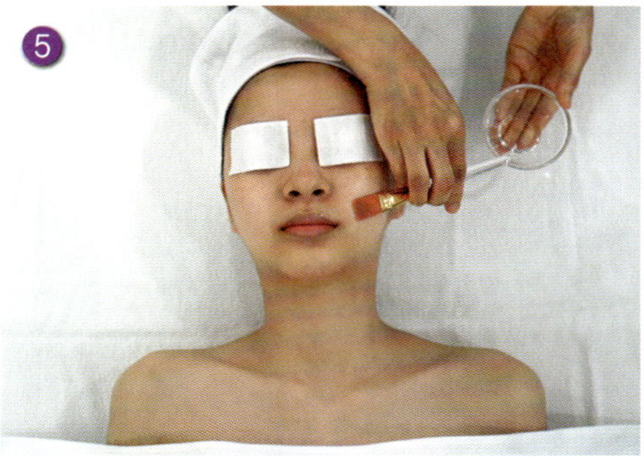

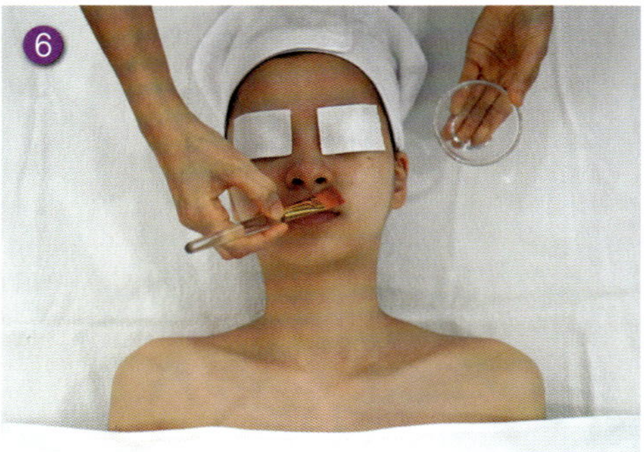

2. 피부미용기기를 이용한 딥클렌징

(1) 전기세정기 Disincrustation

직류 갈바닉 전류 의 전기를 이용하여 노폐물을 제거하기 위한 기기로 음극을 연결하여 발생되는 알칼리성 물질 수산화나트륨, NaOH 이 피지를 유화 및 용해시키고, 각화된 각질세포와 모공 속의 노폐물을 제거시킨다. 세정용 디스인크러스테이션 앰플을 사용하면 더욱 효과를 낼 수 있다.

① 딥클렌징 관리 – 전기세정기

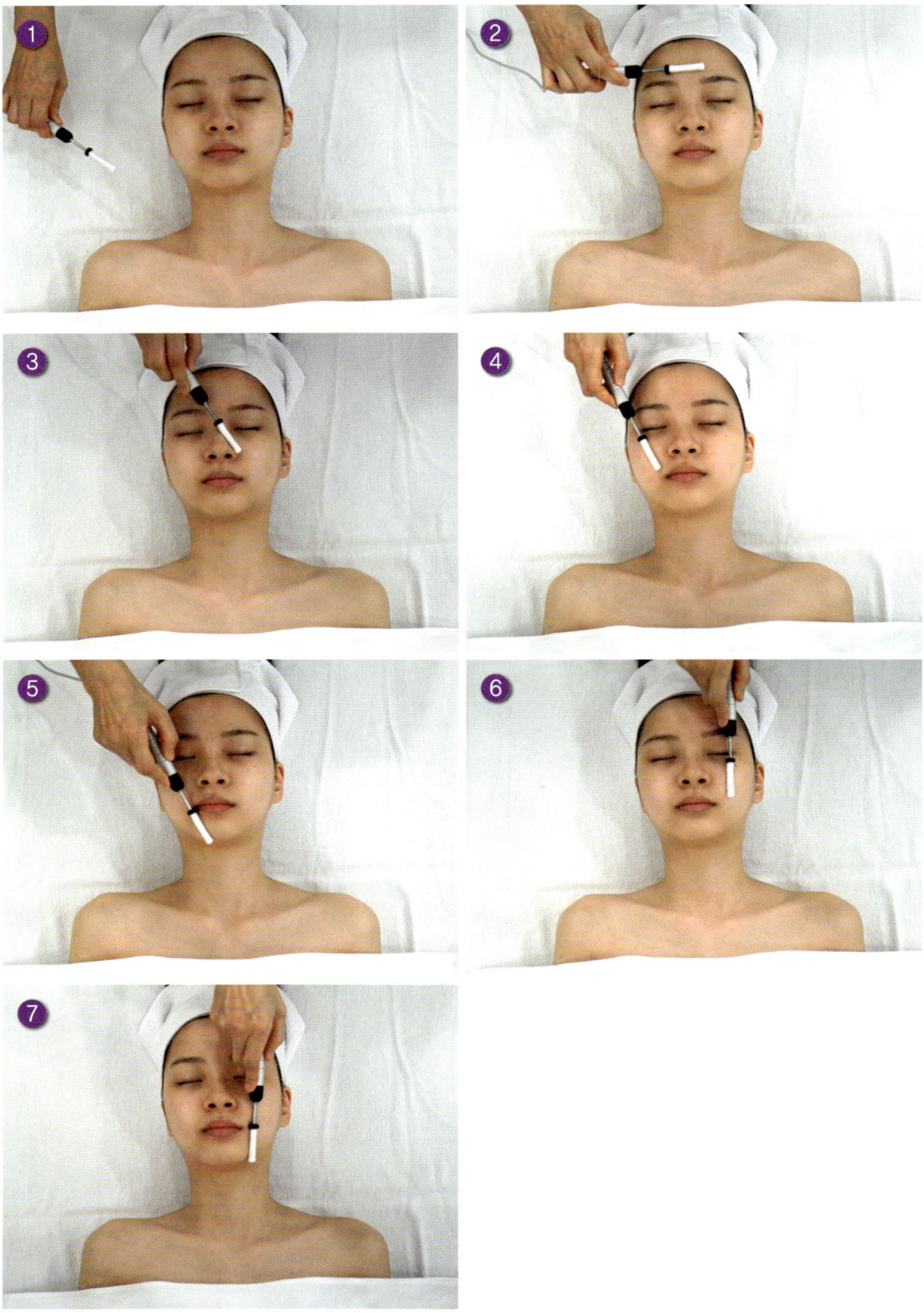

(2) 전동브러시 Frimator

브러시는 천연모로 되어 있어서 피부에 자극이 덜하고 모공세정에 효과적이다. 피부상태에 맞게 각기 다른 속도로 회전한다. 피부표면의 불필요한 각질과 노폐물을 제거하여 딥클렌징의 효과가 있으며, 혈액순환을 촉진시켜 영양과 산소를 원활하게 공급하는 기능이 있다.

① 딥클렌징 관리 – 전동브러시

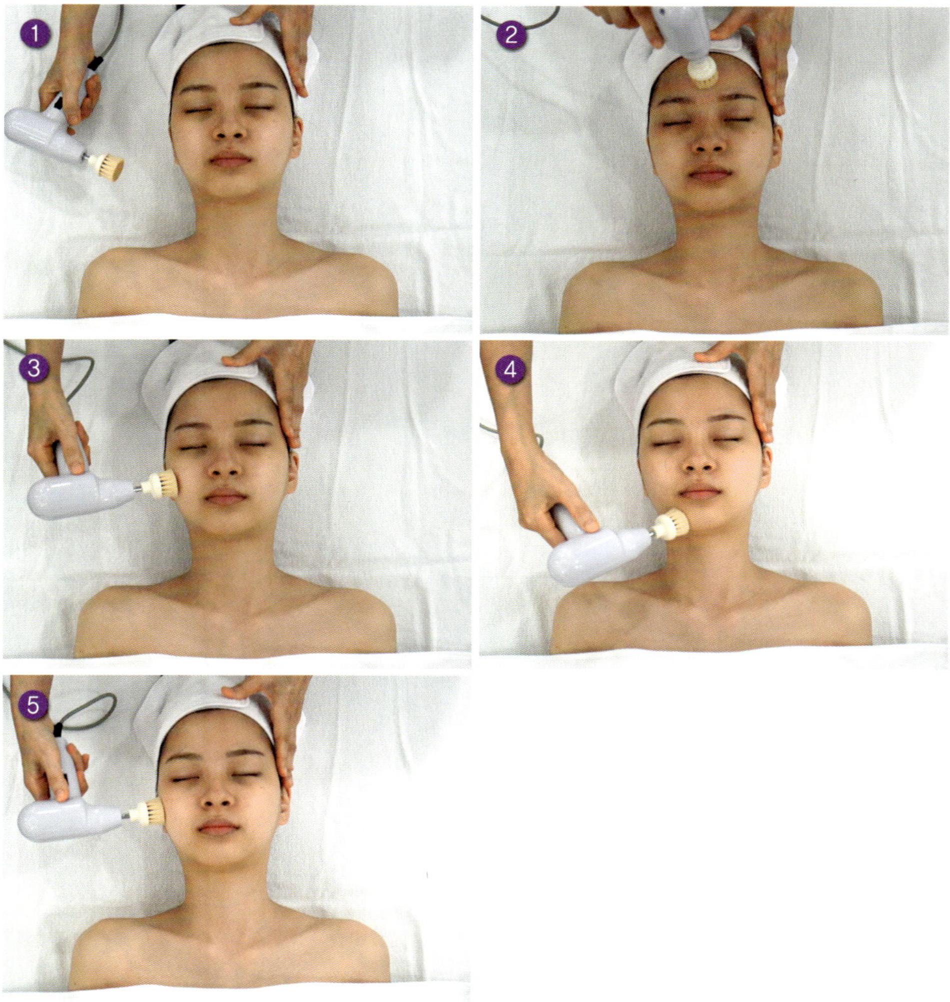

(3) 스티머 Steamer

미온의 증기를 분사하여 피부의 노폐물을 연화시키고 모공을 확장시키는 기능을 한다.

① 딥클렌징 관리 – 스티머

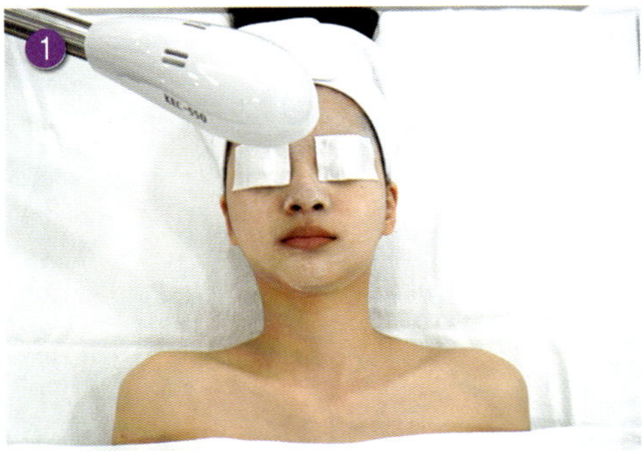

(4) 스킨스크러버 Skin Scrubber

1초 동안에 28,000회의 초음파 에너지에 의해 세정수가 모공 속에 피지와 불순물을 제거한다. 초음파는 강력한 에너지에 의해 세정작용과 더불어 피부재생 및 리프팅의 효과도 볼 수 있다.

① 딥클렌징 관리 – 스킨스크러버

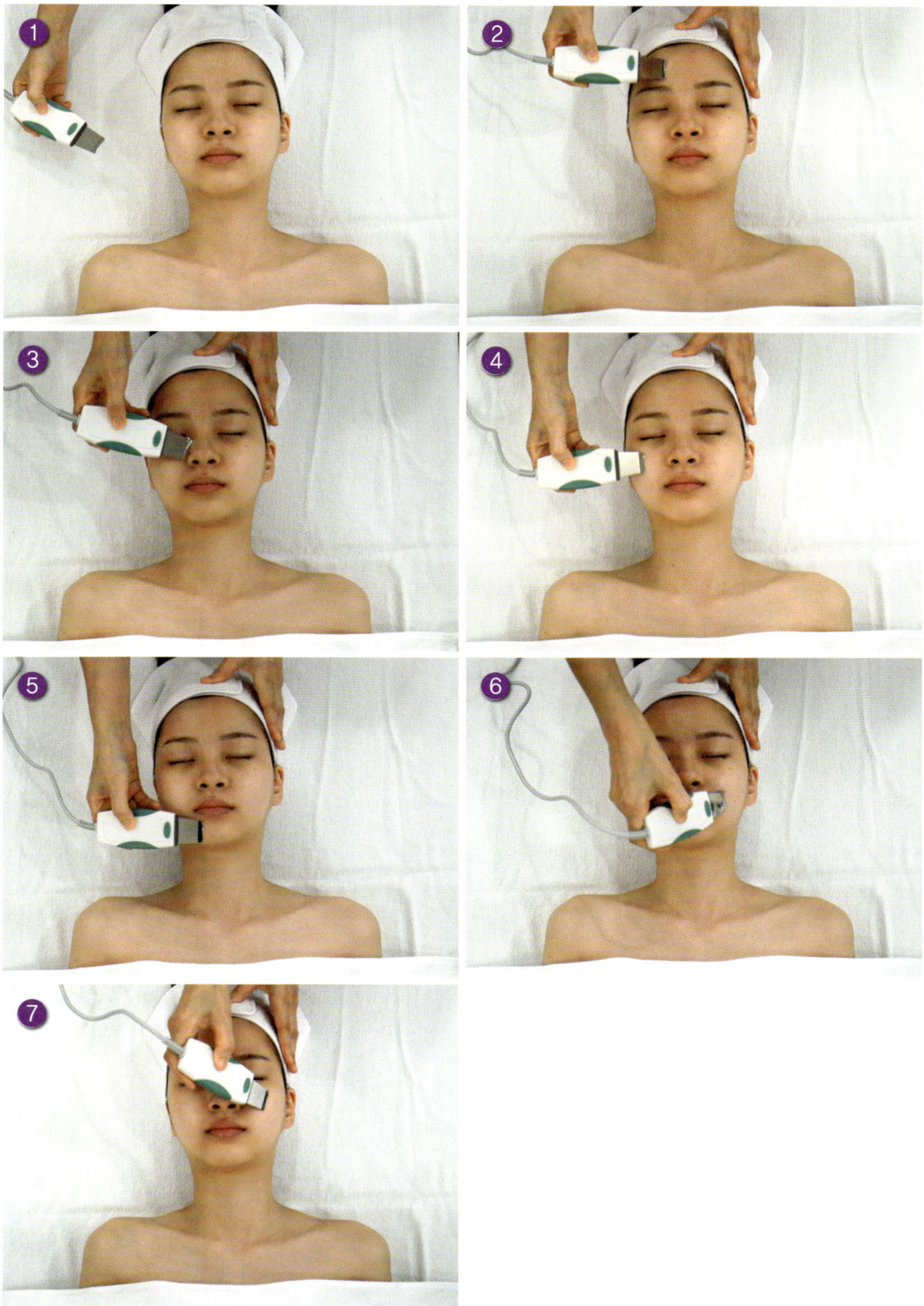

Chapter 14

매뉴얼테크닉

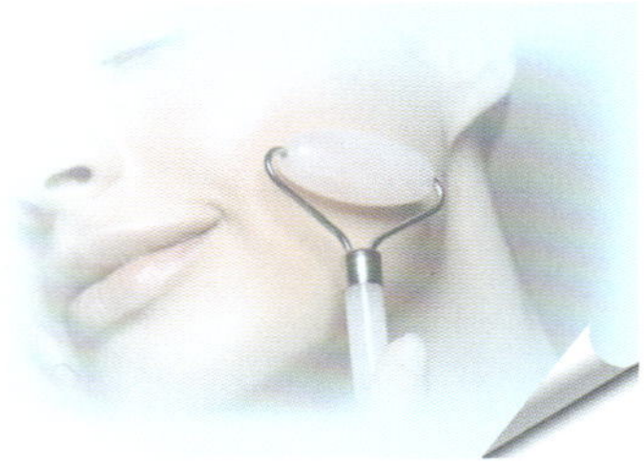

1. 매뉴얼테크닉의 정의

매뉴얼테크닉은 손을 이용한 동작을 총칭하는 것으로 손을 이용하여 피부와 근육에 자극을 주어 인체의 전체적인 생리적 기능을 향상시키는 것이다.

혈액과 림프의 흐름을 개선하고 통증을 완화하며, 대사균형 metabolic balance 을 증진하고 이외에도 신체적 · 정신적으로 도움을 주기 위해 실시하는 체계적인 도수법이다.

2. 매뉴얼테크닉의 효과

매뉴얼테크닉은 피부와 근육의 생리적 기능을 활성화하고 피부표면의 혈액순환, 유 · 수분 분비 기능을 정상화시켜 맑고 건강한 피부를 유지하게 한다.

① 피부와 근육의 생리적 기능을 활성화시킨다.

② 긴장된 근육의 이완 및 통증을 완화시킨다.

③ 혈액순환의 촉진으로 신진대사가 원활해져서 영양과 산소공급이 좋아진다.

④ 림프순환이 촉진되어 피부의 부종이 완화되고 세포재생이 증진된다.

⑤ 신경계 부교감신경자극 등 자극에 의해 긴장과 불안의 감소로 안정감을 준다.

3. 매뉴얼테크닉의 구성요소

1. 방향

전신은 림프, 정맥순환을 도와주도록 말초에서 심장을 향해 시술하고, 얼굴은 안에서 밖을 향해, 아래에서 위를 향해 근육의 결을 따라서 진행한다.

2. 압력

가볍고 섬세한 접촉으로 시작하여 점점 압력을 증가시키는 방법으로 하며, 최대한 부드러운 접촉으로 마무리하여 손을 떼는 방법으로 압력을 조절한다. 압력이 강하면 모세혈관, 림프관 조직이 손상될 수 있으며, 압력이 약할 경우에는 효과가 없으므로 힘의 분배와 세기를 조절해야 한다.

3. 리듬과 속도

진정효과를 위해서 고객의 페이스pace보다 안정적이고, 천천히 지속적인 리듬이어야 한다. 자연스러운 리듬과 속도에 의해 고객과 테라피스트의 안정적인 호흡으로 더 효율적인 매뉴얼테크닉의 효과가 나타나며, 속도가 너무 빠르면 표면적인 효과만 나타난다.

4. 시간

일반적으로 얼굴은 10~15분, 전신은 50~60분 정도 실시하나, 피부타입과 상태에 따라서 적절하게 조절한다.

4. 매뉴얼테크닉 시 주의사항

① 심장과 관련된 질병과 고혈압 증상이 있는 경우
② 일광욕 후 피부의 자극을 받는 경우
③ 임신말기의 임산부, 수술 직후, 당뇨병환자
④ 내분비계 이상이 있는 경우
⑤ 감염성이 있는 피부병, 염증이나 알레르기 등의 각종 피부병이 있는 경우
⑥ 생리 전·후 피부가 트러블을 일으키기 쉬운 민감한 경우

5. 매뉴얼테크닉의 기본동작

1. 쓰다듬기경찰법, Effleurage

(1) 테크닉

- 매뉴얼테크닉의 시작과 마무리에 적용한다.
- 제품의 도포 방법에 적용하며, 손바닥을 밀착시켜 부드럽게 쓰다듬는 테크닉이다.

(2) 효과

- 혈액순환과 림프순환을 촉진시킨다.
- 자율신경계부교감신경 자극으로 긴장이 완화되어 진정효과가 나타난다.

2. 문지르기강찰법, Friction

(1) 테크닉

- 손가락 끝부분과 손가락 끝마디를 이용하여 원을 그리며, 조금씩 이동하는 테크닉이다.

- 쓰다듬기보다 강하고 주무르기보다 약하게 한다.

(2) 효과

- 깊은 조직의 혈액순환을 촉진시키고 신진대사를 활성화시킨다.
- 근육의 긴장완화, 피부의 탄력성과 결체조직을 강화시킨다.
- 피지선을 자극하여 노폐물을 배출한다.

3. 주무르기유연법, Petrissage

(1) 테크닉

- 가장 강한 동작으로 피부조직을 짜듯이 반죽하며 주무르는 테크닉이다.
- 풀링, 롤링, 린징, 처킹, 니딩으로 분류한다.

주무르기유연법, Petrissage 분류

① **풀링**Fulling : 강한 주무르기로 피부에 주름을 잡듯이 짜는 테크닉

② **롤링**Rolling : 나선형으로 움직이는 테크닉

③ **린징**Wringing : 양손을 이용하면서 가볍게 비트는 테크닉

④ **처킹**Chucking : 상하로 가볍게 움직이는 테크닉

⑤ **니딩**Kneading : 손끝으로 반죽하듯 가볍게 움직이는 테크닉

(2) 효과

- 근육의 혈액을 촉진하고 노폐물을 제거한다.
- 근육피로와 통증을 완화한다.
- 혈액과 림프의 순환을 촉진한다.
- 근육의 탄력성을 좋게한다.

4. 두드리기고타법, Tapotement

(1) 테크닉

- 손가락 끝, 손의 측면, 손바닥 전체를 이용하여 두드려주는 테크닉이다.
- 태핑, 슬래핑, 커핑, 해킹, 비팅으로 분류한다.

두드리기고타법, Tapotement 분류

① 태핑 Tapping : 손가락을 이용하여 두드리는 테크닉
② 슬래핑 Slapping : 손바닥을 이용하여 두드리는 테크닉
③ 커핑 Cupping : 손바닥을 오목하게 만들어 두드리는 테크닉
④ 해킹 Hacking : 손측면을 이용하여 두드리는 테크닉
⑤ 비팅 Beating : 가볍게 주먹쥐고 두드리는 테크닉

(2) 효과

- 신경조직을 자극하여 지방의 과잉축적을 억제한다.
- 경직된 근육을 이완시킨다.
- 혈액순환을 촉진시키며 피부의 탄력성을 증진시킨다.

5. 흔들기떨기, Vibration

(1) 테크닉

- 손가락 및 손바닥 전체로, 진동을 주듯이 흔들어 주는 테크닉이다
- 주로 볼과 턱에 많이 사용한다.

(2) 효과

- 근육, 신경을 자극하여 기능을 항진시킨다.
- 근육의 피로를 풀어주어 진정효과가 있다.
- 림프와 혈액순환을 촉진시킨다.

6. 매뉴얼테크닉 실제

1. 화장품 도포하기

피부유형에 맞는 크림이나 오일을 선택하여 얼굴과 데콜테에 도포한다.

[도포순서]

데콜테 → 목 → 볼 → 코 → 이마 순으로 피부에 찍어주듯이 제품을 올려주고, 데콜테 → 목 → 턱라인 → 눈주위 → 코 · 볼주위 → 이마 순으로 제품을 부드럽게 펴 발라준다.

(1) 화장품 찍어주기

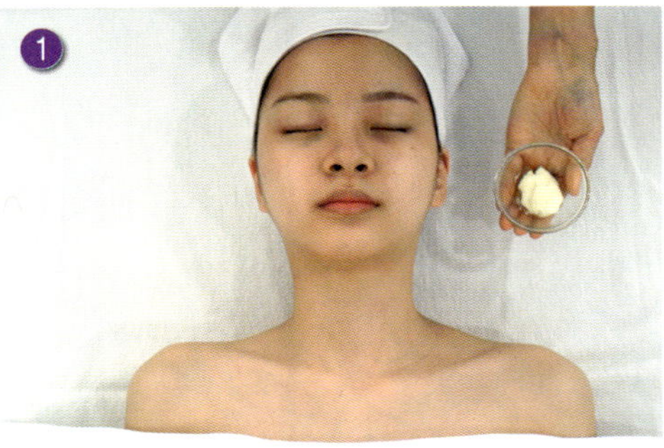

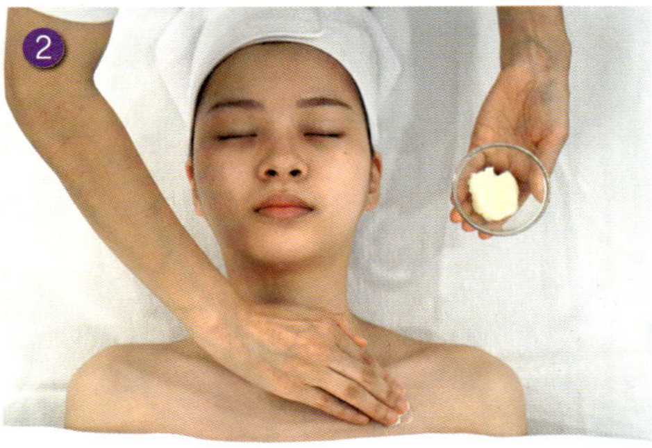

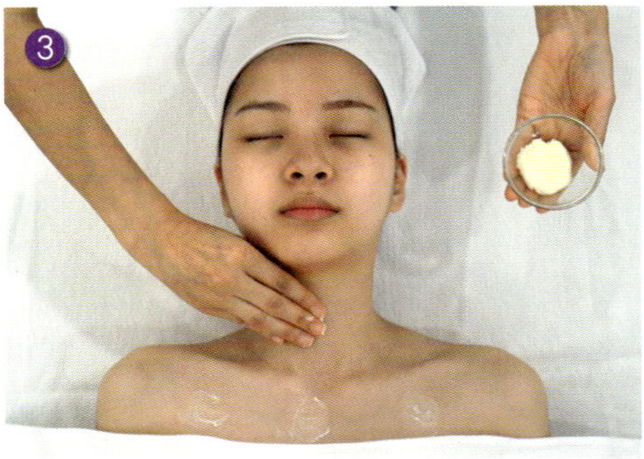

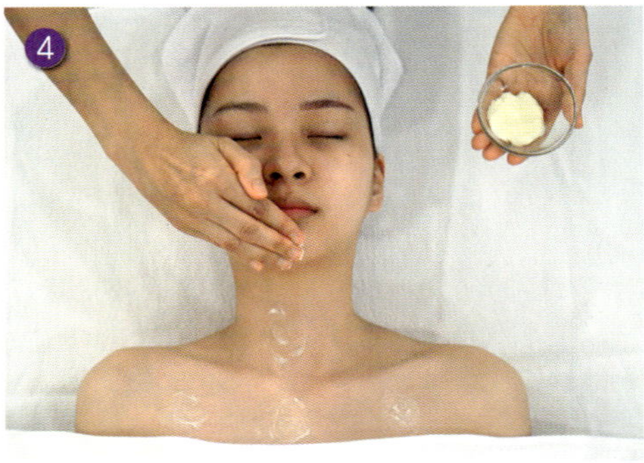

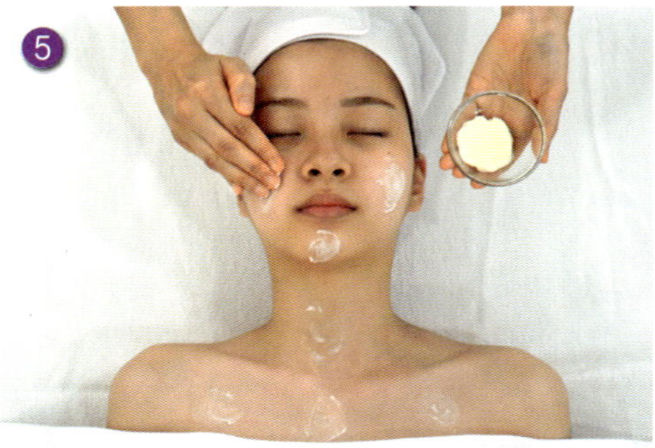

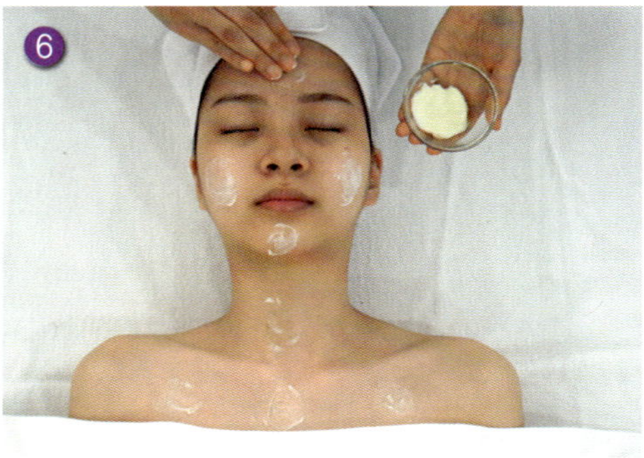

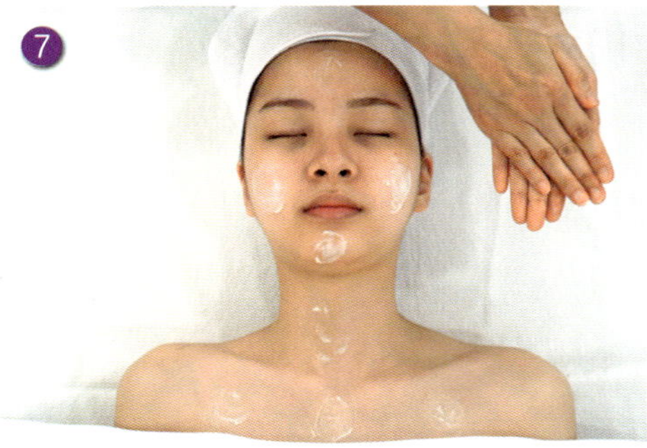

(2) 화장품 펴바르기

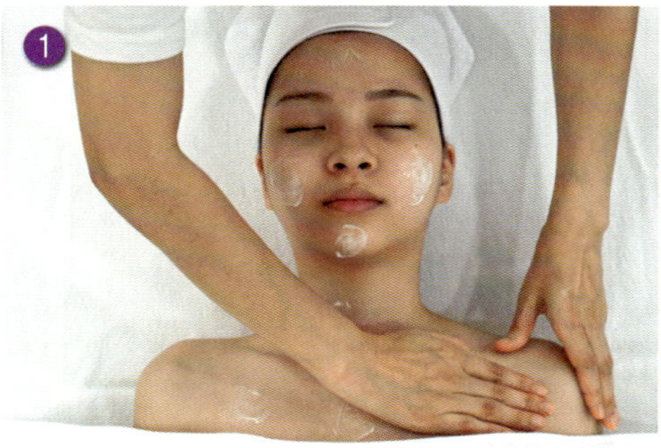

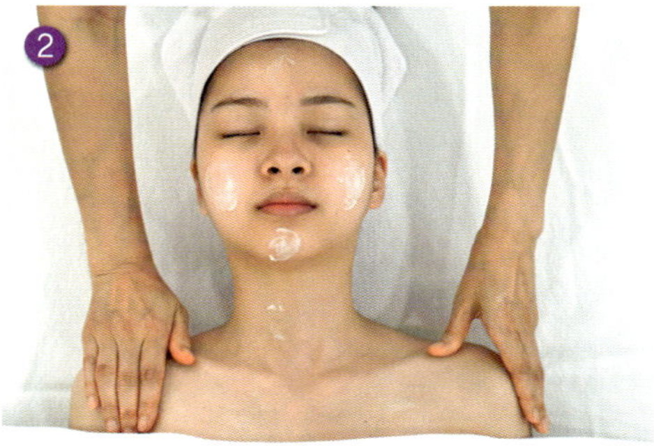

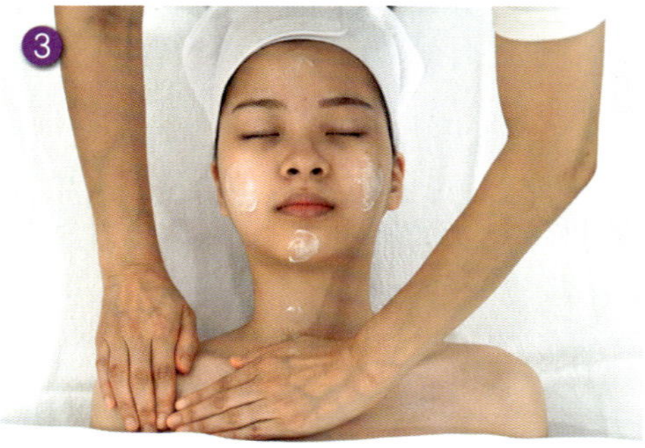

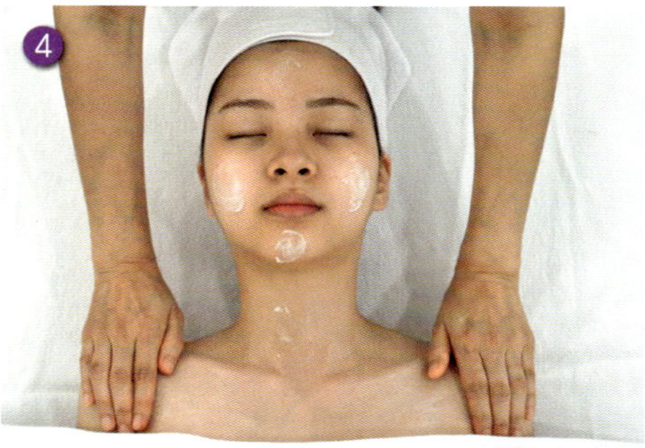

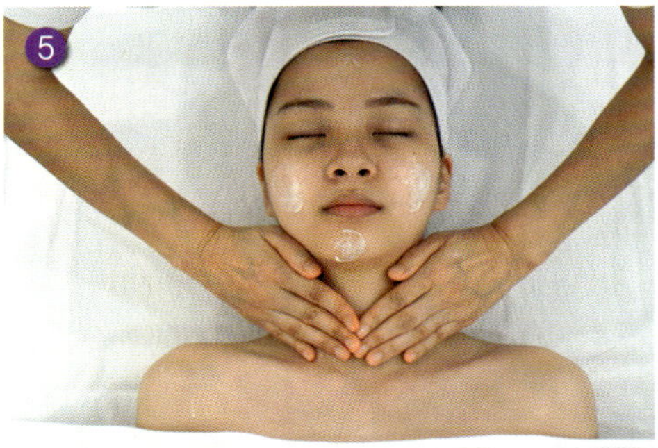
5

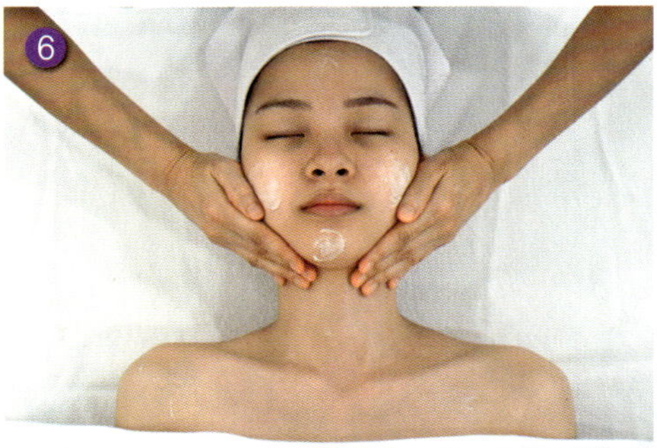
6

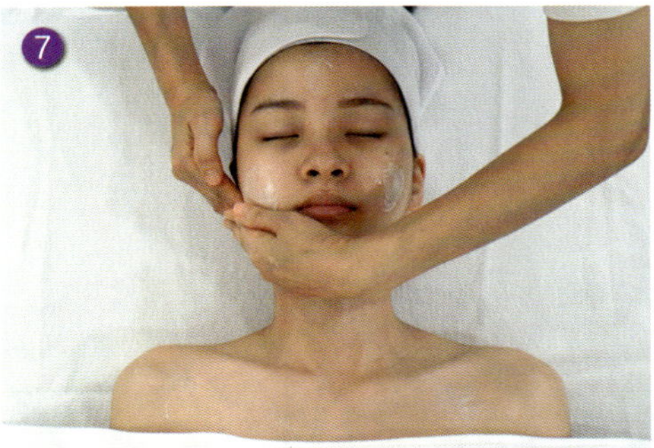
7

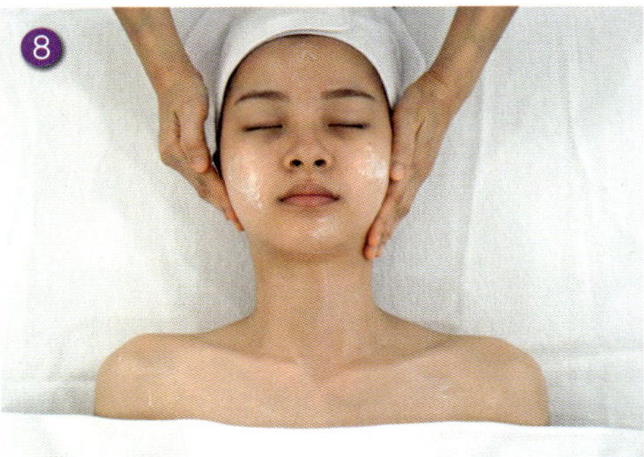
8

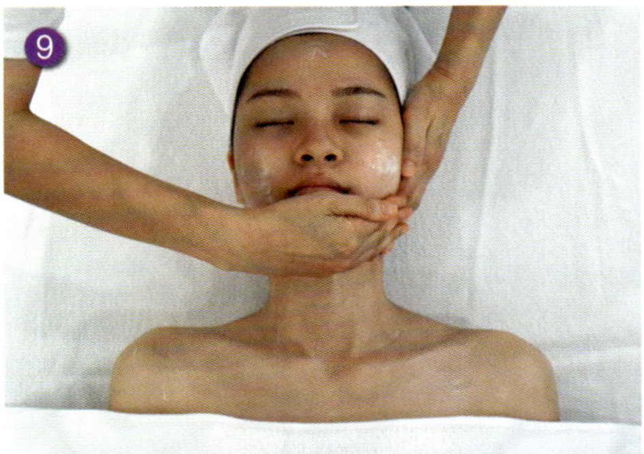
9

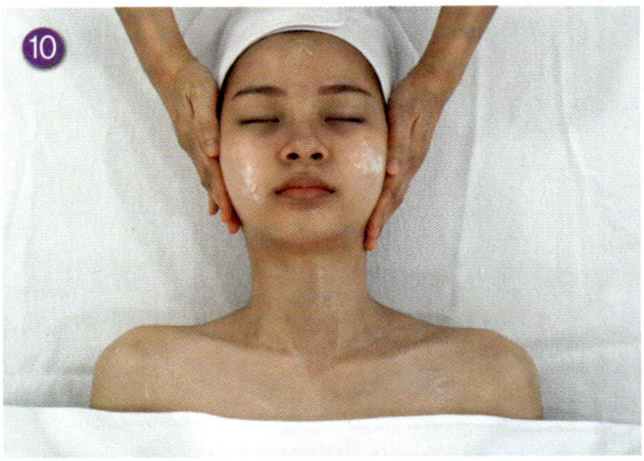
10

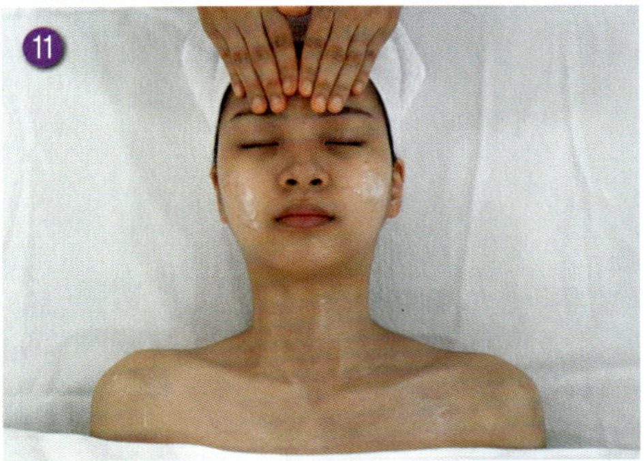
11

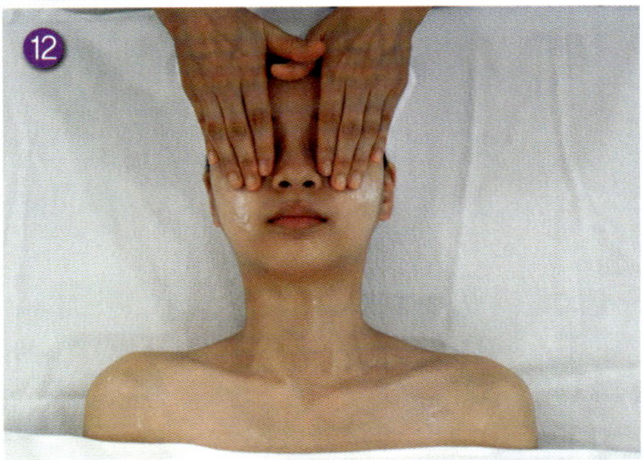
12

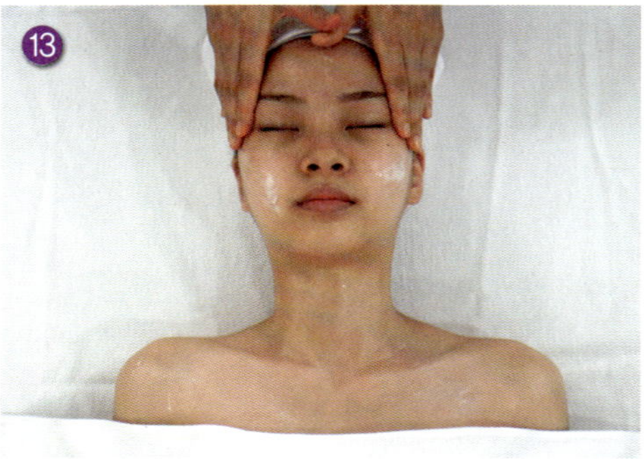
13

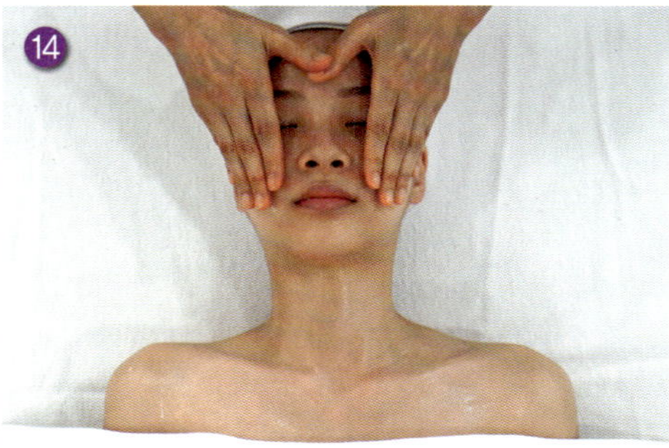
14

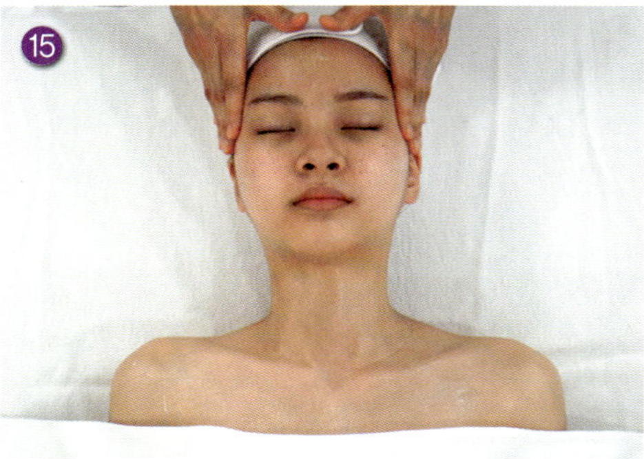
15

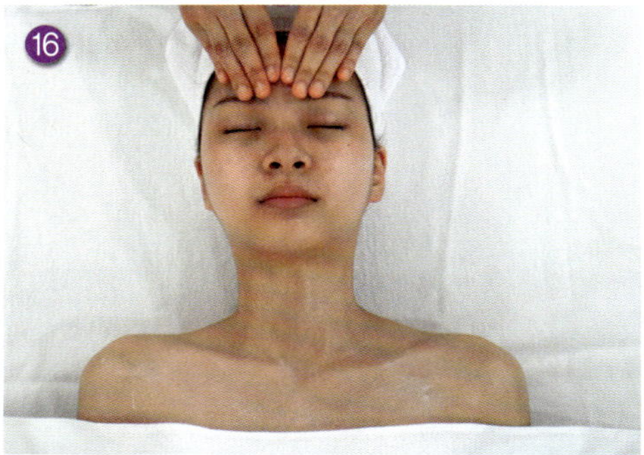
16

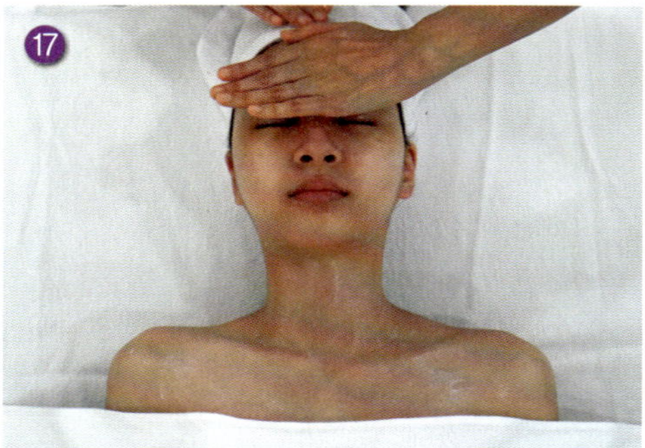
17

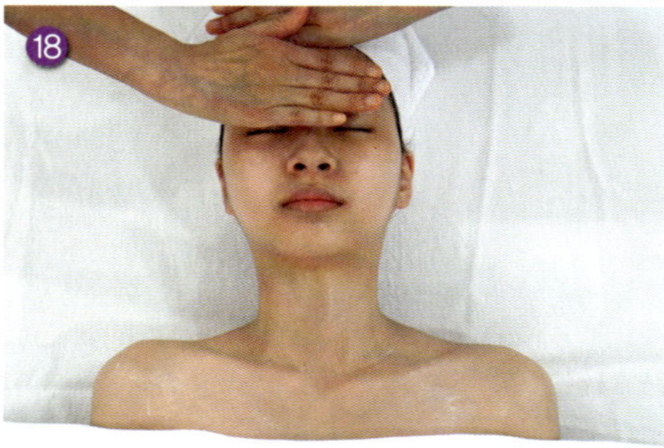
18

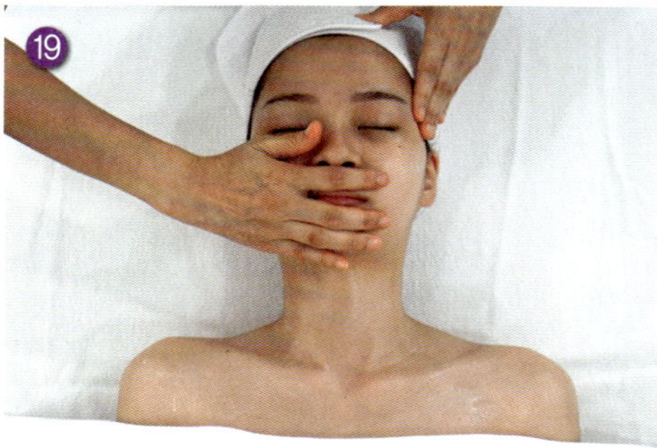
19

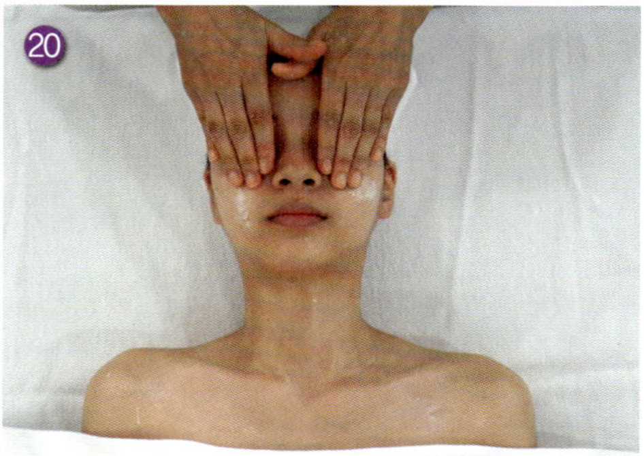
20

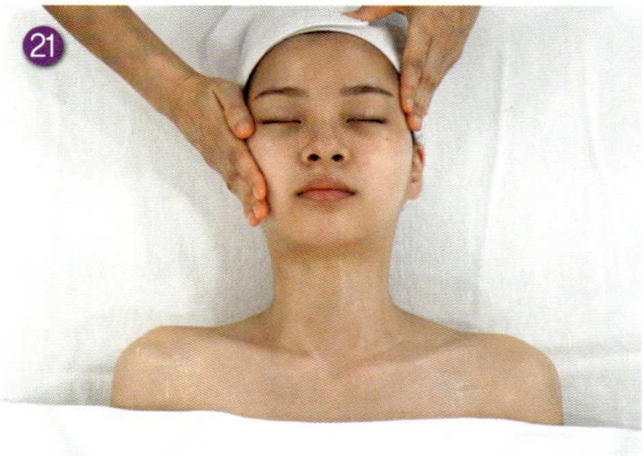

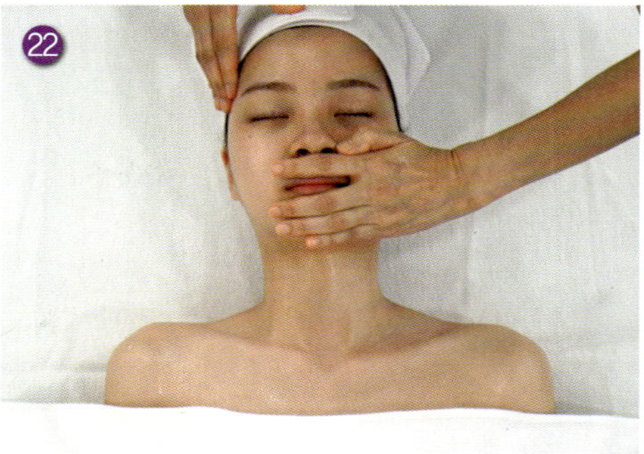

2. 매뉴얼테크닉하기

고객과 호흡을 함께 맞추어 나가듯이 시작한다.

(1) 데콜테 매뉴얼테크닉하기

① 쓰다듬기 전체

데콜테 전체를 손바닥을 이용해서 한 손씩 따로 가로 방향으로 넓게 쓰다듬기 동작을 한다.

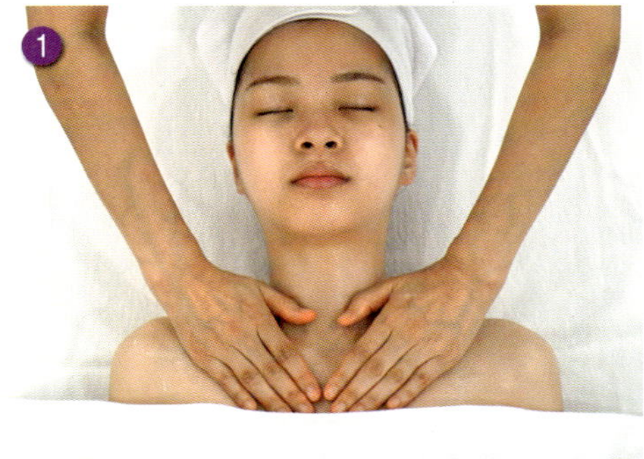

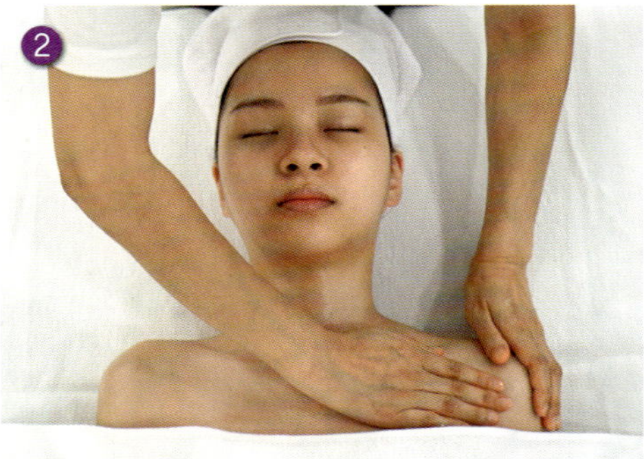

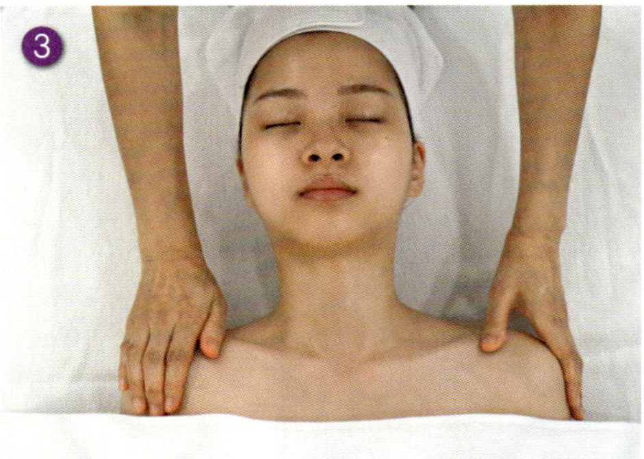

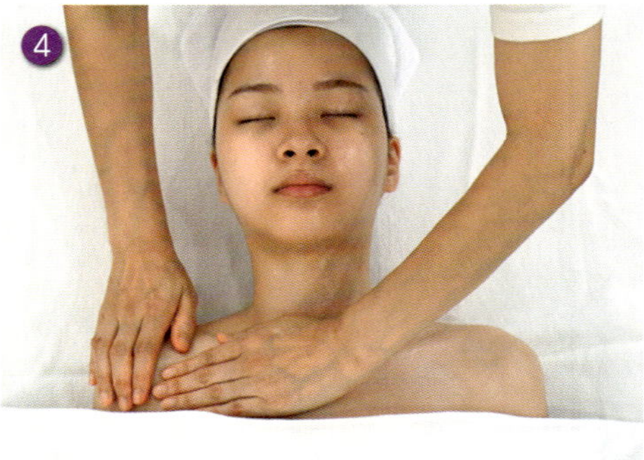

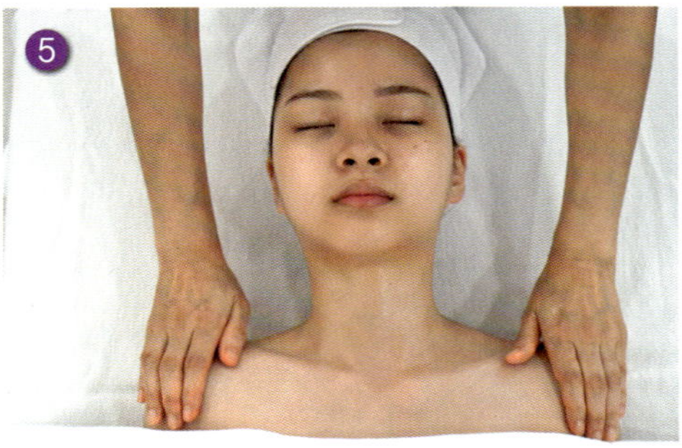

② 쓰다듬기 한쪽씩

데콜테 중앙에서 바깥쪽으로 가로방향으로 한 손씩 따로 쓰다듬기 동작을 한다.

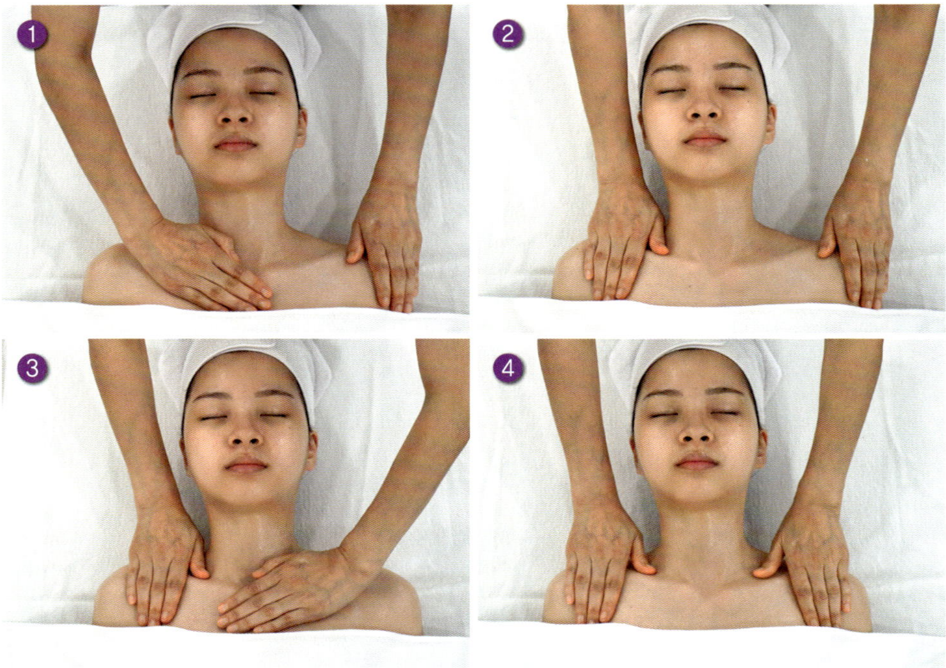

③ 문지르기8자 모양

데콜테 전체 8자 모양으로 문지르기 동작으로 한다.

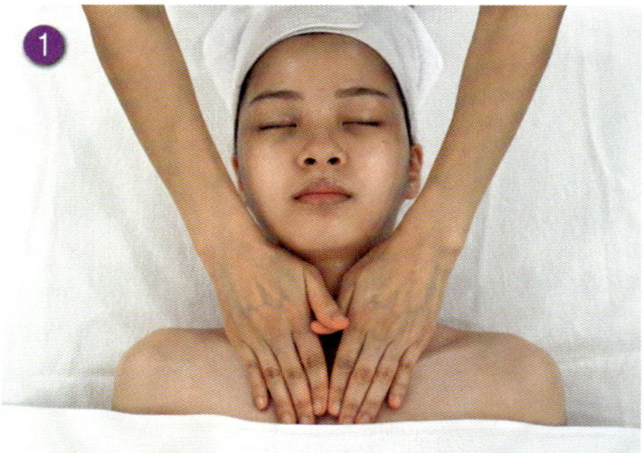

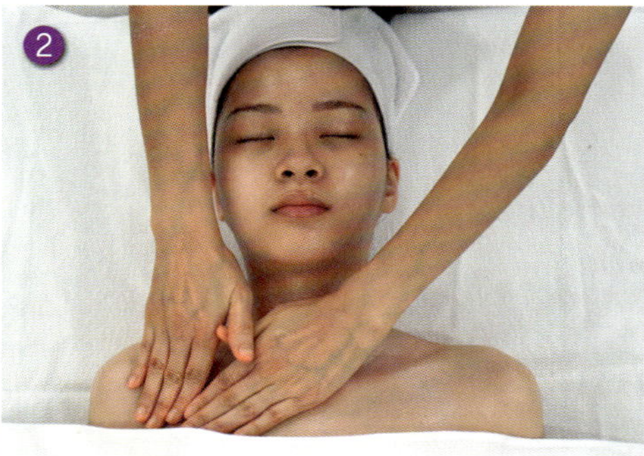

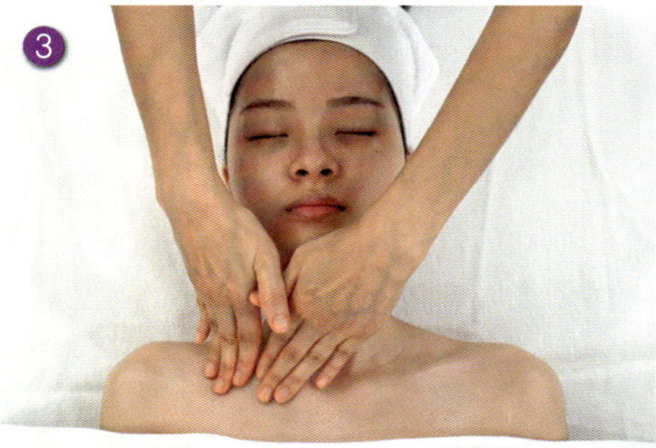

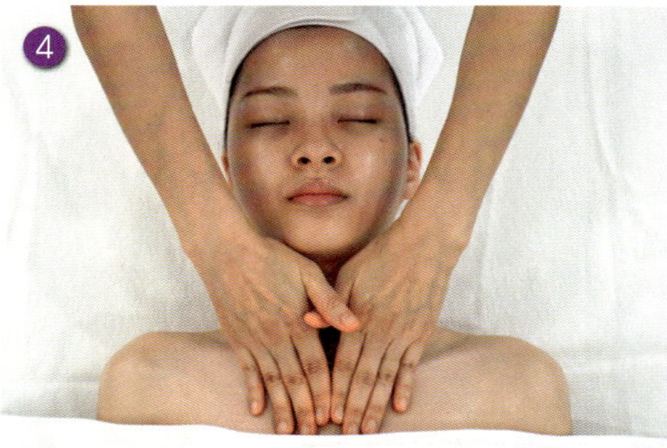

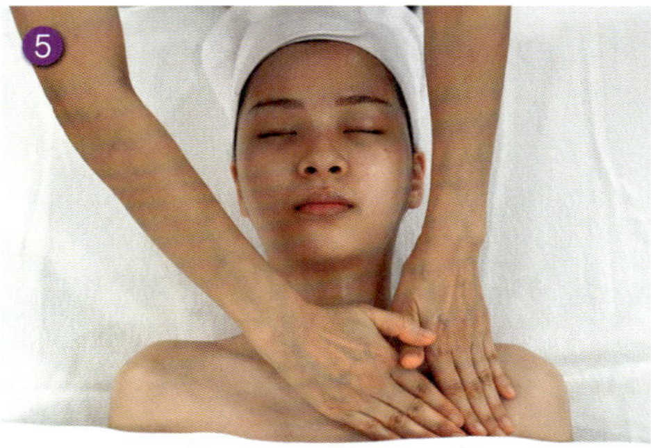

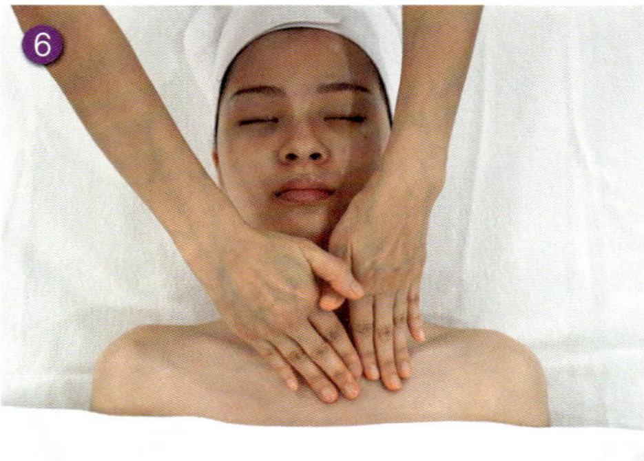

④ 문지르기 더블 8자 모양

데콜테 전체 더블 8자 모양으로 문지르기 동작으로 한다.

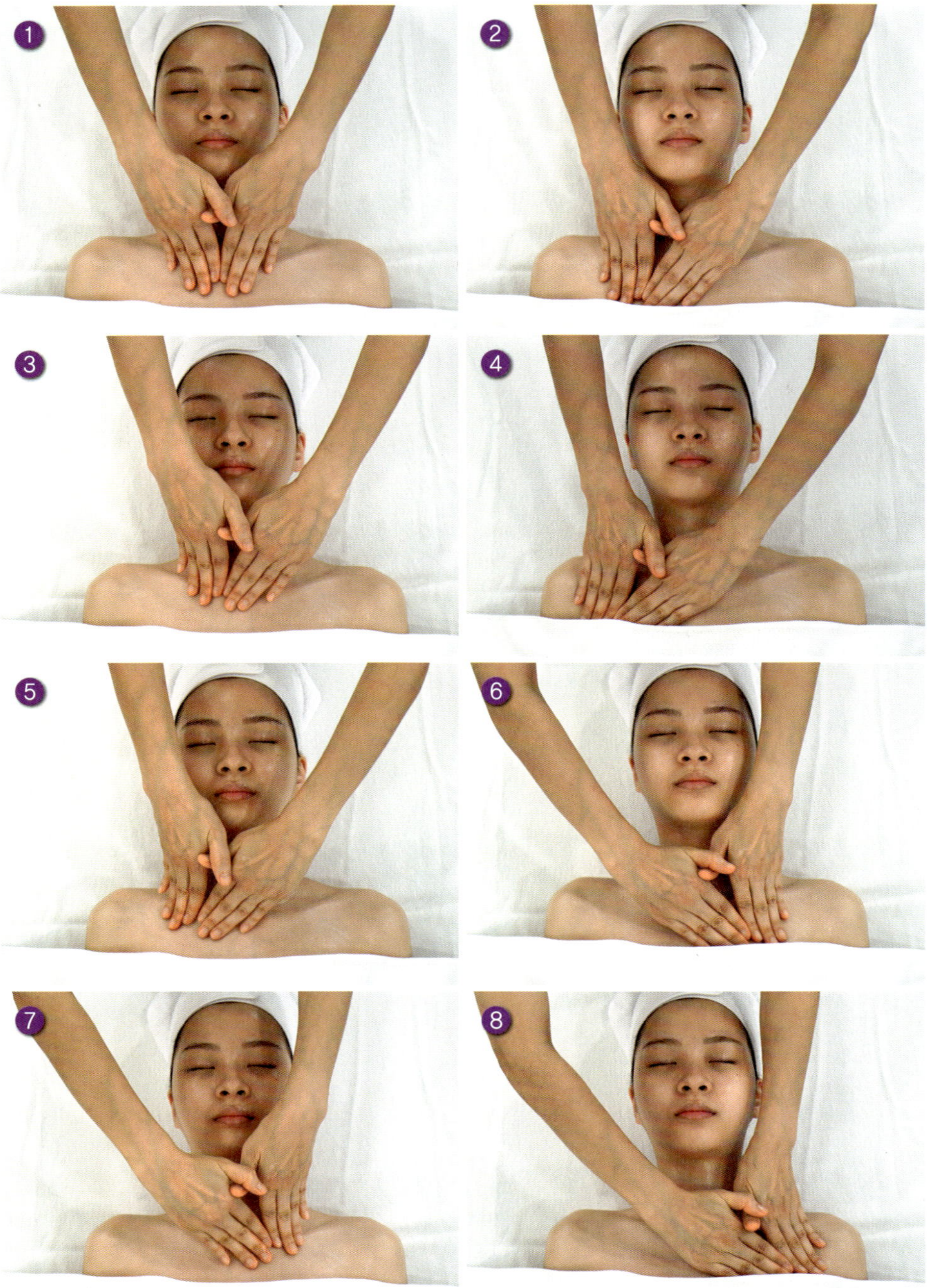

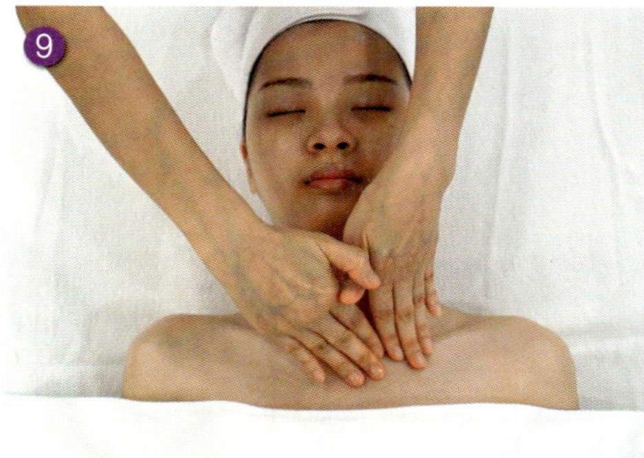

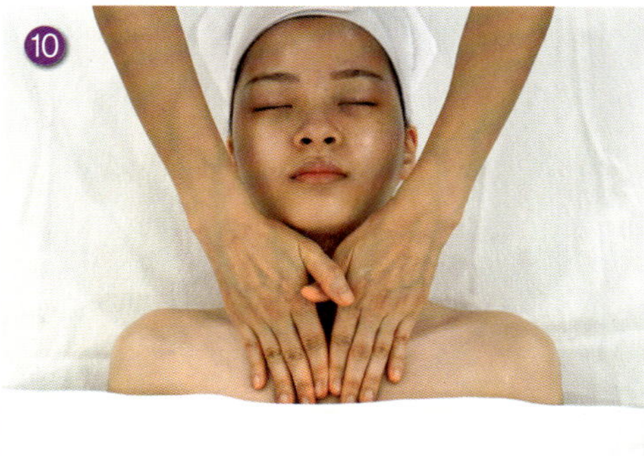

⑤ 문지르기 지그재그 모양

손가락 중지와 약지를 이용하여 지그재그 모양으로 문지르기 동작을 한다.

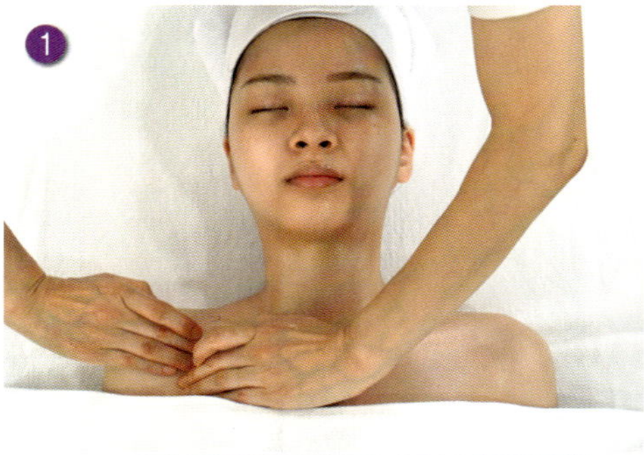

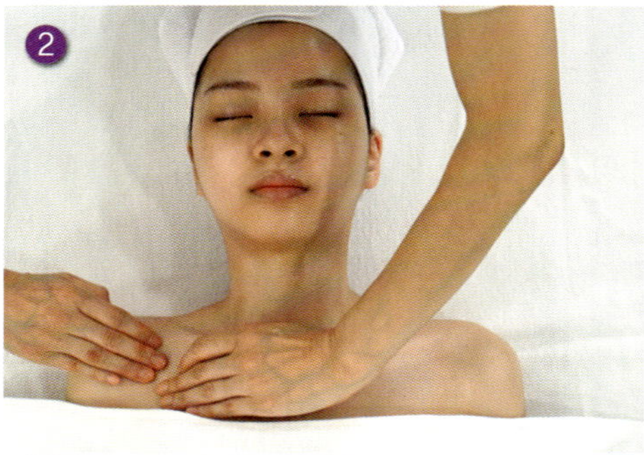

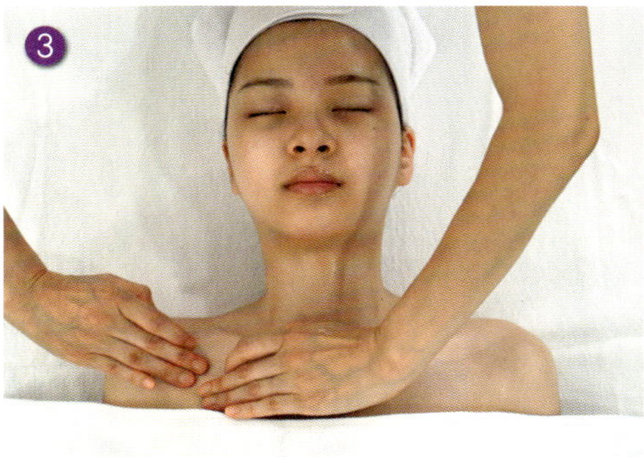

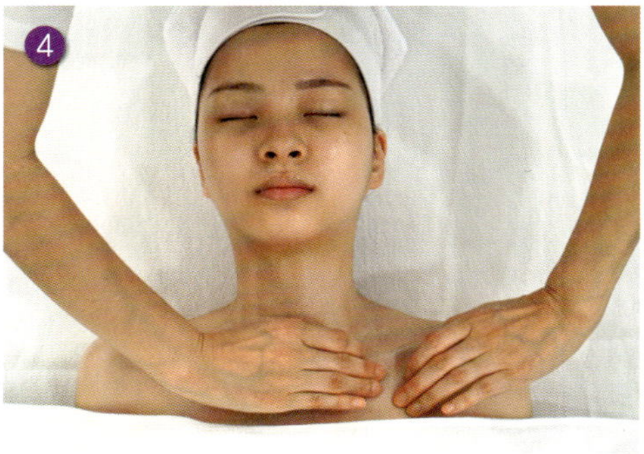

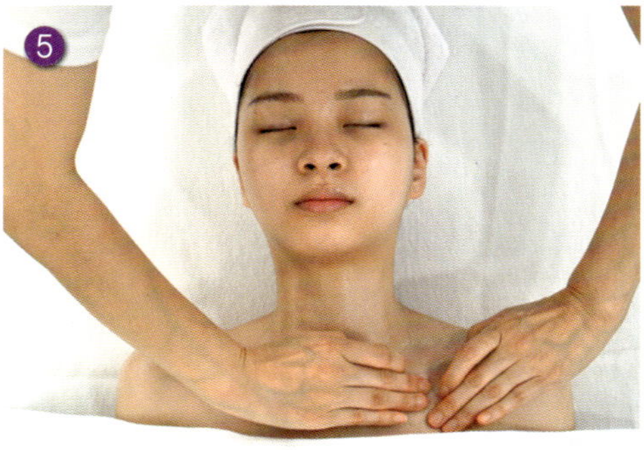

⑥ 데콜테에서 승모근까지 쓰다듬기

데콜테 전체를 양손 동시에 중앙에서 바깥쪽으로 쓰다듬기 시작해서 어깨, 승모근까지 쓰다듬기 동작을 한다.

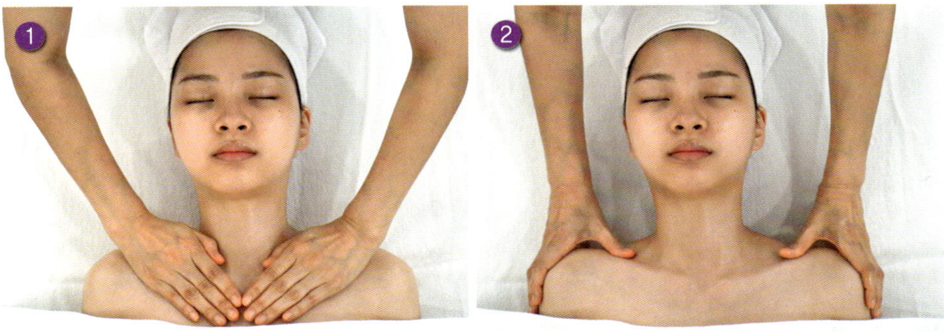

⑦ 목 뒤 승모근의 리플링Rippling 하기

양쪽 승모근에 양손으로 리플링 동작을 한다.

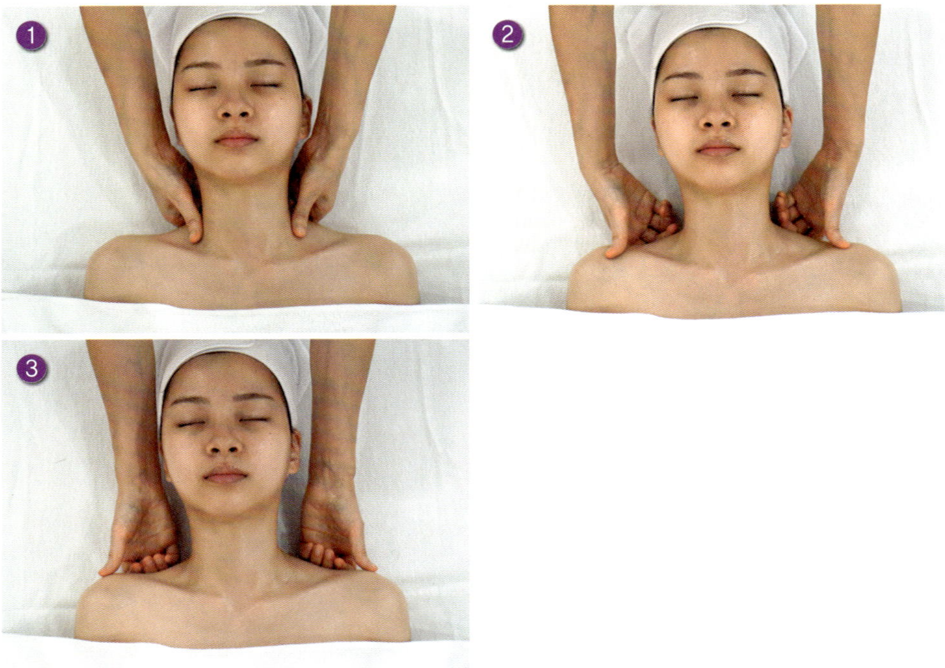

⑧ 기립근 문지르기

양손을 가볍게 주먹을 쥐고 한 손씩 기립근으로 밀착시켜 밀어 넣었다가, 양손 동시에 빼주는 동작으로 기립근 문지르기를 한다.

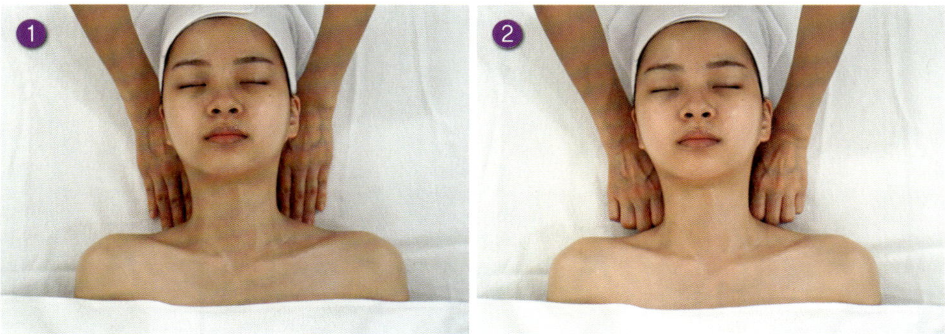

(2) 얼굴 매뉴얼테크닉하기

1) 얼굴전체 쓰다듬기얼굴 감싸기

턱에서 양손을 깍지 끼는 모양으로 시작하여, 얼굴 측면으로 감싸는 동작으로 위로 쓸어올리고, 이마에서 양손을 교차해서 턱으로 가볍게 쓸고 내려간다.

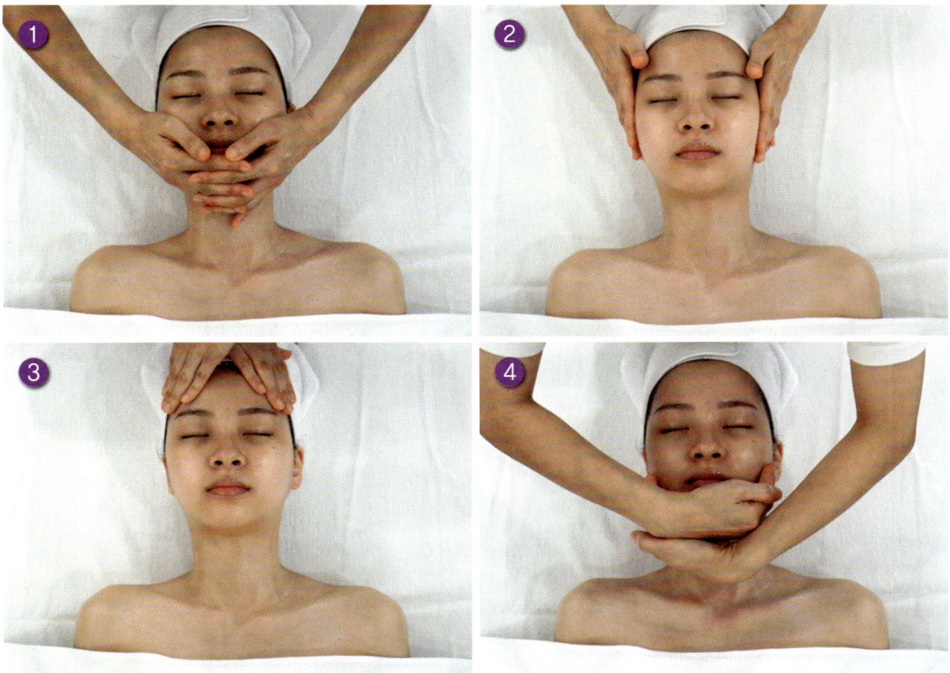

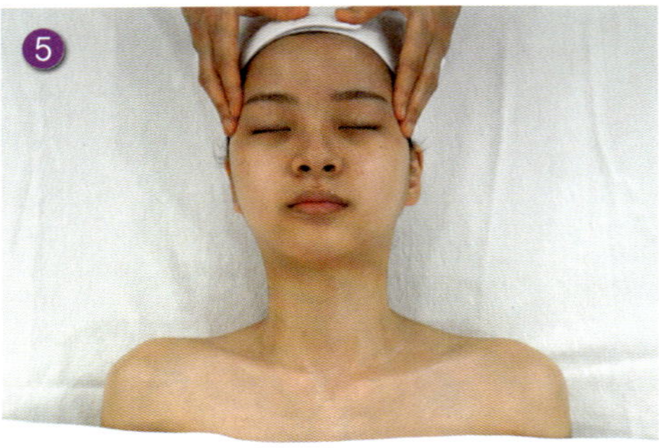

2) 눈 주위 문지르기

① 양손 동시에 원 모양으로 돌려주기

양손 엄지손가락을 이용하여 양손 동시에 눈썹 시작점부터 눈 주위를 원 그리는 동작으로 한다.

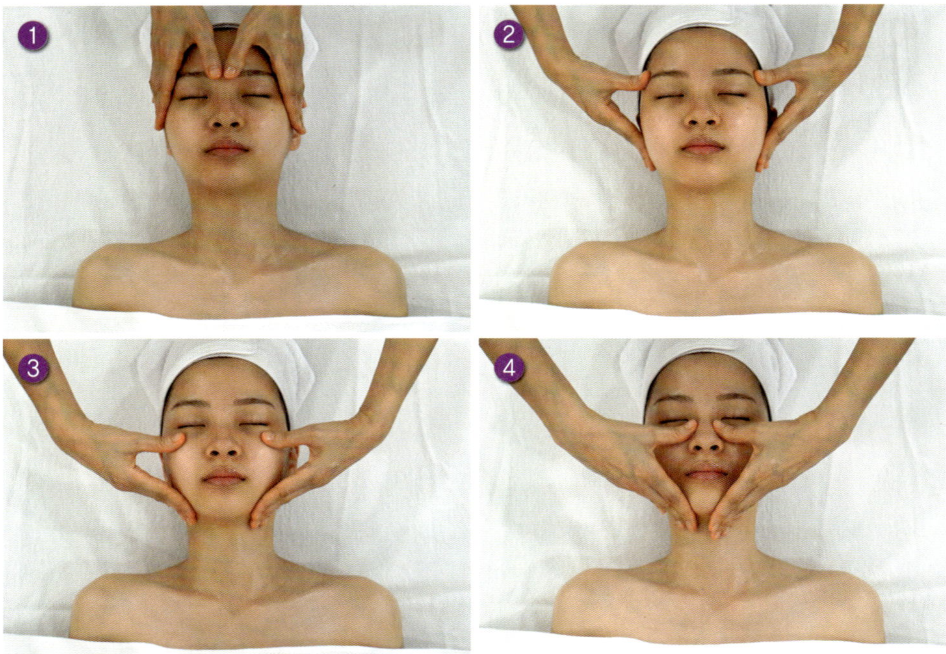

② 양손 교차되게 돌려주기

양손 엄지 손가락을 이용하여 한 손씩 교차되게 눈썹 시작점부터 눈 주위를 원 그리는 동작으로 한다.

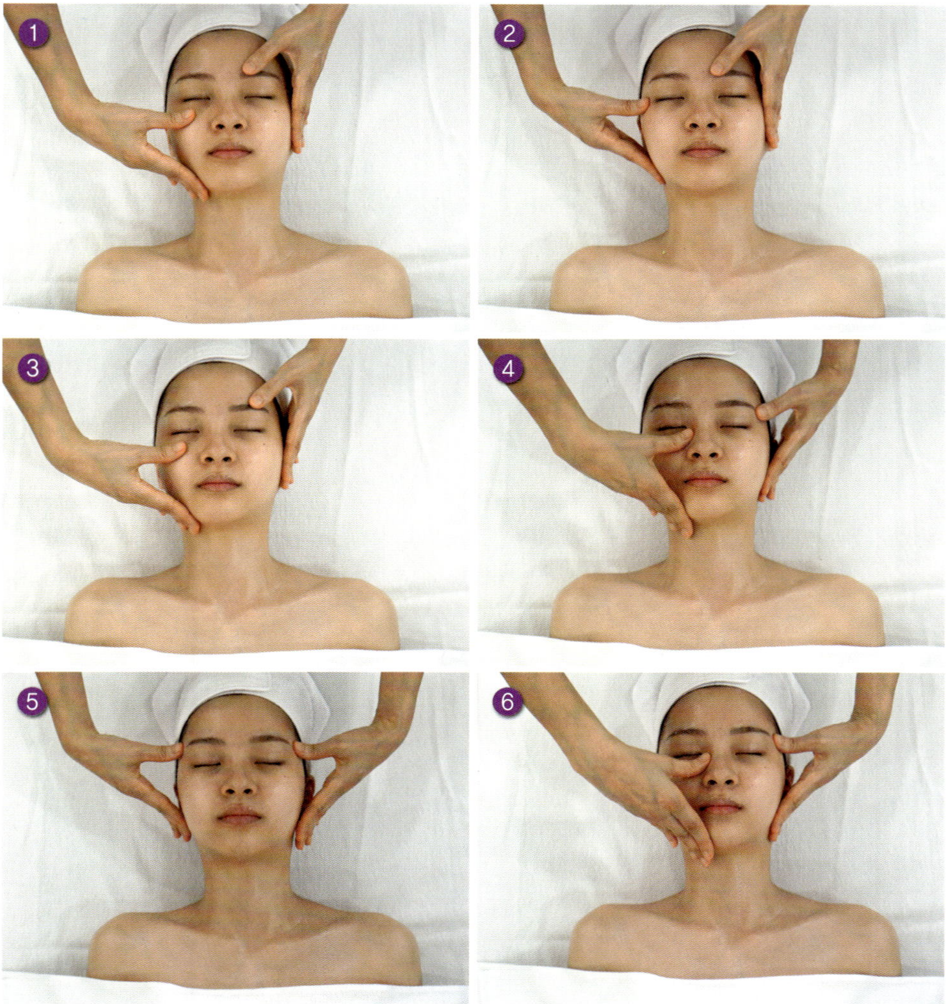

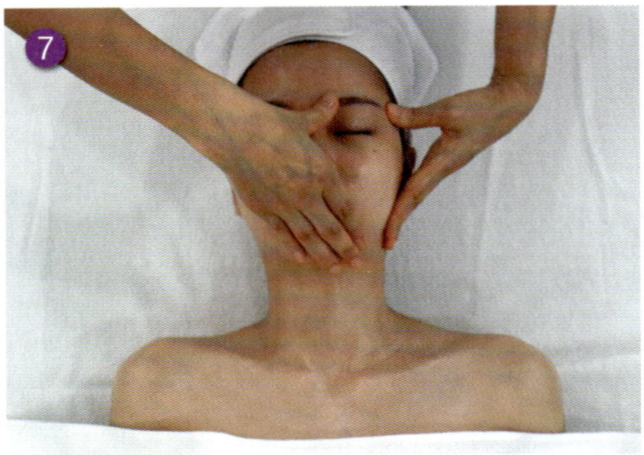
7

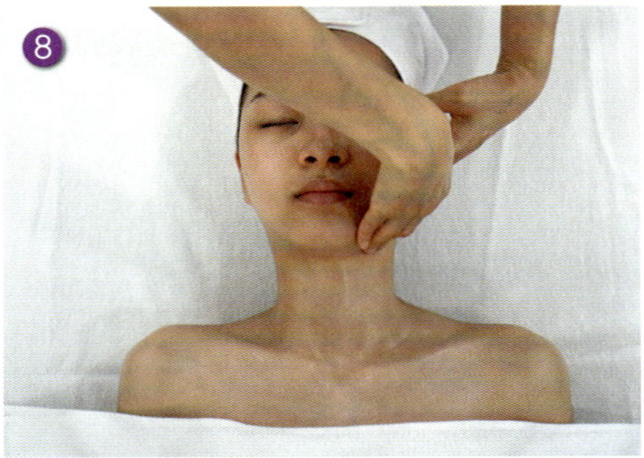
8

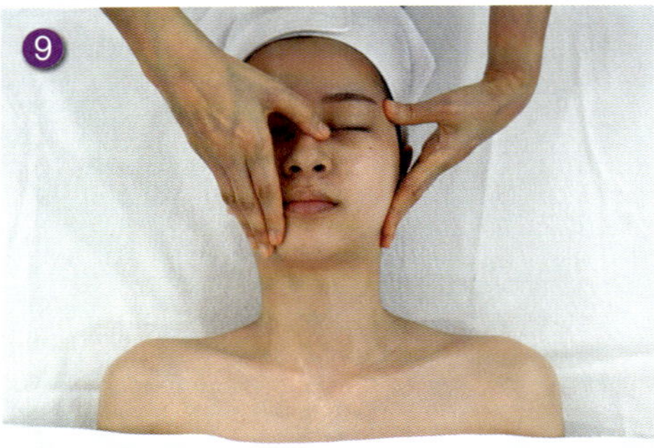
9

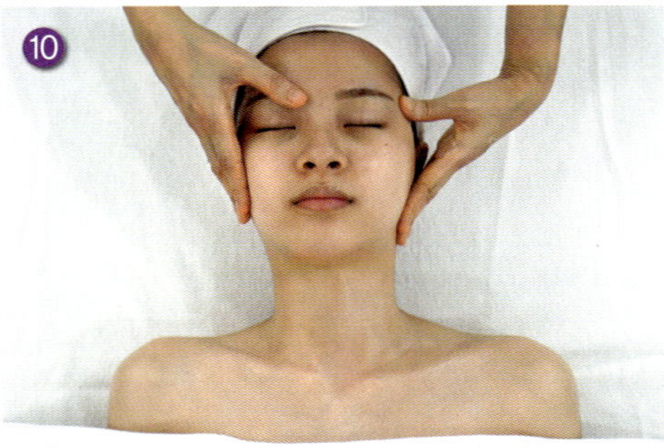
10

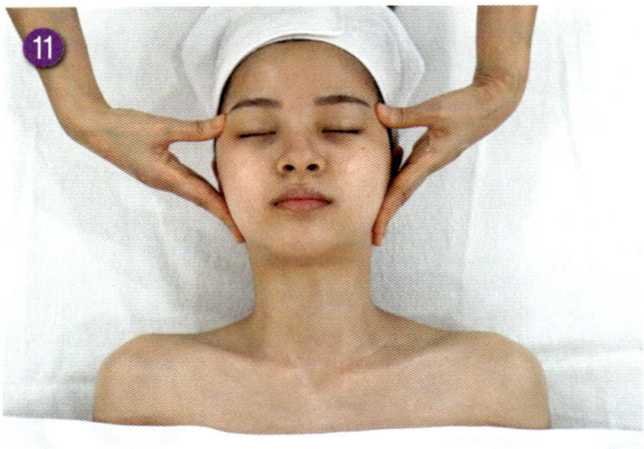
11

③ 8자 모양 그려주기

한 손씩 엄지손가락을 이용하여 눈썹 시작점부터 눈 주위를 원 그리는 동작으로 하여, 반대편 눈 주위까지 8자 그리듯 원 그리는 동작을 한다.

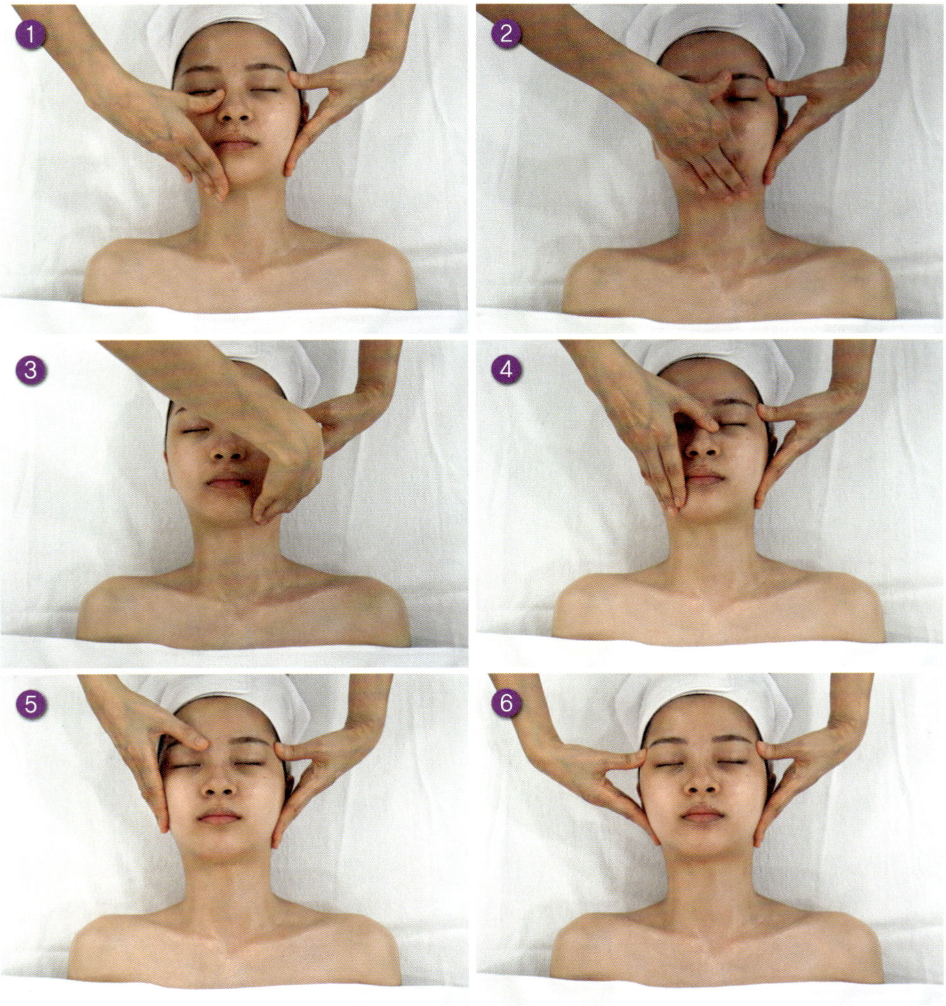

④ 양손 동시에 원 모양으로 그려주기

한 손 엄지손가락, 한 손은 중지와 약지를 이용하여 눈썹 시작점부터 눈 주위를 원그리는 동작으로 한다.

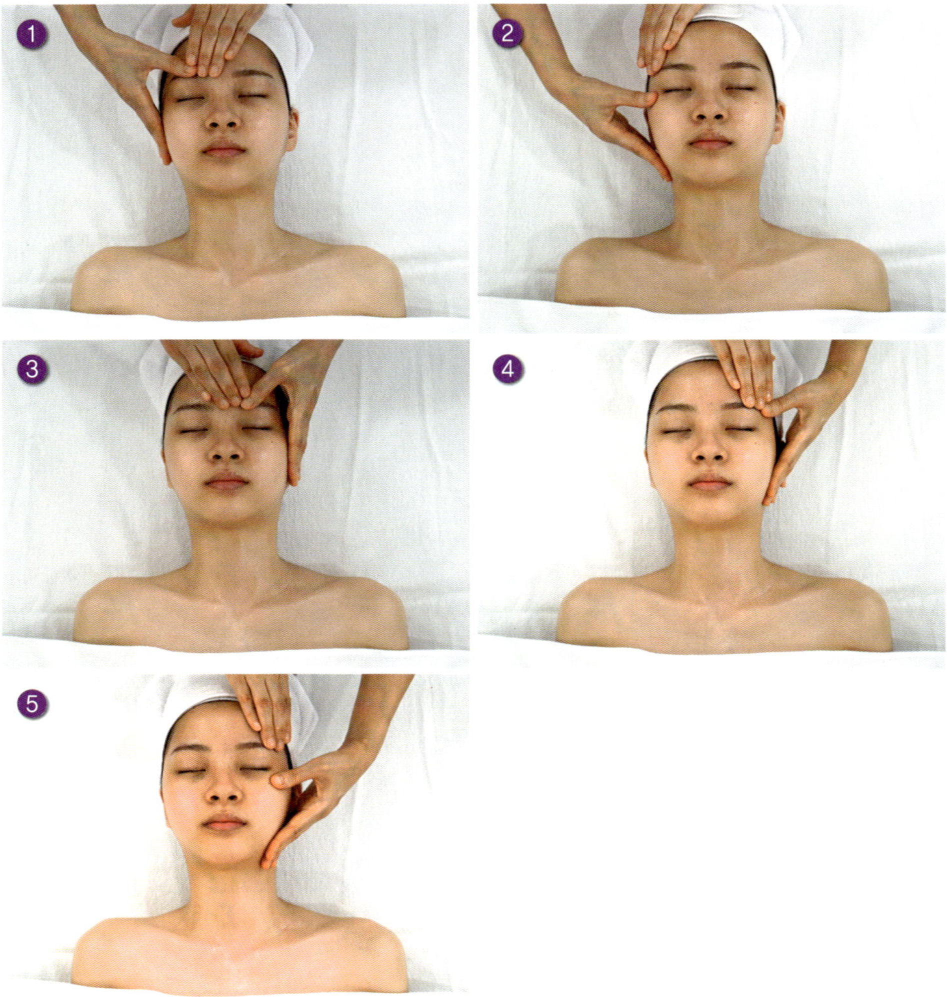

3) 코

① 콧망울 문지르기

코 부위를 길이로 약 3 등분하여, 가장 아래쪽부터 콧망울 부위를 양손 중지를 이용하여 원 모양으로 문지르기 동작을 한다.

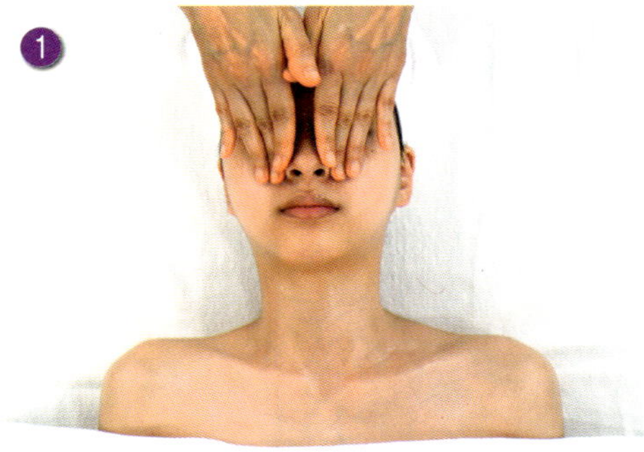

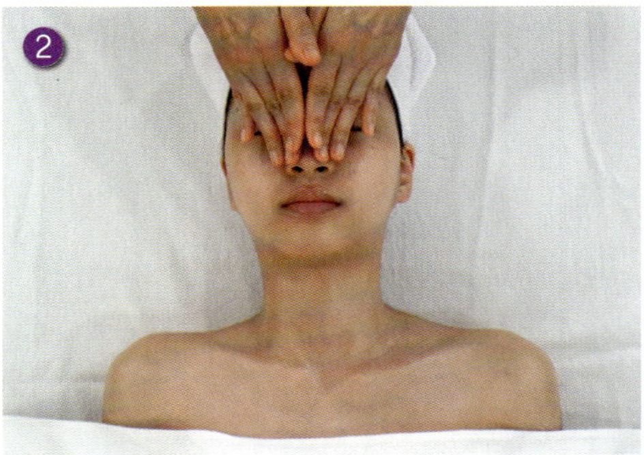

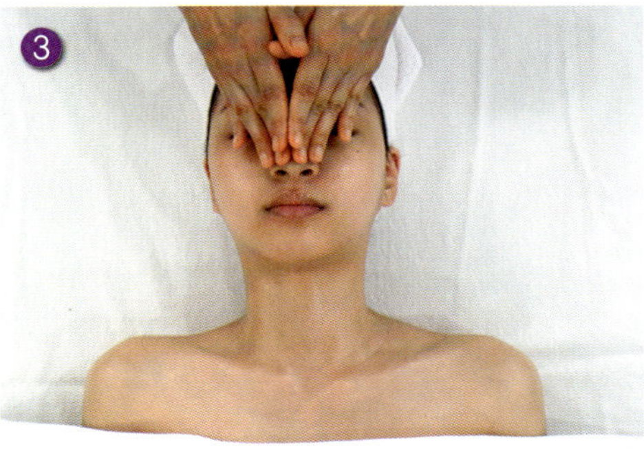

② 코 끝 부위 문지르기

코끝 부위를 양손 중지를 이용하여 원 모양으로 문지르기 동작을 한다.

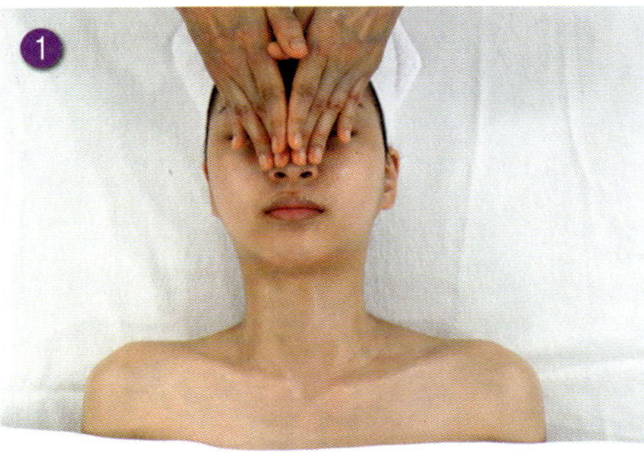

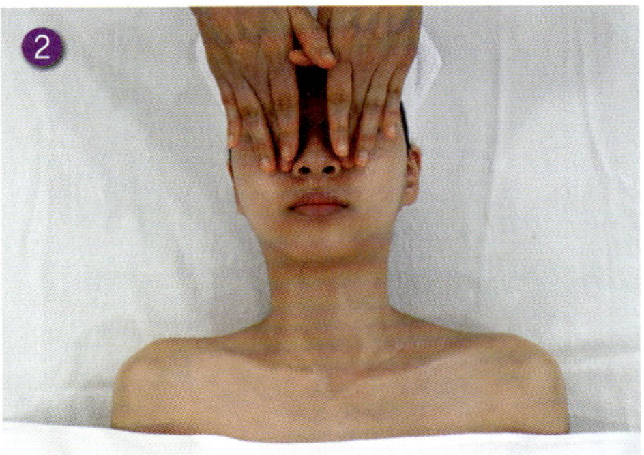

③ 코 중간 부위 문지르기

코 길이로 약 3등분 한 중간 부위를 원 그리는 모양으로 문지르기 동작을 한다.

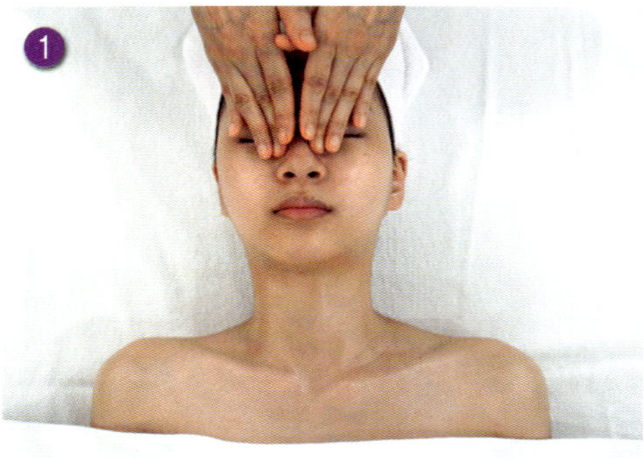

코 가장 윗부분

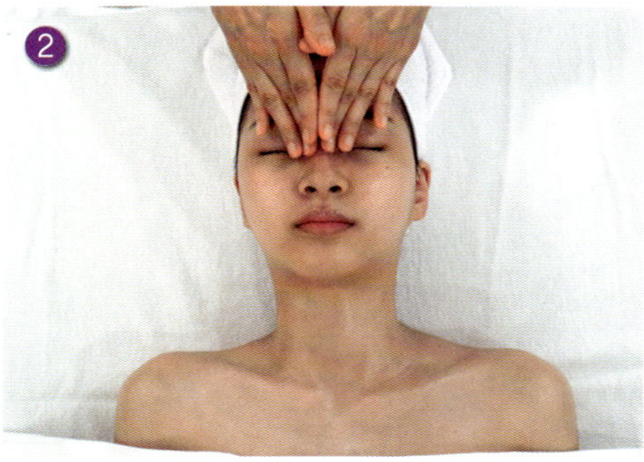

④ 코 측면과 볼 사이 골 부위 문지르기

코 측면과 볼 사이 골 부위를 파주듯이 위쪽으로 끌어올리는 형태의 문지르기 동작을 한다.

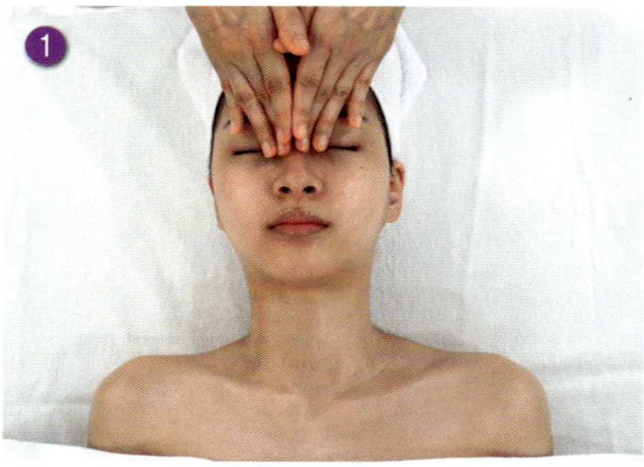

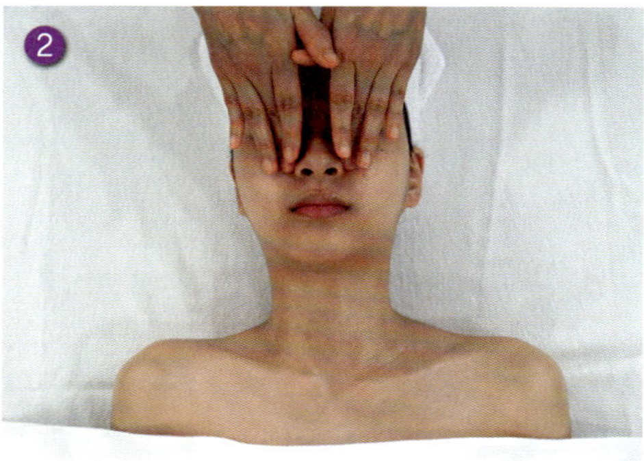

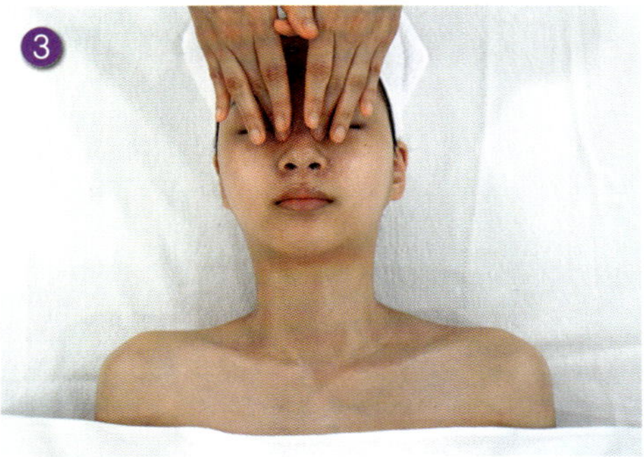

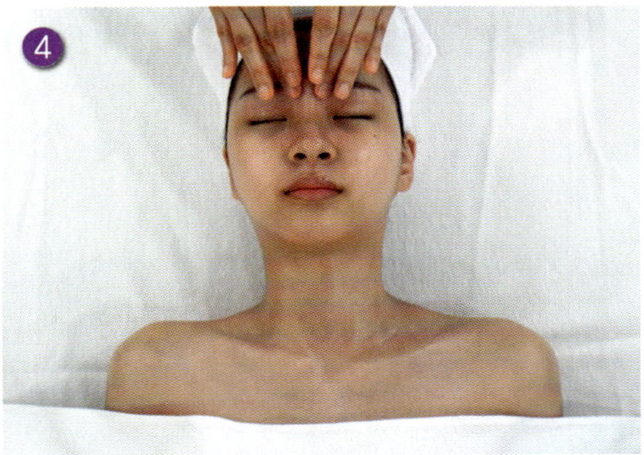

⑤ ④의 마지막 마무리 동작은 눈썹 시작점부터 눈썹 끝부분까지 쓰다듬는 동작으로 마무리한다.

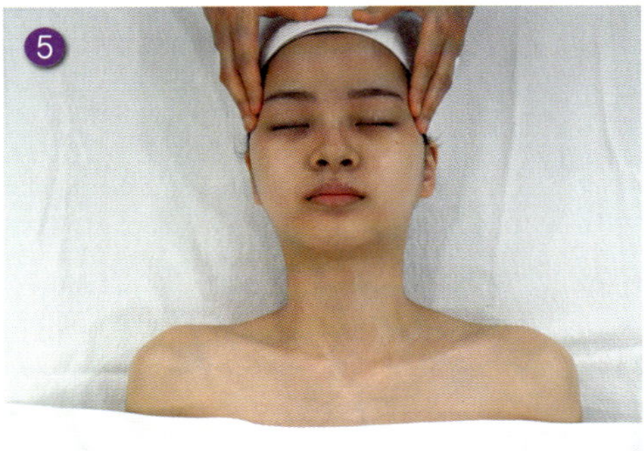

4) 이마

① 8자 모양 문지르기

이마에 양손을 이용하여 8자 모양을 그려주듯이 문지르기 동작으로 한다.

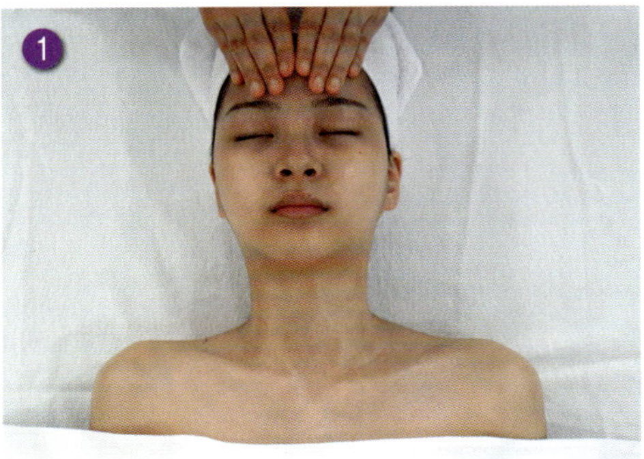

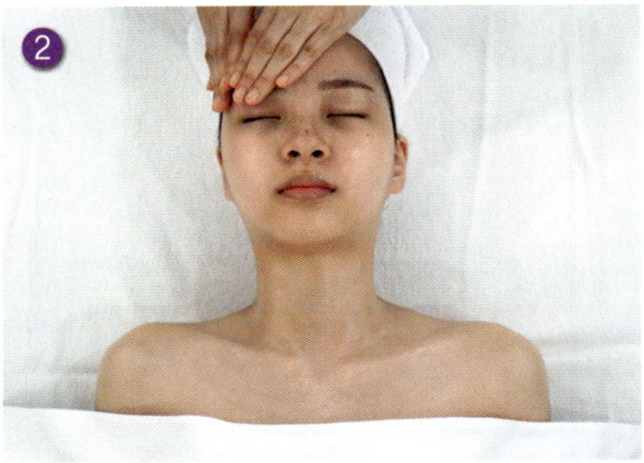

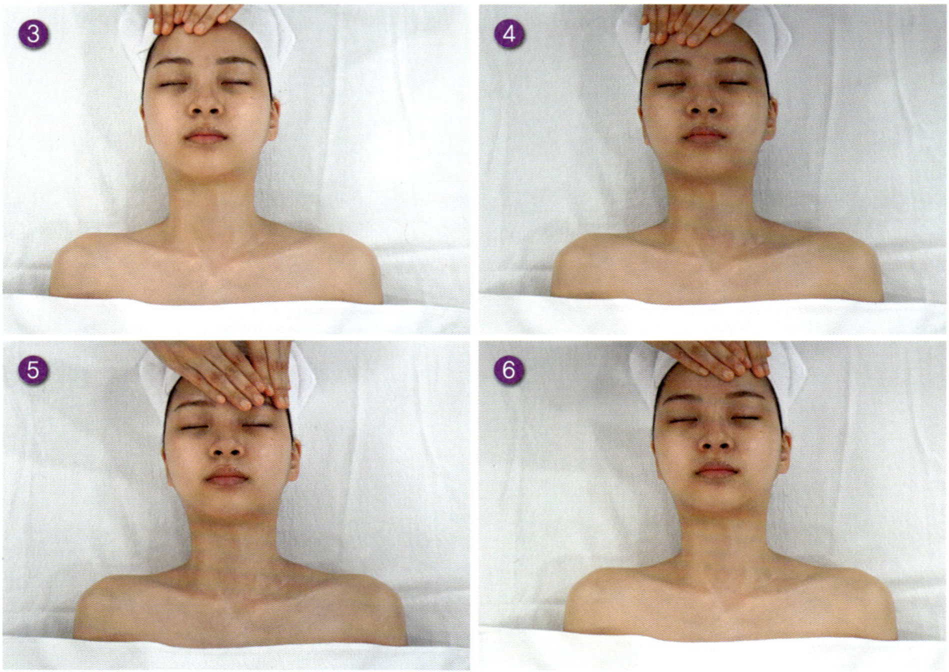

② 더블 8자 모양 문지르기

이마에 양손을 이용하여 더블 8자 모양을 그려주듯이 문지르기 동작으로 한다.

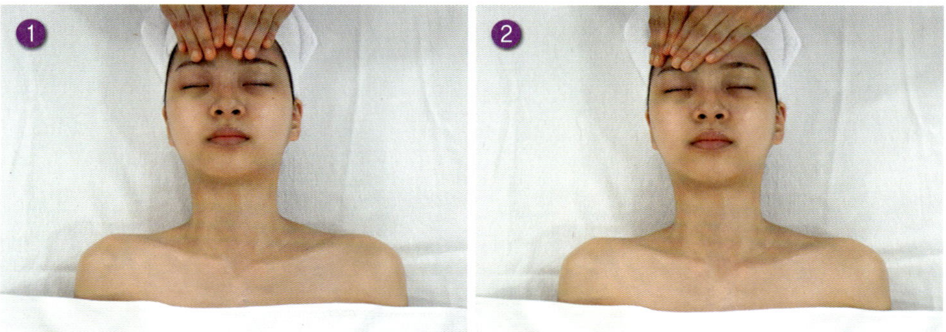

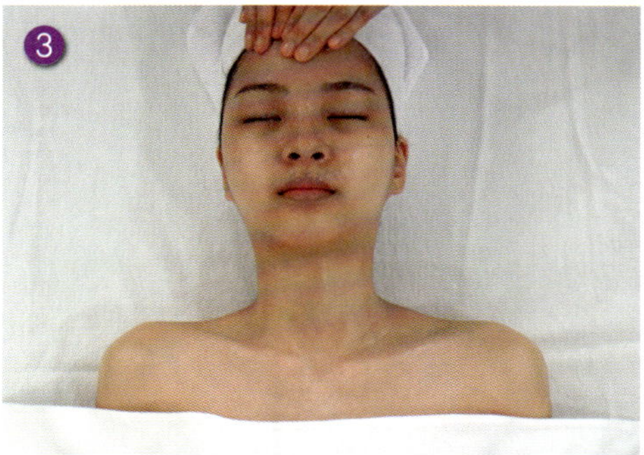
3

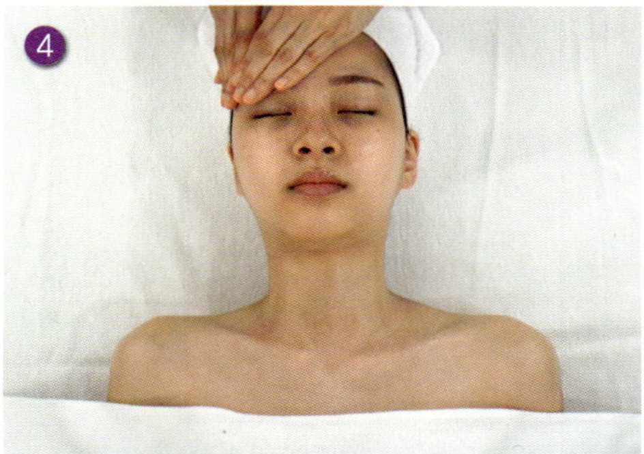
4

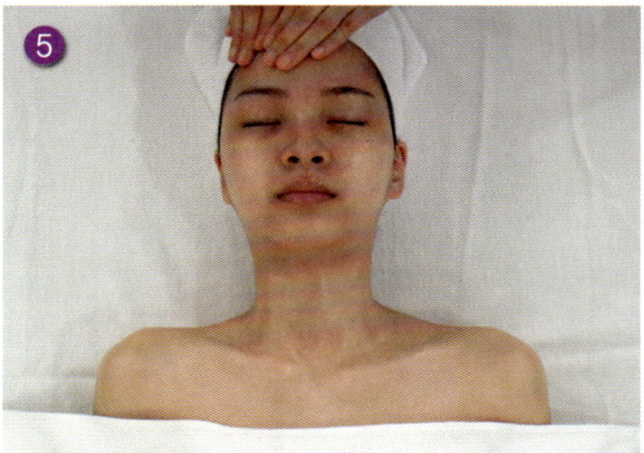
5

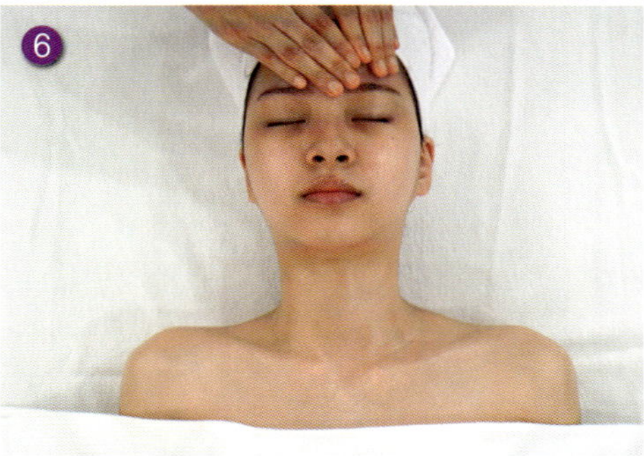
6

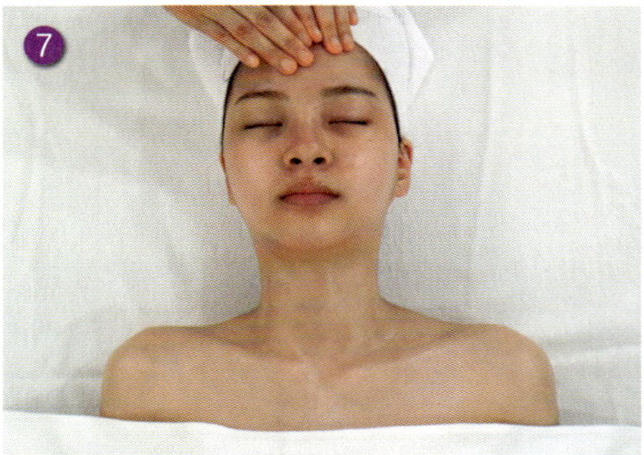
7

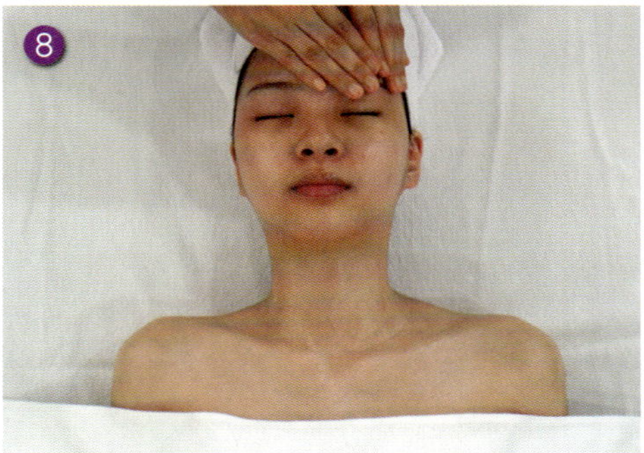
8

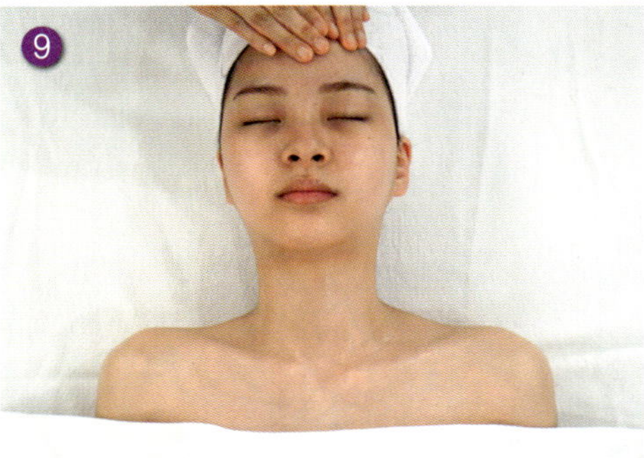
9

③ 아래·위 문지르기

이마에 손가락 끝부분을 이용하여 자극을 주듯이 아래 · 위 동작으로 문지르기 동작을 한다.

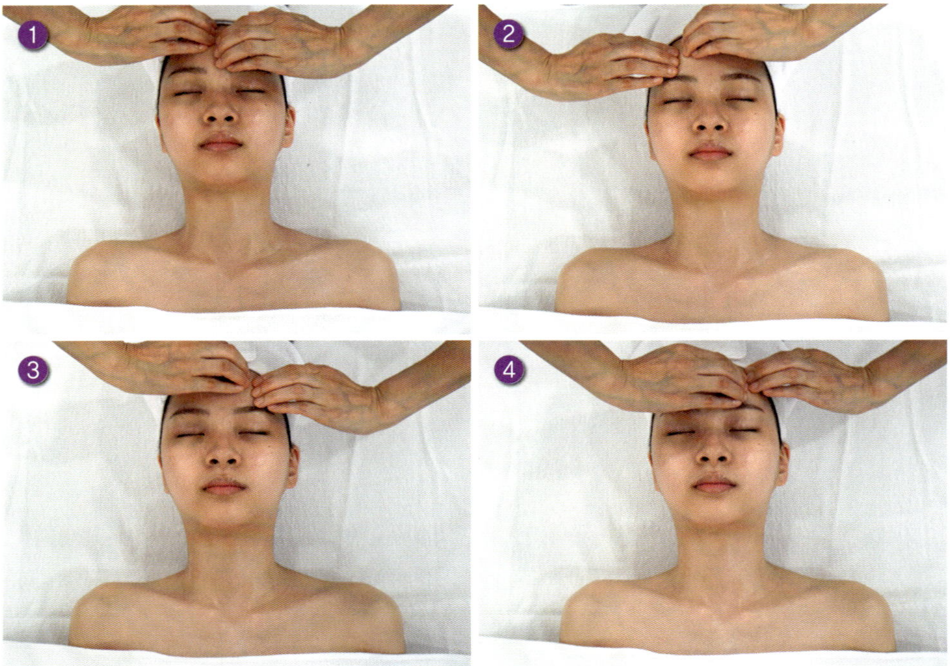

④ 길게 쓰다듬기

이마에 손바닥을 가로로 펼쳐 길게 쓰다듬기 동작을 한다. 같은 방법으로 반대 손으로 반대 방향으로 한다.

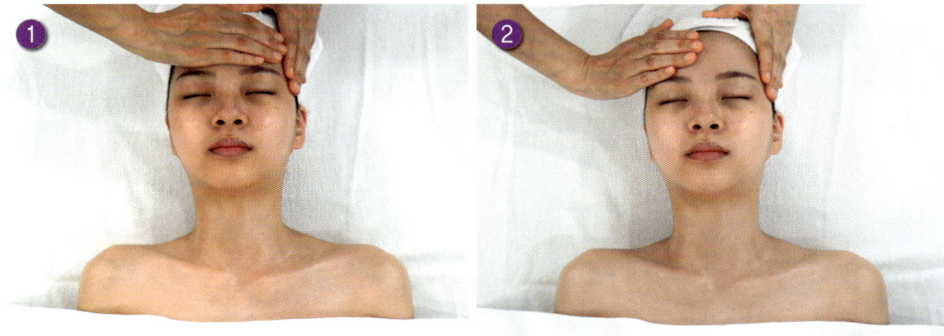

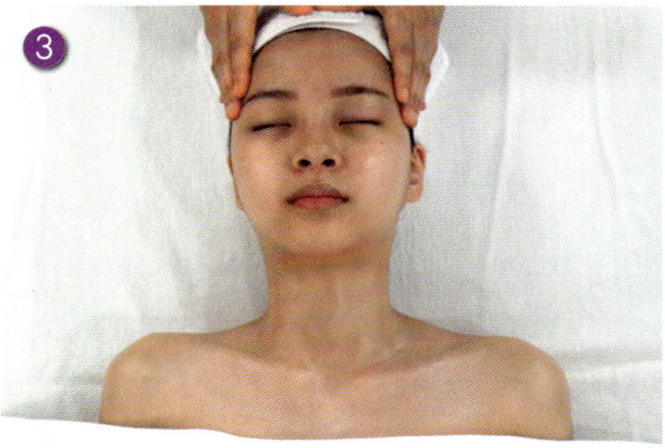

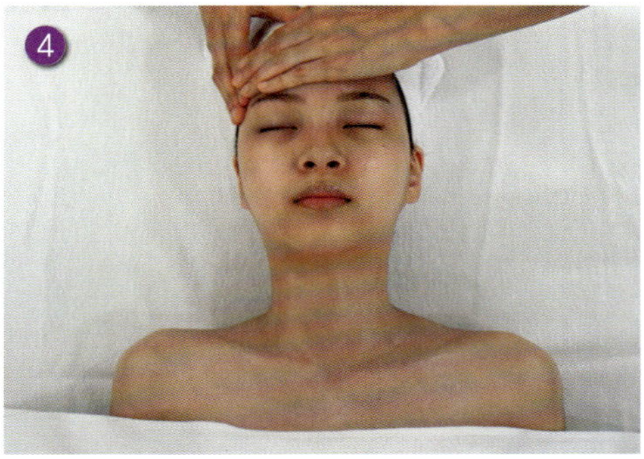

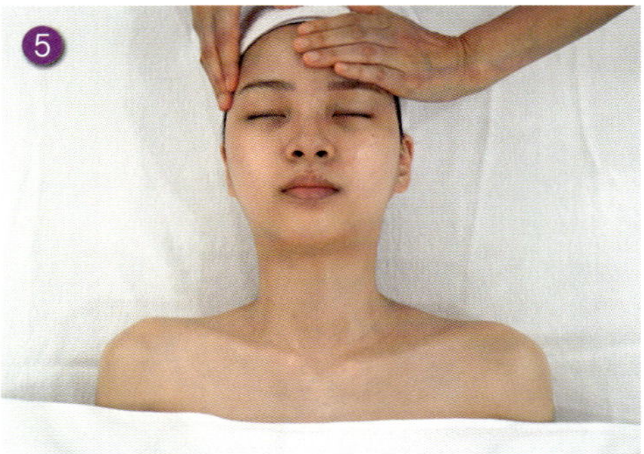

5) 관자놀이 부위 지압

4)번을 마무리하면서 관자놀이 부위에 문지르기 동작을 하고 관자놀이에 지압을 한다.

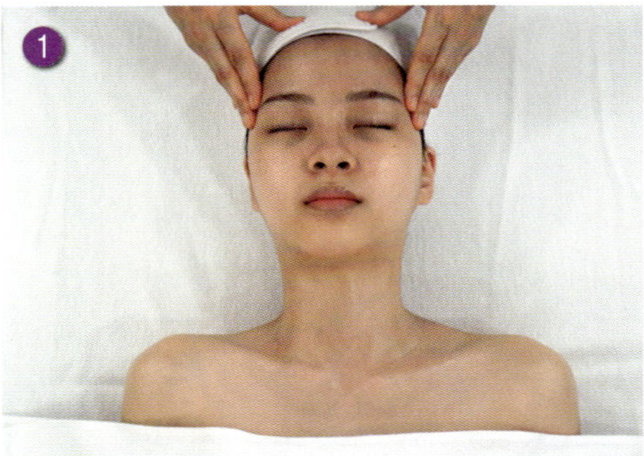

6) 원 모양 문지르기 후 쓰다듬기

이마를 가로로 약 5 등분하여, 한 등분씩 한 손을 원 모양으로 문지르기 동작을 한 후, 그 부위에 반대 손을 이용해 쓰다듬기 동작을 연결해서 한다.

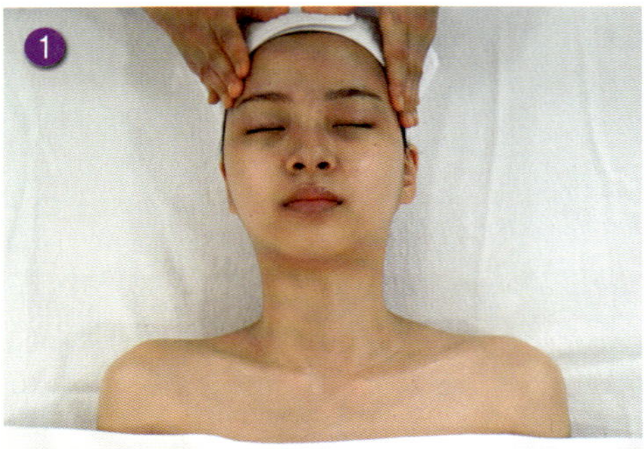

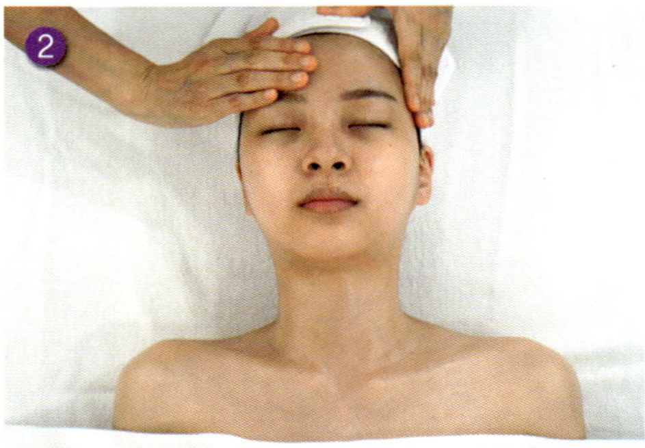

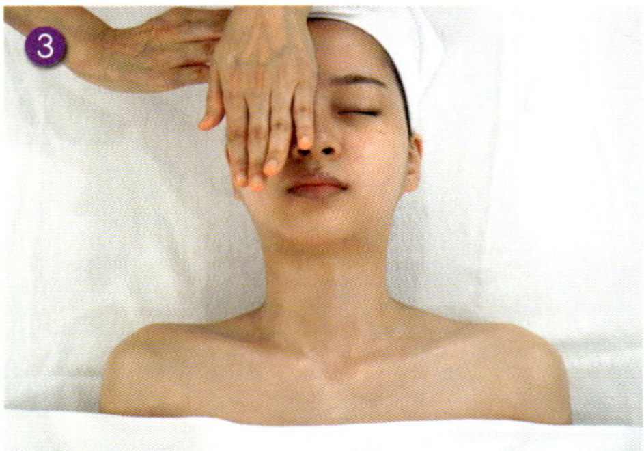

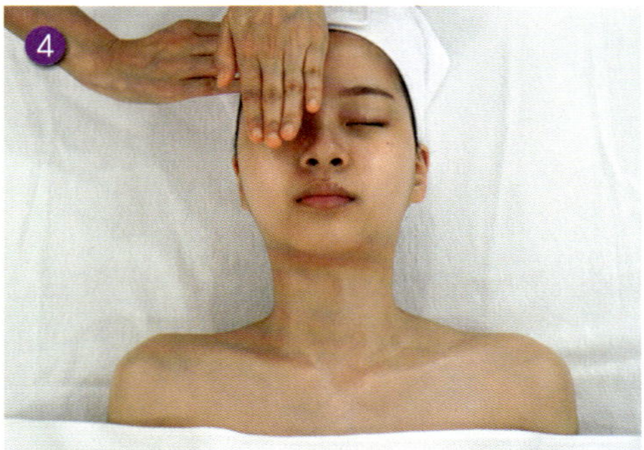

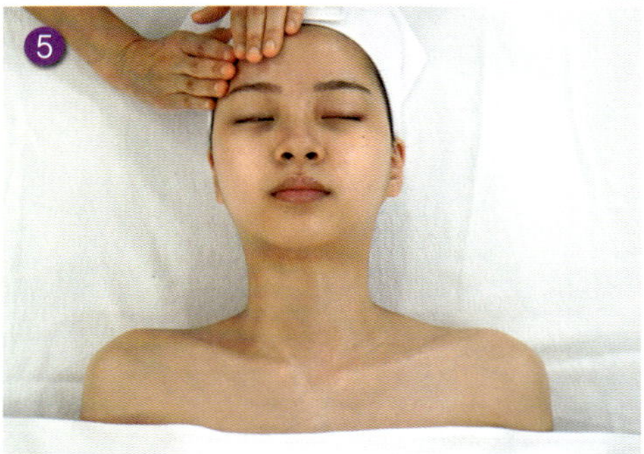

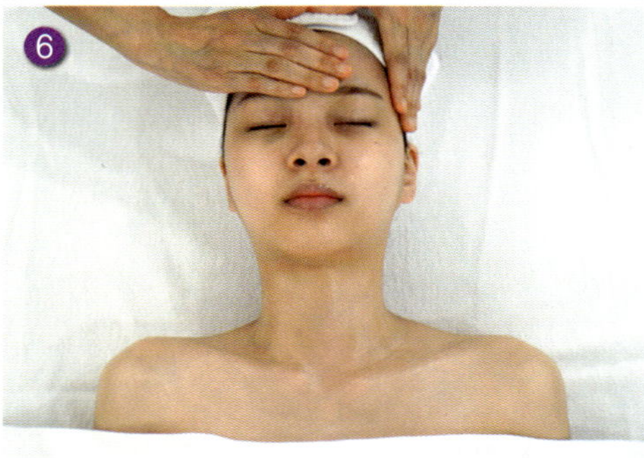

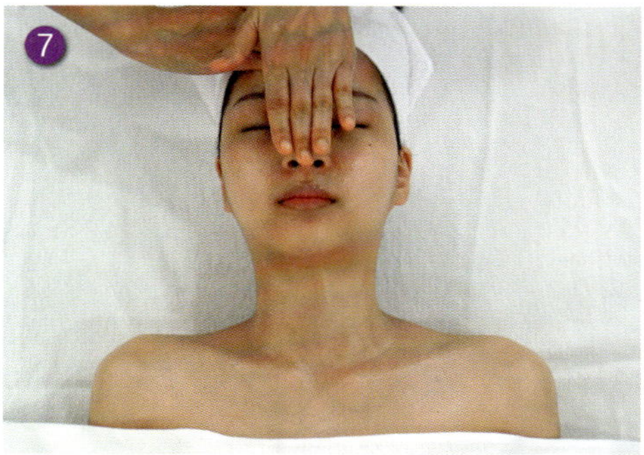
7
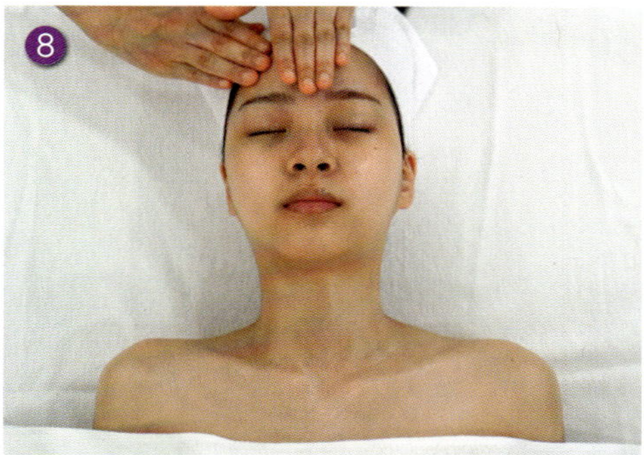
8
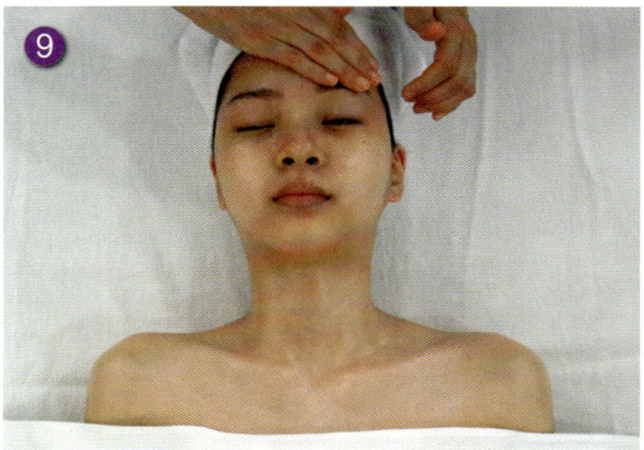
9
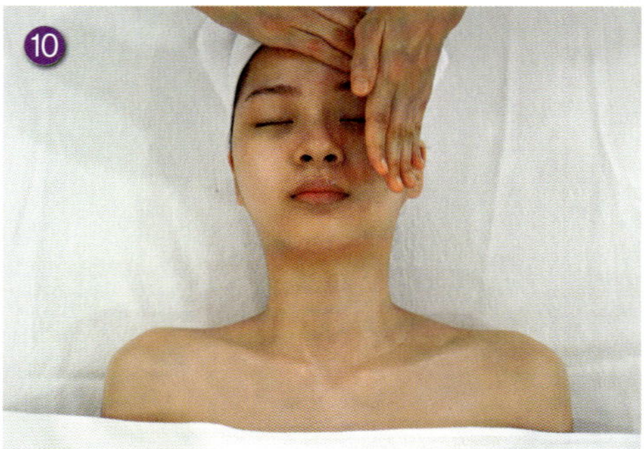
10
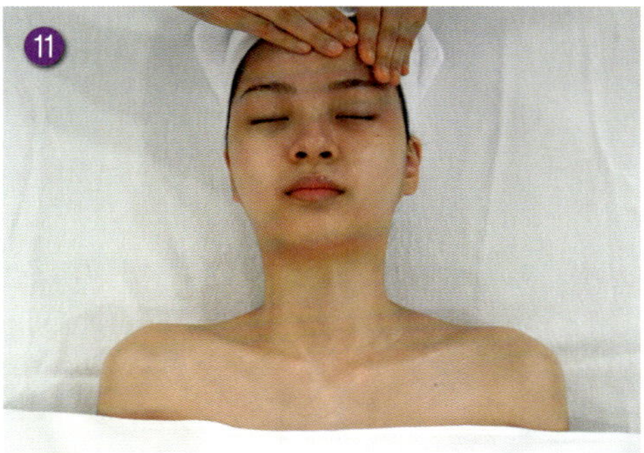
11

7) 볼 문지르기 후 쓰다듬기

① 원 모양 문지르기 후 쓰다듬기

볼에 한 손은 원 모양으로 문지르기를 한 후, 반대 손으로 그 부위를 쓰다듬는 동작을 연결해서 한다.

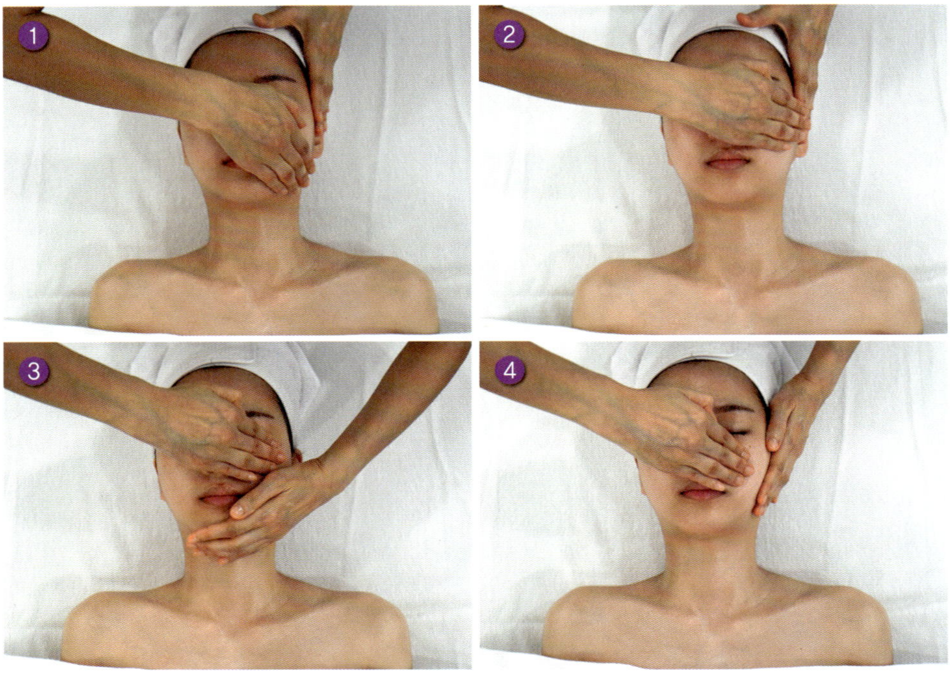

② ①과 동일하게 반대쪽 볼에 한다.

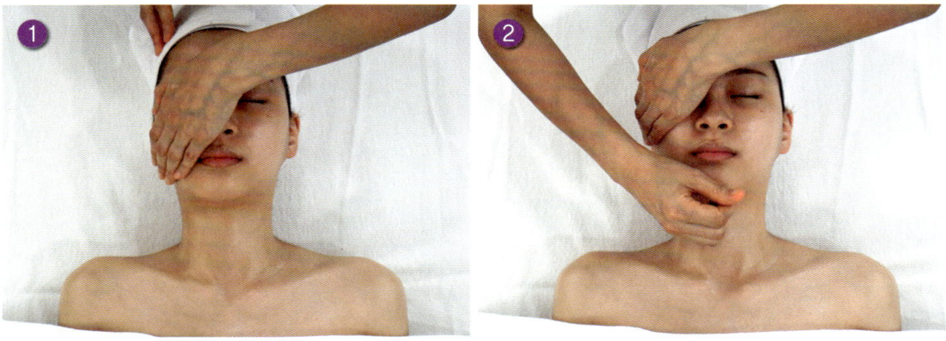

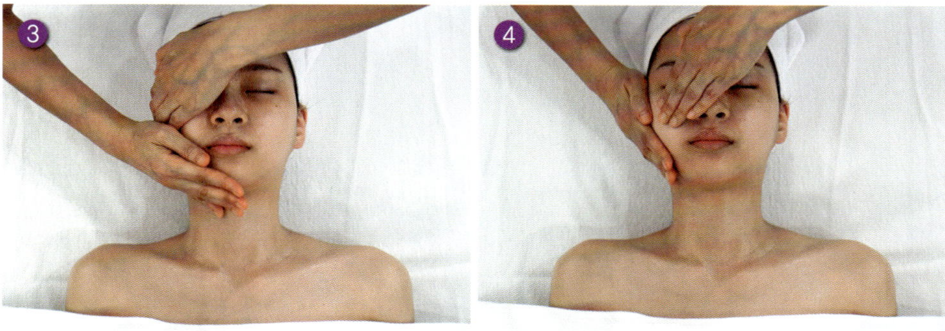

8) 목 문지르기 후 쓰다듬기

① 원 모양 문지르기 후 쓰다듬기

목에 한 손은 원 그리는 모양으로 문지르기를 한 후, 반대 손으로 그 부위를 쓰다듬는 동작으로 연결해서 한다.

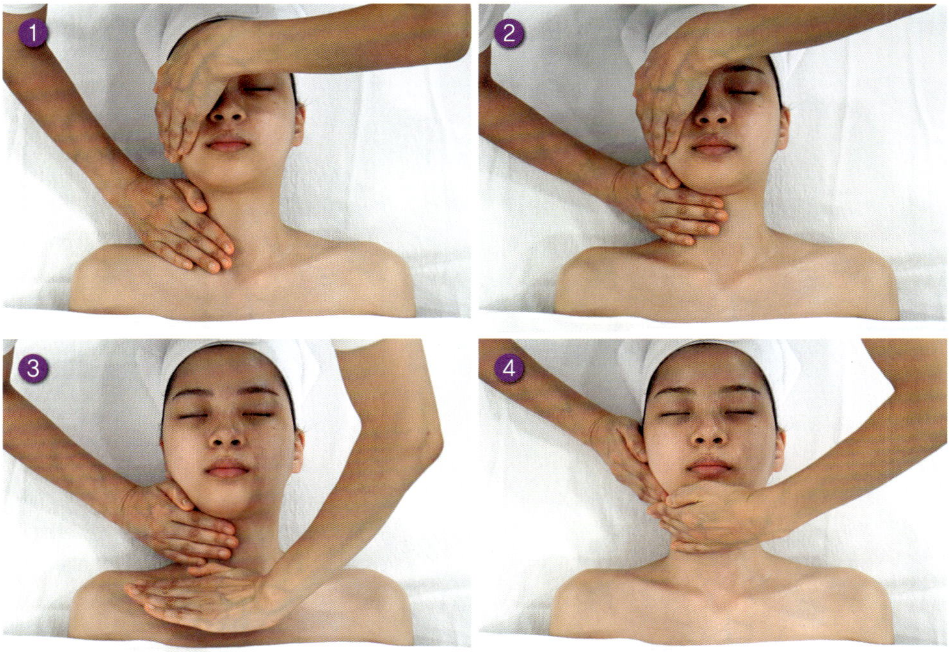

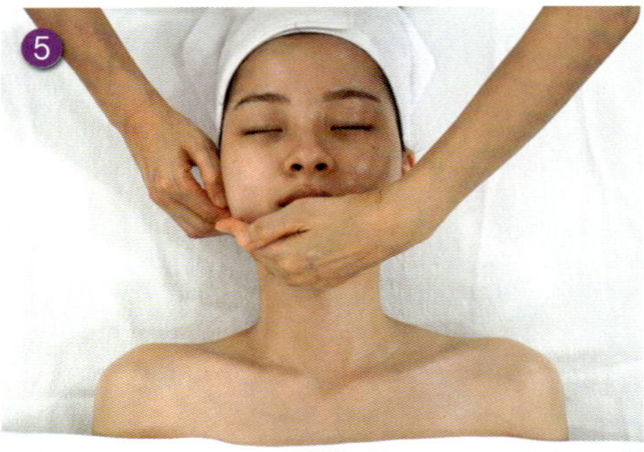
5

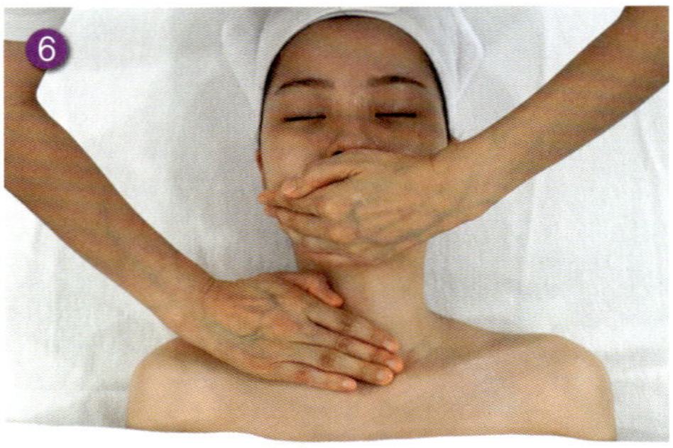
6

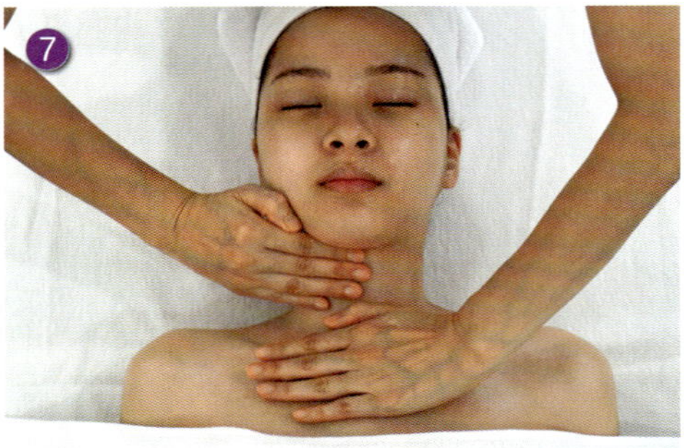
7

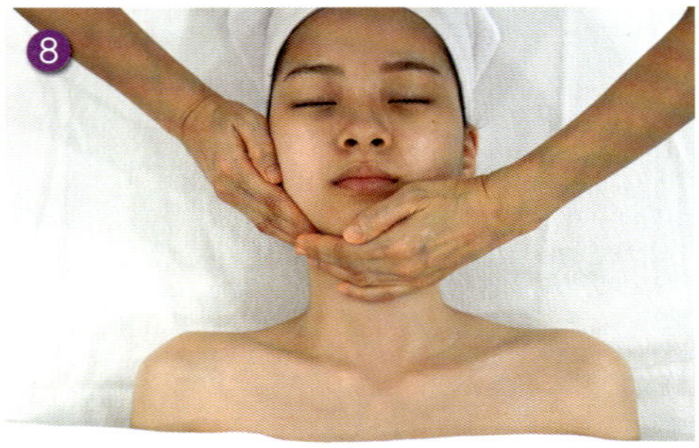
8

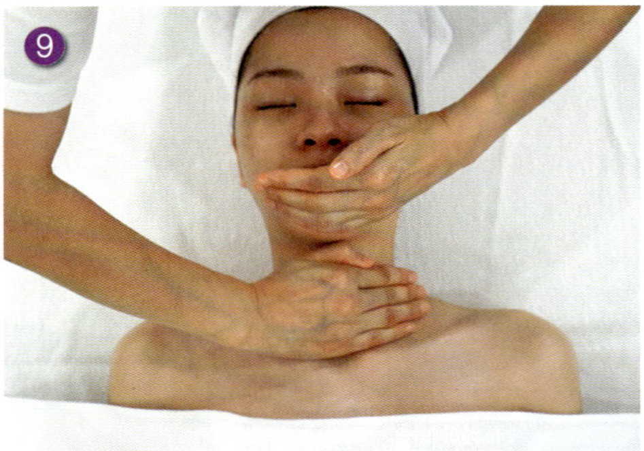
9

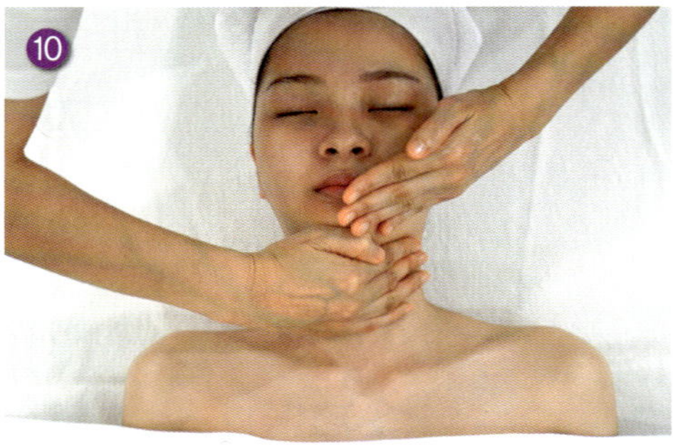
10

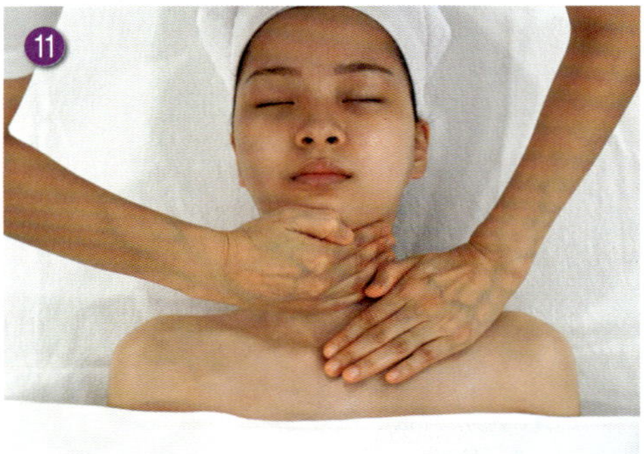
11

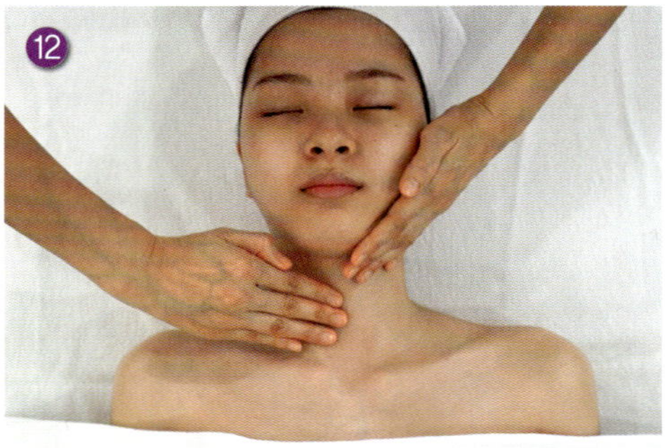
12

9) 볼 리플링하기

① 리플링 Rippling 동작-1

볼에 손바닥을 밀착시켜 검지, 중지, 약지, 소지를 이용한 리플링동작을 한다.

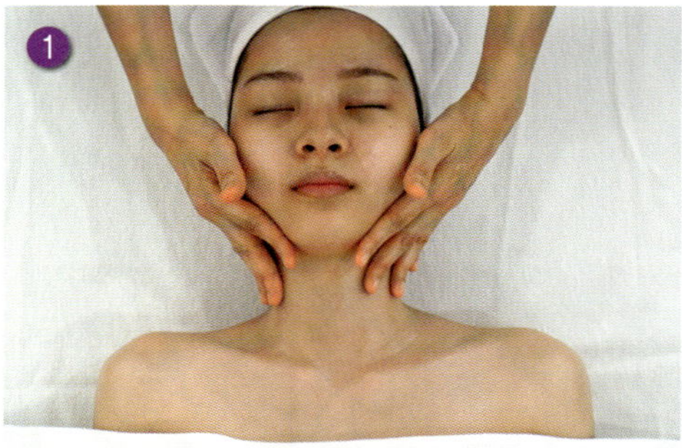

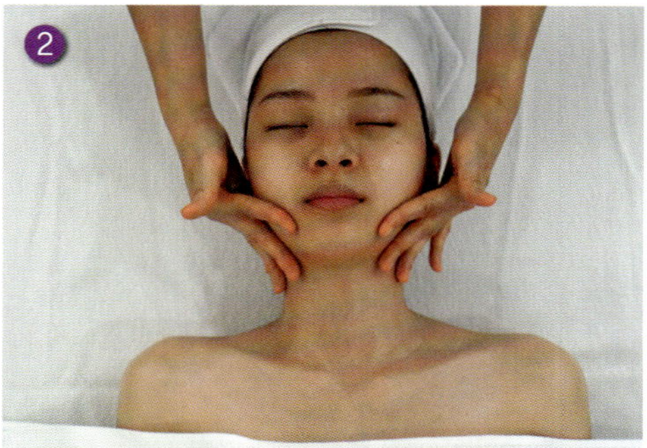

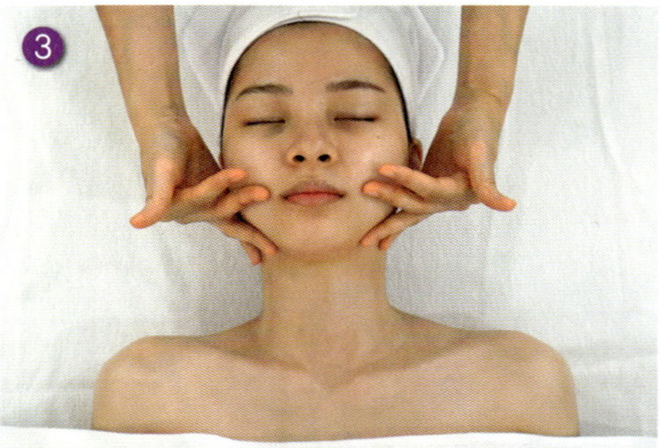

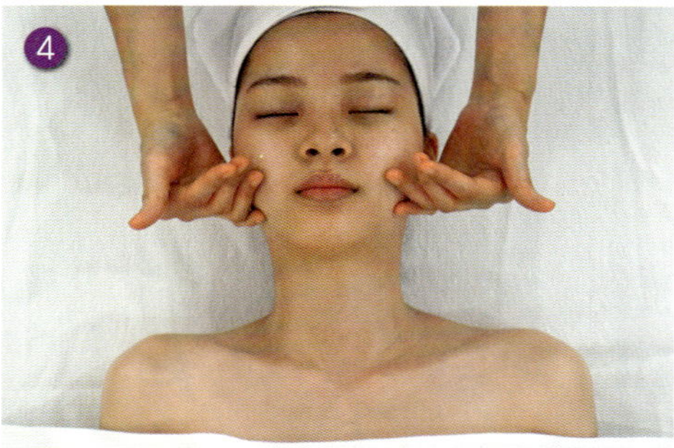

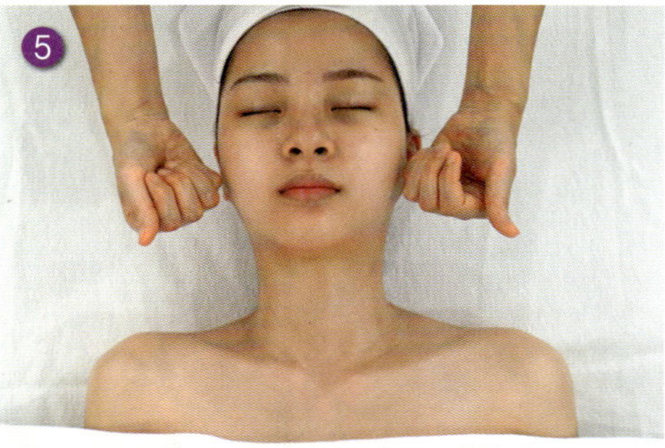

② 리플링 Rippling 동작-2

볼에 손바닥을 밀착시켜 소지, 약지, 중지, 검지 순으로 턱에서 볼 위쪽으로 리플링 Rippling 동작을 한다.

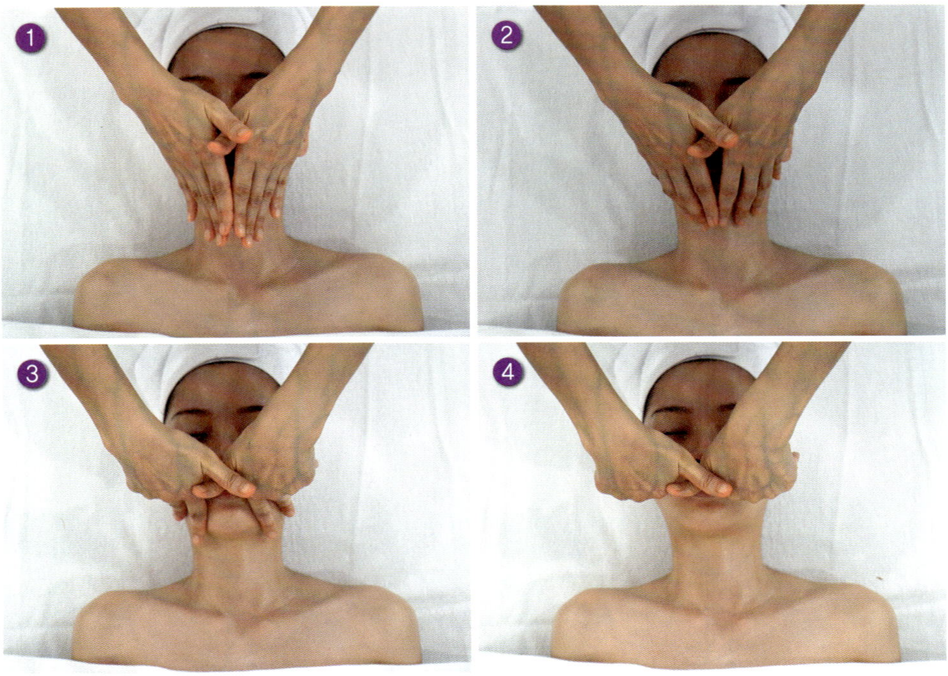

10) 턱라인 핀칭 & 탭핑

① 핀칭 Pinching 하기

턱라인을 엄지, 중지, 약지를 이용하여 꼬집는 동작을 한다.

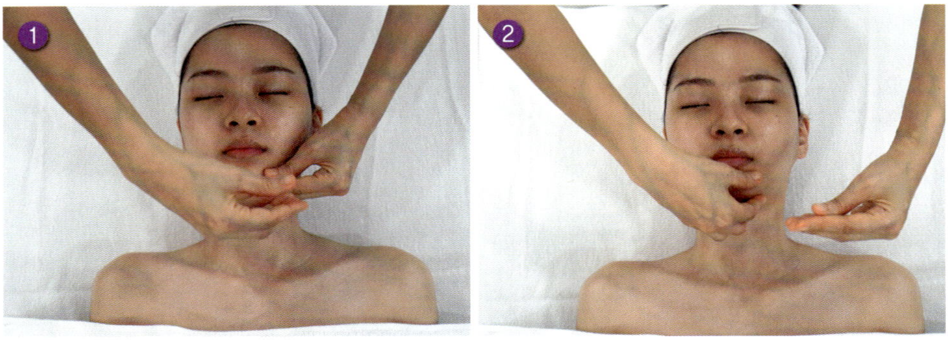

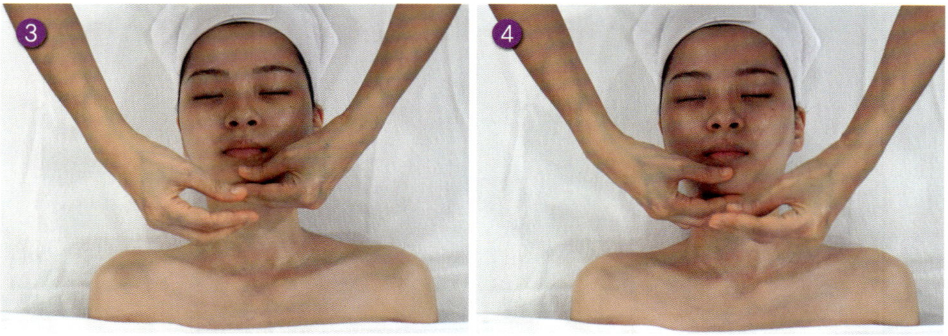

② 탭핑tapping 하기

턱라인을 중지와 약지를 이용하여 때려주는 동작 탭핑을 한다.

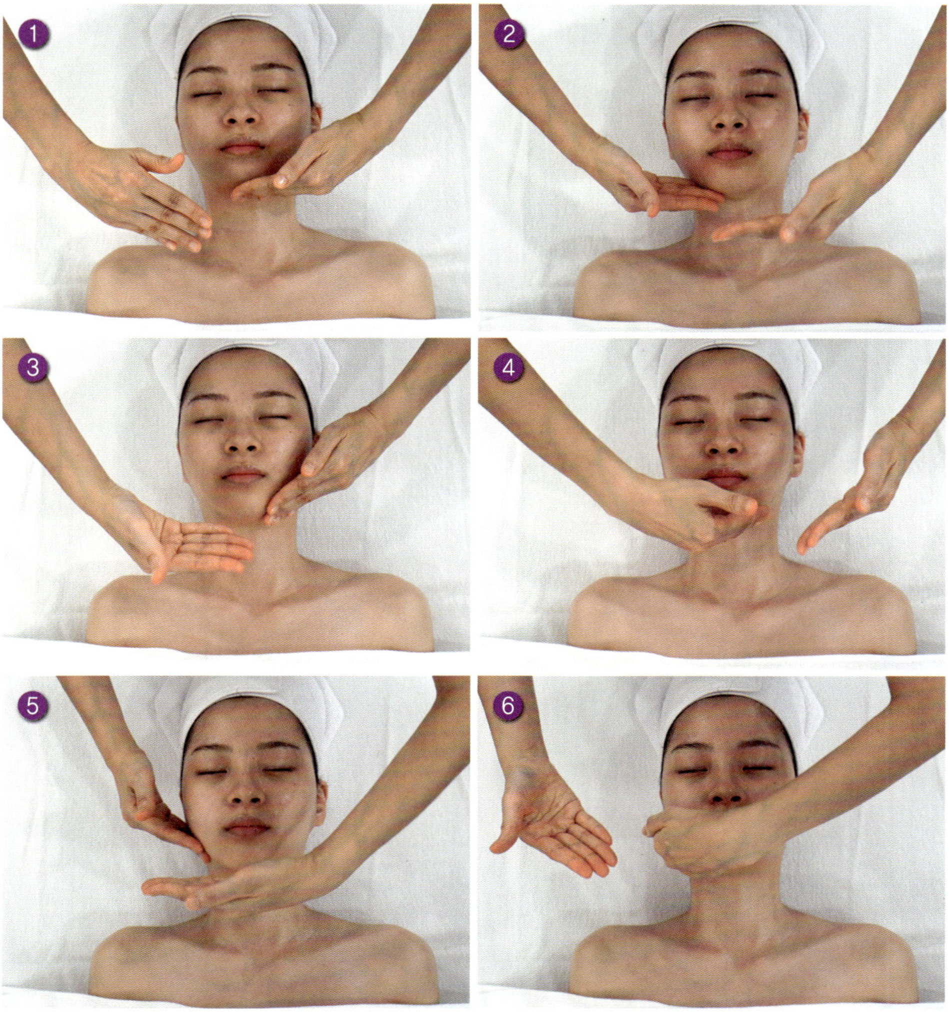

11) 입술주위 문지르기

중지를 이용하여 입술 주위 문지르기 동작을 한다.

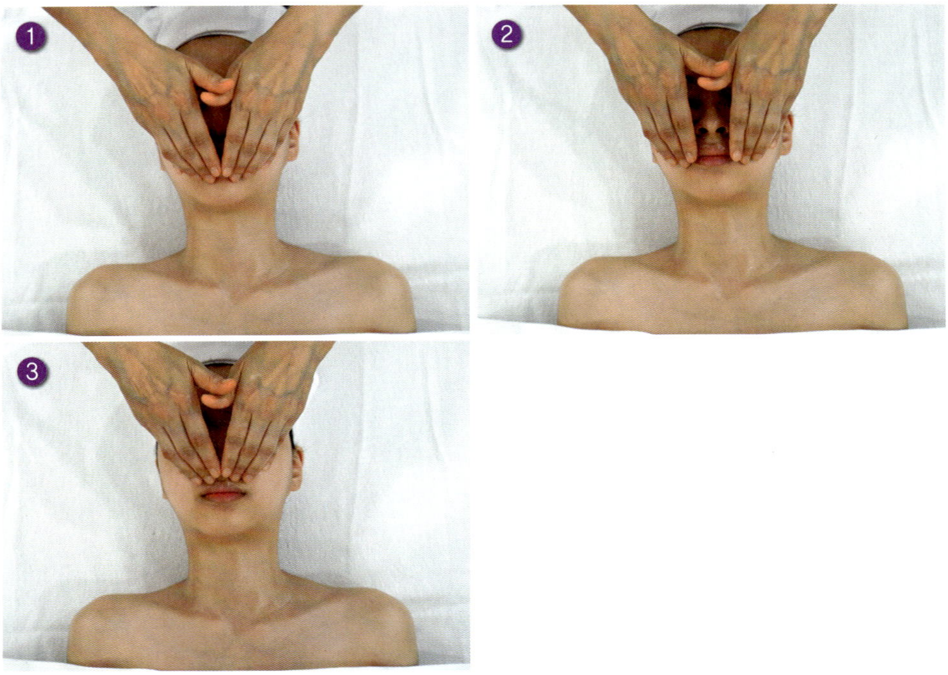

12) 전체 마무리 쓰다듬기

이마부터, 눈, 볼, 입술주위, 데콜테 순으로 전체 쓰다듬기 동작을 하고, 반대 손으로 반대쪽에서 같은 동작으로 한다.

① 이마 쓰다듬기

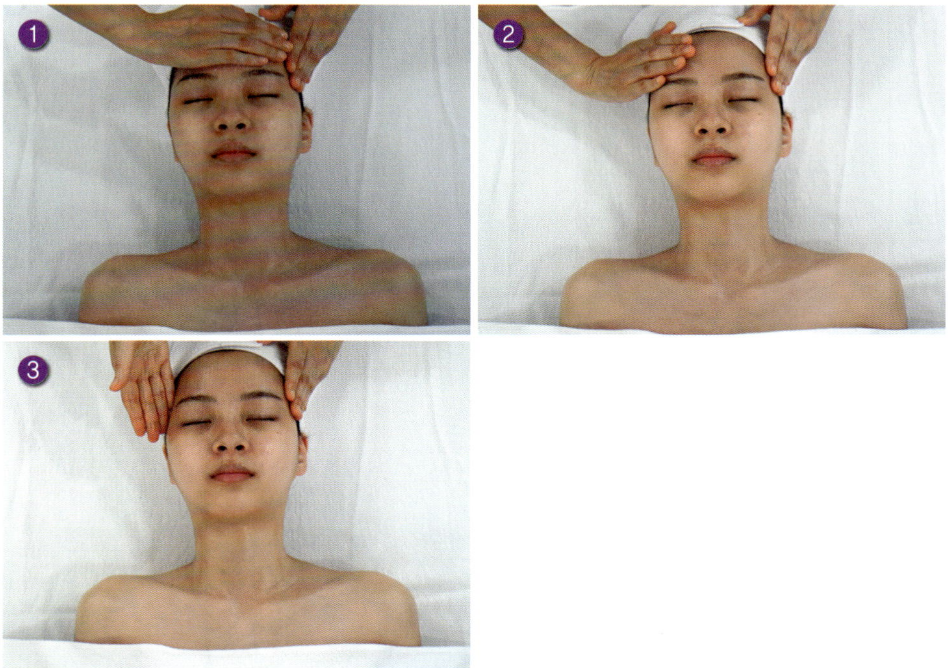

② 눈 쓰다듬기

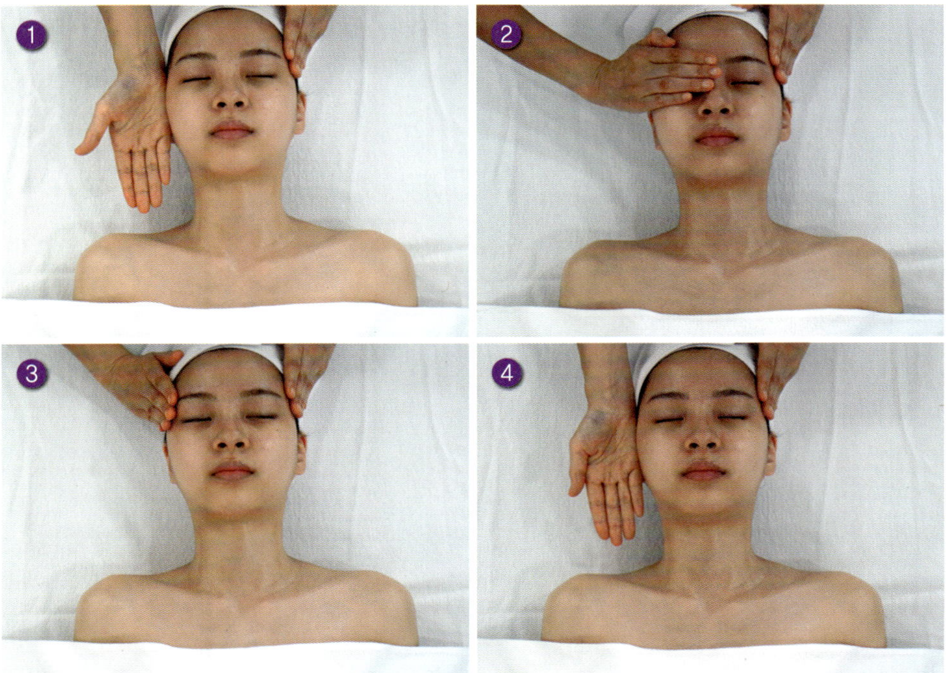

③ 볼 쓰다듬기

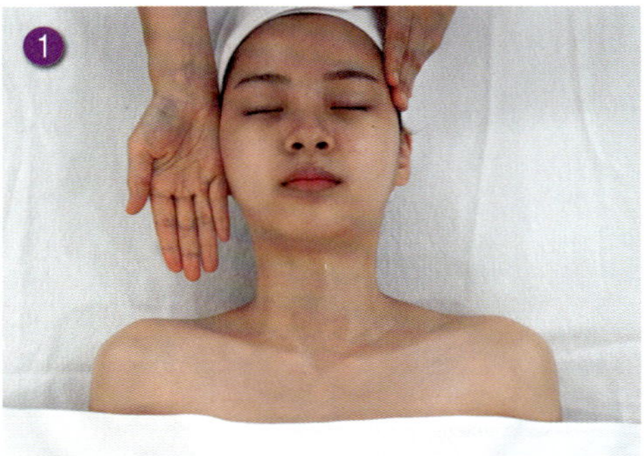

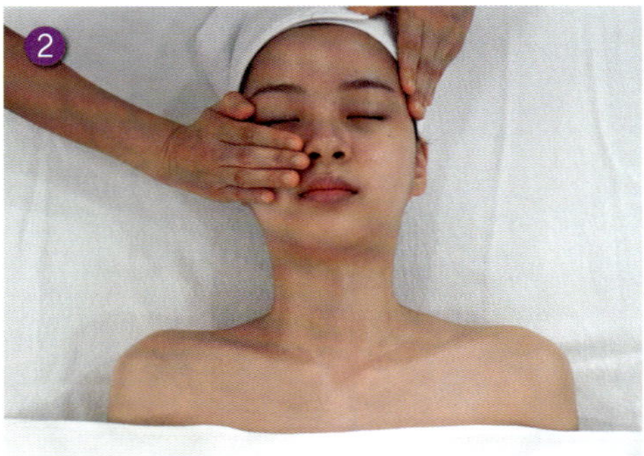

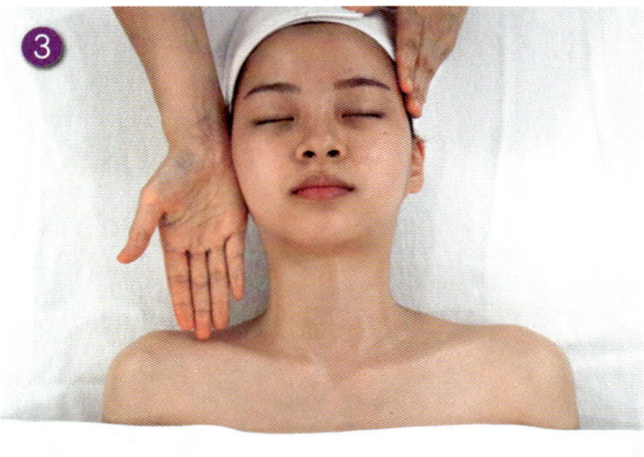

④ 입술주위 쓰다듬기

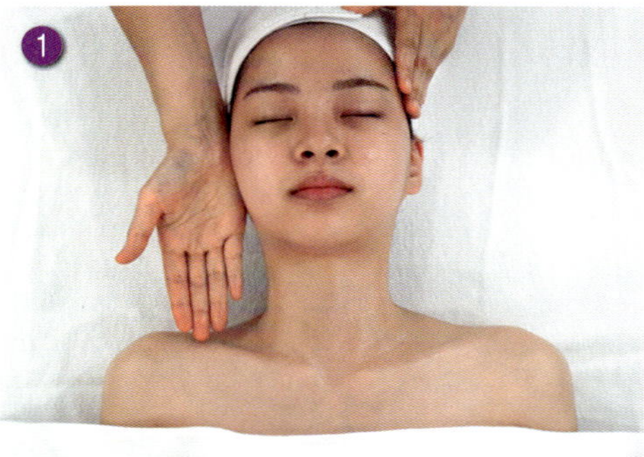

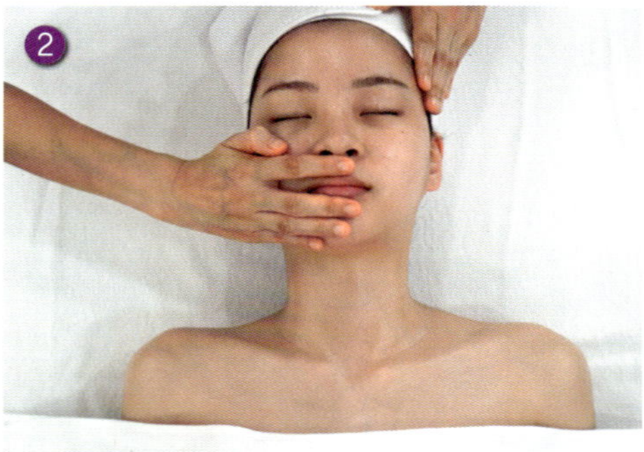

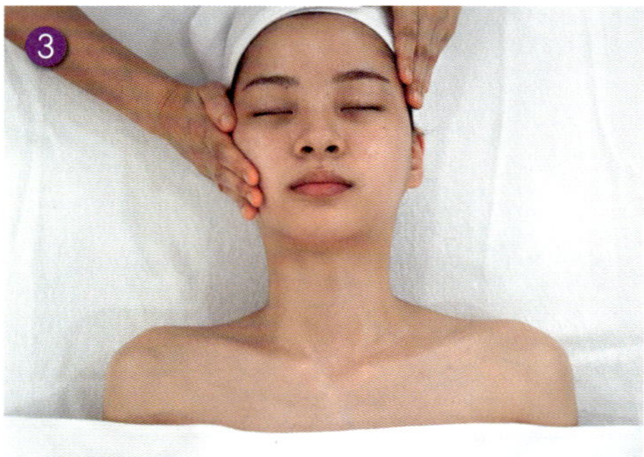

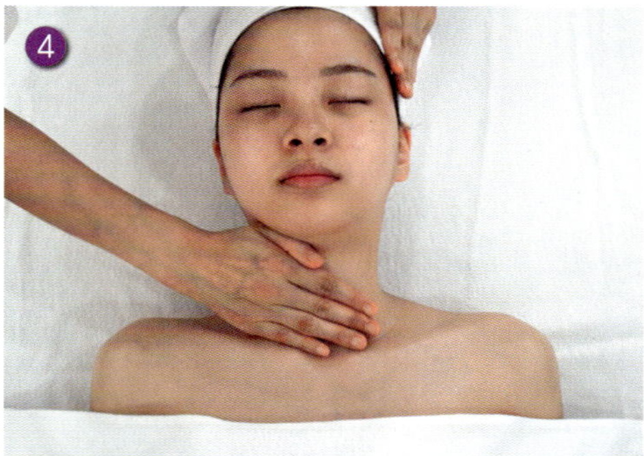

⑤ 목 쓰다듬기

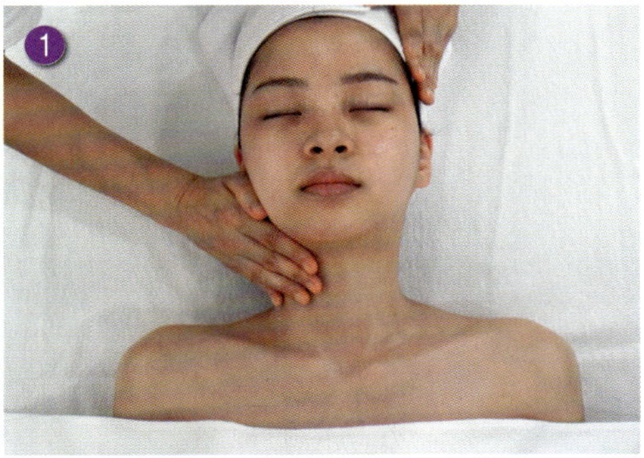

⑥ 데콜테 쓰다듬기

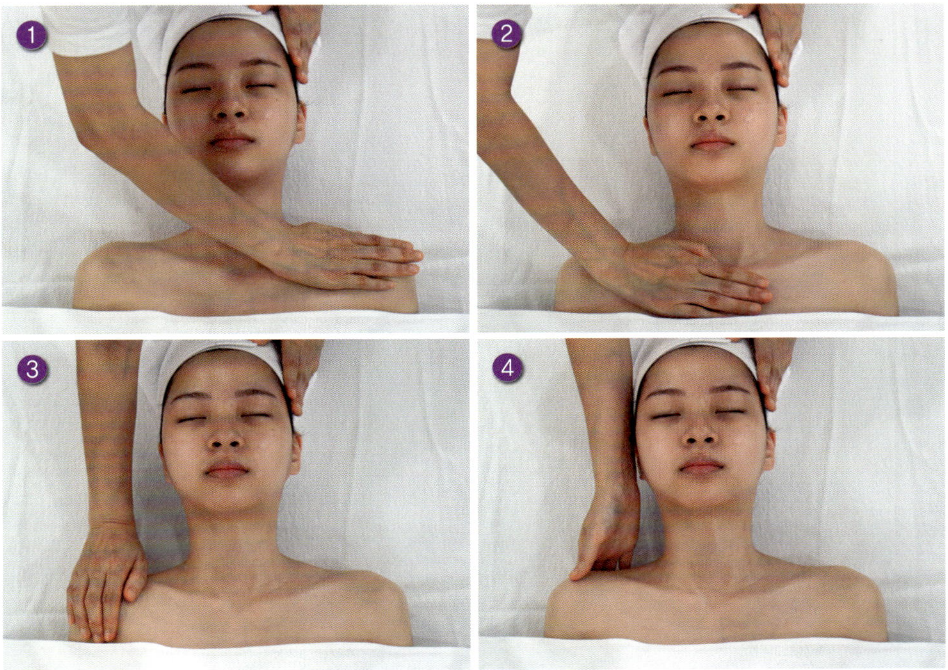

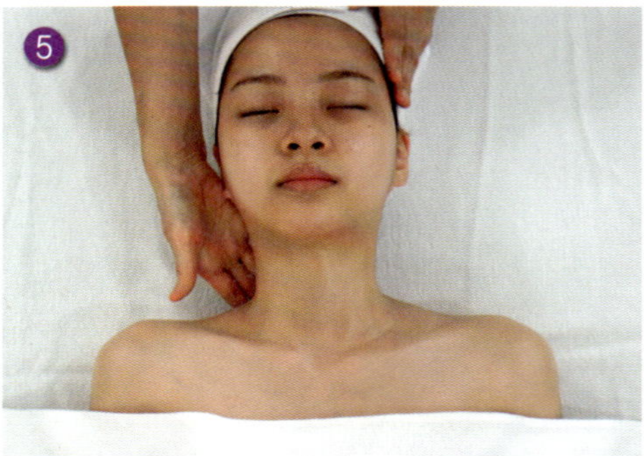

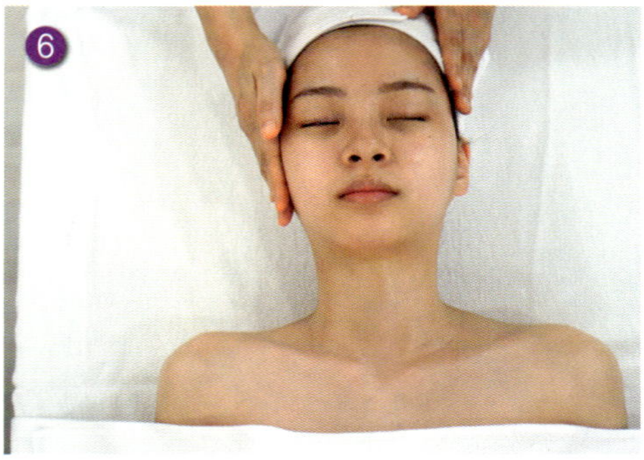

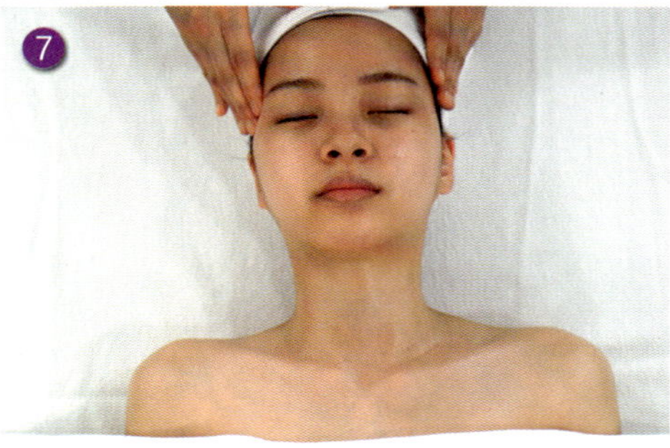

⑦ 이마 쓰다듬기 반대쪽

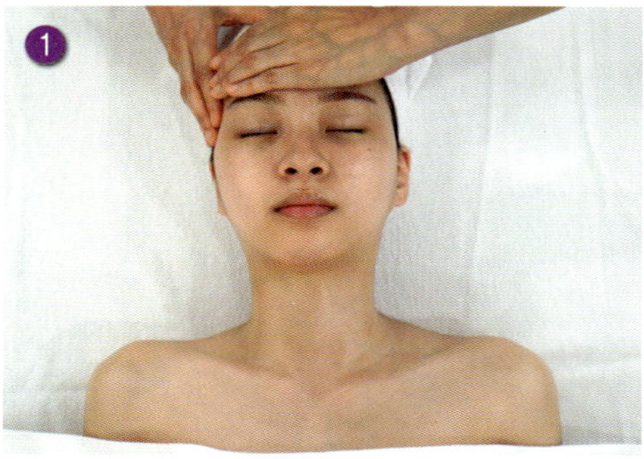

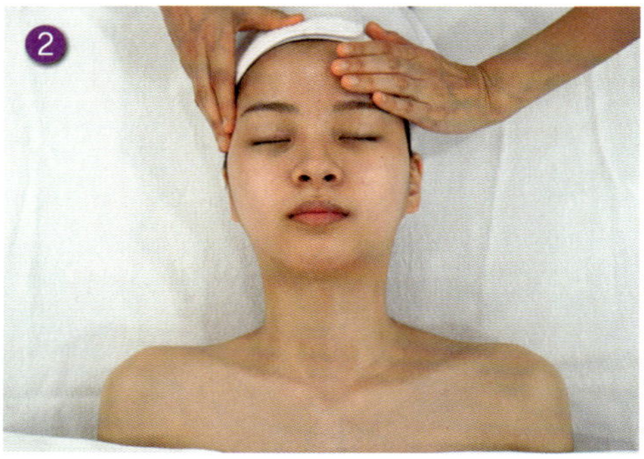

⑧ 눈 쓰다듬기반대쪽

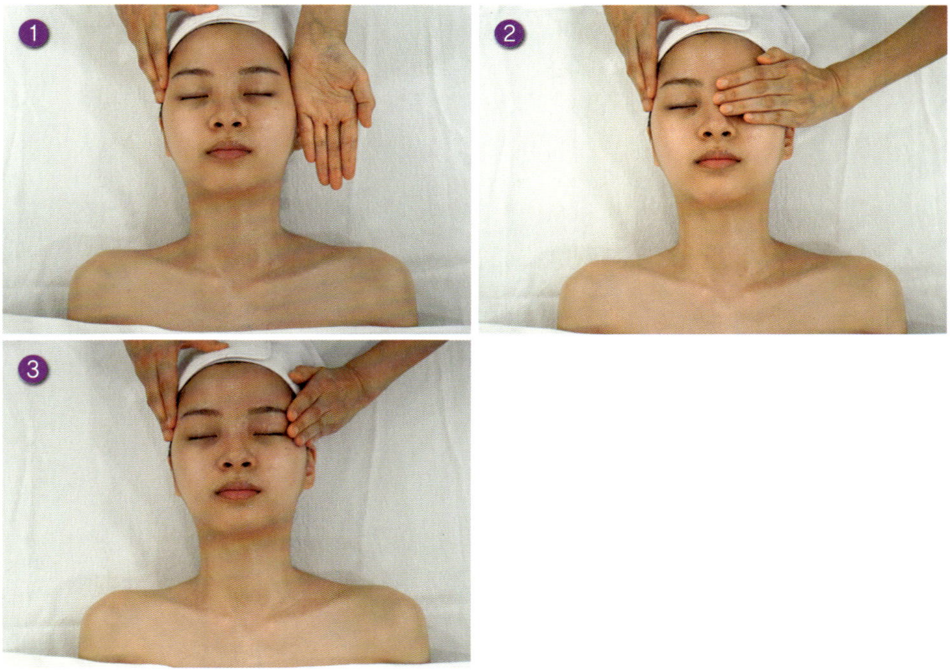

⑨ 볼 쓰다듬기반대쪽

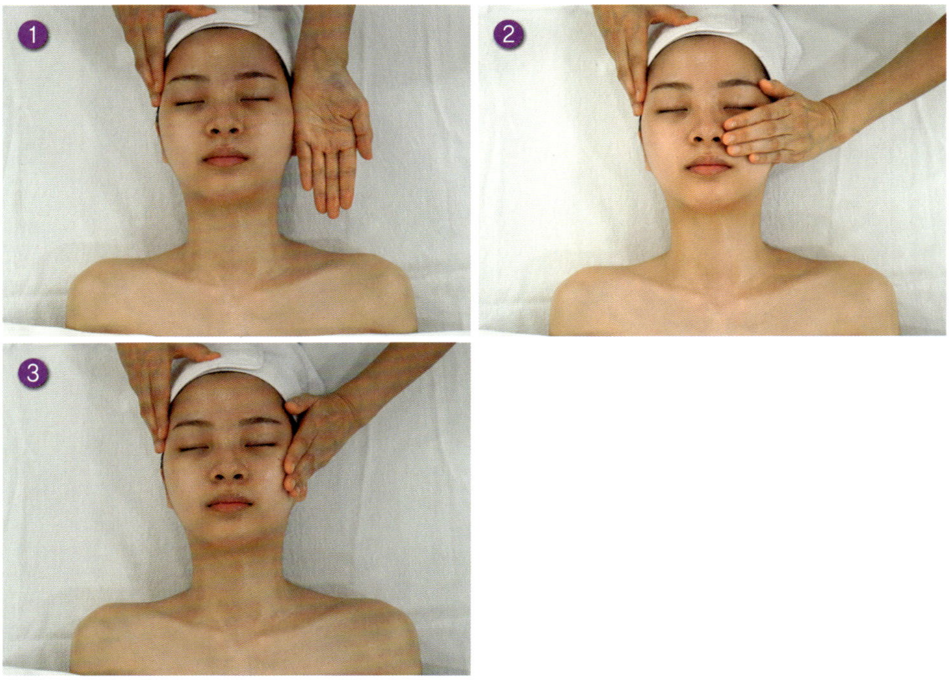

⑩ 입술주위 쓰다듬기반대쪽

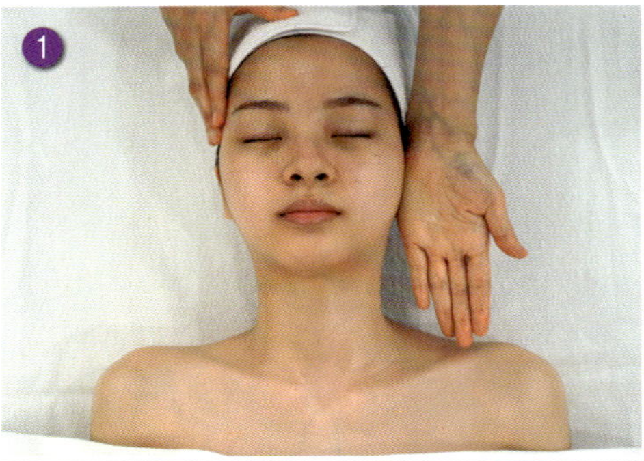

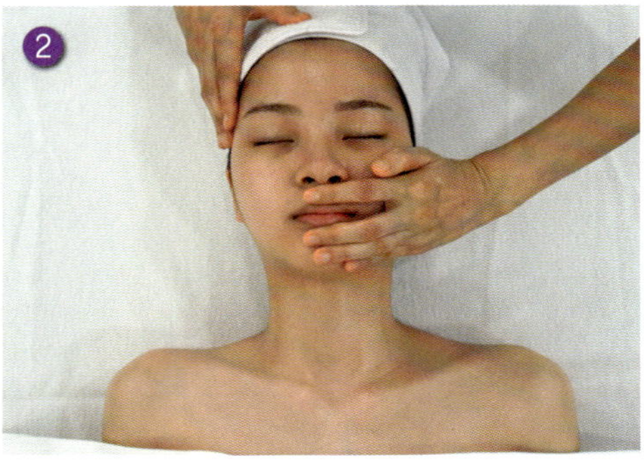

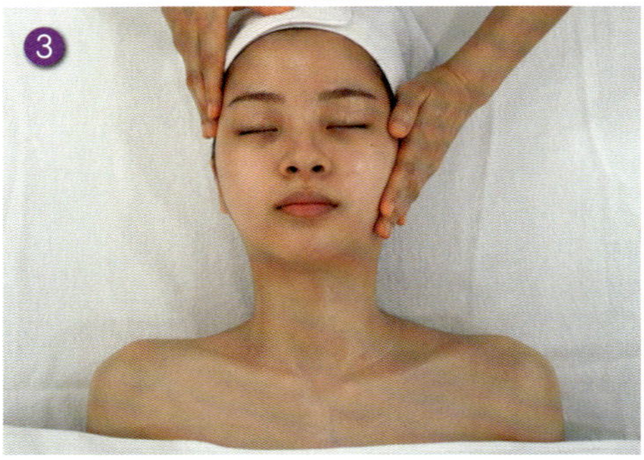

⑪ 목 쓰다듬기반대쪽

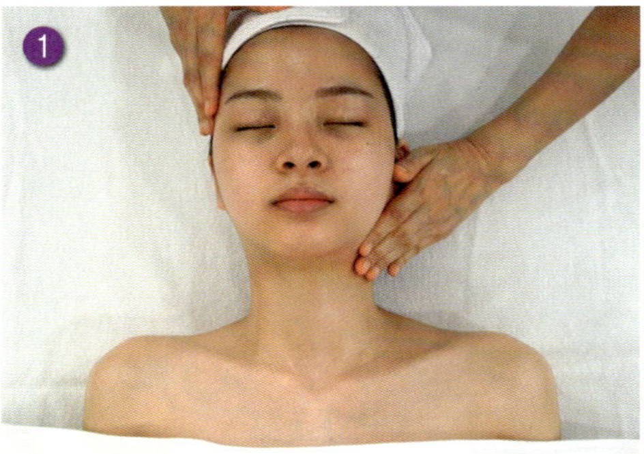

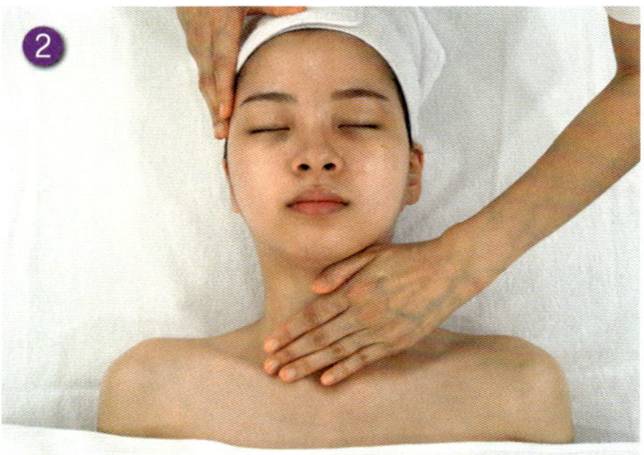

⑫ 데콜테 쓰다듬기 반대쪽

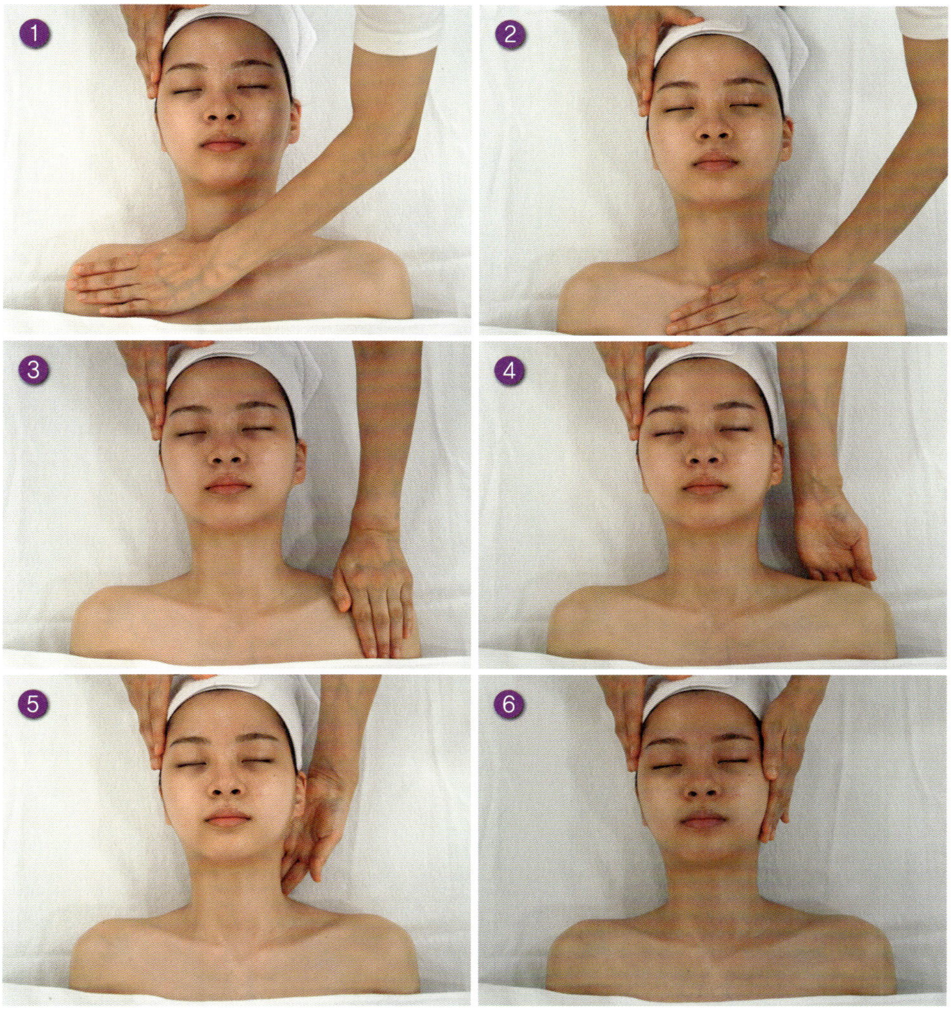

13) 마무리하기

관자놀이 부위 문지르기 후, 관자놀이 지압 후 전체 손을 뗀다.

① 관자놀이 문지르기

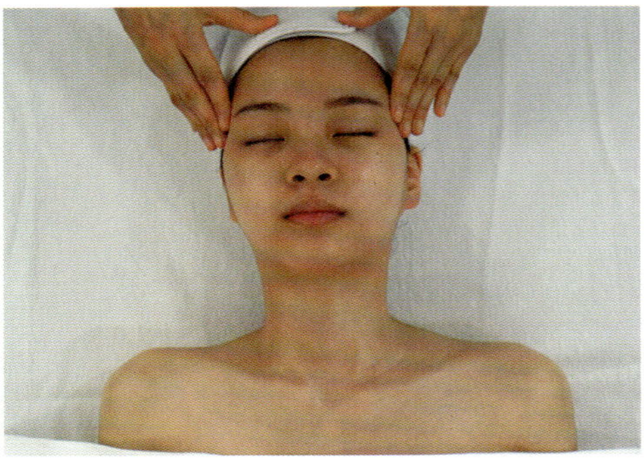

② 관자놀이 지압하기

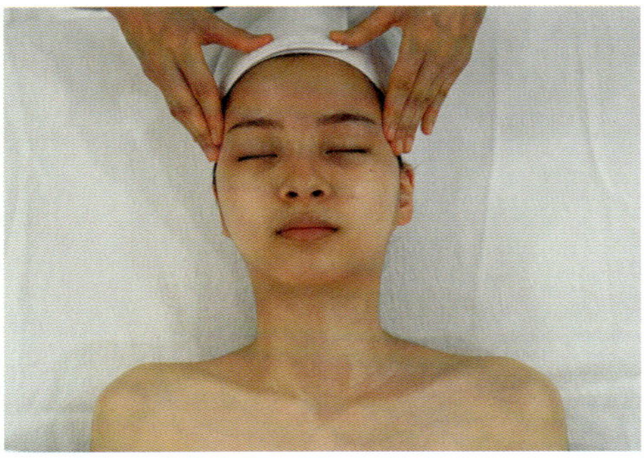

③ 전체 손을 떼는 동작

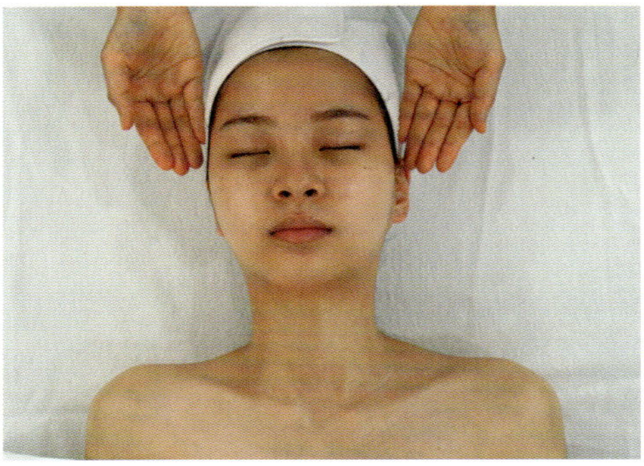

3. 크림이나 오일 닦아주기

티슈 → 해면 → 온습포 → 토너를 사용하여 크림이나 오일을 제거한다.

Chapter 15

팩

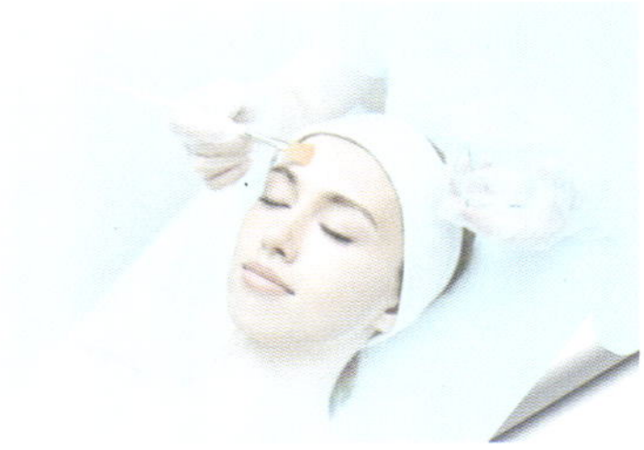

1. 팩과 마스크의 정의

팩Pack : 'package'의 '싸다, 둘러싸다, 포장하다'의 의미에서 유래되었으며, 마스크Mask는 덮어 가리다의 의미에서 유래되었고, 거의 같은 의미로 사용되어지고 있다. 팩은 막이 형성되지 않으므로 공기, 열, 수분이 통과할 수 있으며 닦을 때는 마르지 않은 상태에서 물로 씻어내거나 스펀지 등을 이용하여 제거한다.

마스크 : 마스크의 재료가 피부표면에 도포한 후 응고되어 피부 위에 막을 형성하는데, 외부의 공기 유입과 피부 내부의 수분증발이 차단되므로 보습효과가 있으며, 마스크 재료의 유효성분의 침투를 용이하게 한다. 또한 재료가 건조되면서 피부의 긴장감과 수축효과를 얻을 수 있다.

팩Pack	• 피부에 도포했을 때, 공기가 통과하여 시간이 지나도 막이 만들어지거나 굳어지지 않음
마스크Mask	• 피부에 도포했을 때, 공기가 차단되어 막이 생기거나 굳어지는 형태가 됨 • 피부 내부로부터의 수분 증발도 차단됨

2. 팩과 마스크의 효과

① 보습작용

팩제의 유효성분이 외부 공기와 차단되고, 피부 내부로부터 발생하는 수분과 팩제의 보습제나 유연제 등에 의해 각질층이 촉촉해지고 유연해진다.

② 청정작용

피부의 노폐물과 피지 등의 불순물이 흡착되어 제거되므로, 깨끗해지면서 영양성분의 흡수력이 좋아진다.

③ 혈액순환 촉진작용

피막형성제와 팩제가 건조되면서 피부에 적당한 긴장감을 주고 건조 후, 일시적으로 피부온도를 높여줌으로써 혈액순환을 시켜 피부재생기능이 좋아지며 피부톤이 밝아진다.

3. 팩과 마스크의 분류

사용방법에 따른 분류	내용상에 따른 분류	온도에 따른 분류
필-오프 타입 (Peel off type) 워시-오프 타입 (Wash off type) 티슈-오프 타입 (Tissue off type)	크림 타입(Cream type) 젤 타입(Gel type) 분말 타입(Powder type) 시트 타입(Sheet type) 왁스 타입(Wax type)	웜 마스크(Warm mask) 쿨 마스크(Cool mask)

	사용방법
필-오프 타입 Peel off type	• 얼굴에 발라 굳은 후 떼어내는 팩 • 노폐물과 노화각질 및 잔털 제거효과 • 젤 또는 액체 형태 • 건조되면서 피부긴장감 부여
워시-오프 타입 Wash off type	• 얼굴에 발라 일정 시간 경과 후 미온수로 씻어내는 팩 • 자극이 적고 보습효과 탁월 • 크림, 젤, 거품, 클레이, 분말 형태
티슈-오프 타입 Tissue off type	• 얼굴에 발라 일정 시간(10~15분)이 경과하면 대부분 피부에 흡수 → 여분의 제품은 티슈로 가볍게 닦아냄 • 보습, 영양효과 → 건성, 노화피부에 적합하며 매일 사용 가능 • 지성피부와 복합성 피부는 사용 자제 → 팩제의 오일성분으로 트러블 유발 우려
크림 타입 Cream type	• 유화형 팩-제품 도포 후 일정 시간 경과하면 제품은 그대로 있고, 유효성분만 흡수 • 건성, 민감성, 노화피부에 적합 • 영양, 보습, 진정효과 • 10~15분 후 물로 씻어내는 워시-오프 타입과 티슈로 닦아내는 티슈-오프 타입이 있음
젤 타입 Gel type	• 젤이 건조되어 피막을 형성하는 형태(필-오프 타입)와 건조되지 않는 형태(워시-오프 타입)로 분류 • 지성, 여드름, 예민 피부에 효과적 • 필-오프 타입 → 각질제거효과, 워시-오프 타입 → 진정과 보습효과
분말 타입 Powder type	• 물에 개어서 바르는 분말 타입의 팩 : 석고 팩, 고무 팩, 효소 팩, 한방 팩 • 항염증, 진정, 보습작용 • 석고 팩 → 석고를 물과 혼합했을 때 생기는 발열작용을 이용 • 고무 팩 → 해초의 알긴산이 주성분, 시간 경과 후 고무 모양으로 응고 • 효소 팩 → 효소의 지방 및 단백질 분해효과를 이용 • 한방 팩 → 약초추출물 등의 원료를 분말화, 화장수나 정제수 또는 젤과 혼합하여 사용
시트 타입 Sheet type	• 콜라겐과 유효성분을 건조시킨 시트를 정제수나 제품을 이용하여 얼굴에 맞게 부착 • 보습, 미백, 주름 방지효과
왁스 타입 Wax type	• 파라핀 왁스와 같이 열을 가하여 영양 침투를 촉진 • 집중보습 관리가 필요한 피부에 효과적

온도에 따른 분류	
웜 마스크 Warm mask	• 열을 발생하여 공기 차단 → 혈관을 확장하여 신진대사와 혈액순환, 피지분비 조절 촉진 • 석고 마스크, 젤라틴 팩, 파라핀 마스크 등
쿨 마스크 Cool mask	• 차가운 팩으로 수렴작용을 하는 마스크 → 모공수축, 피부탄력, 리프팅 • 냉동요법, 냉해초팩, 스팀타월 팩 등

4. 팩 및 마스크의 특성 및 관리방법

팩과 마스크는 매뉴얼테크닉 후 적용으로 매뉴얼테크닉으로 근육의 이완과 유수분 분비 밸런스 정상화 등 피부에 필요한 기능을 정상적으로 활성화시켜 놓은 상태에서 유효성분의 흡수 및 기능을 효율적으로 높일 수 있다.

1. 크림팩Cream Pack

눈과 입술에 전용 크림을 발라 정리한 후 이마, 코, 볼, 턱, 데콜테 순으로 안쪽에서 바깥쪽 방향으로 바르고 얼굴 전체 균일한 두께가 될 수 있도록 한다.

피부유형에 따라 지성피부, 건성피부, 정상피부에 적용할 수 있도록 성분이 구성되어 있으며 크림의 제형으로 되어있다.

(1) 특성 및 효과

- 팩을 얼굴에 도포 후 씻어내는 타입으로 머드계열의 진흙이나 고령토 등의 점토광물을 주성분으로 하여 물과 보습제 등이 배합되어 있으며 카올린, 알란토인 등의 성분이 함유되어 있다.
- 성분에 따라 피지흡착능력, 각질제거기능, 피부재생, 진정 등의 효과가 있다.

(2) 적용피부

- 지성, 건성, 민감성, 노화피부에 적용한다.

(3) 주의사항

- 브러시가 피부에 자극되지 않도록 부드럽게 도포한다.
- 눈, 콧구멍, 입술에는 도포하지 않고 들어가지 않도록 한다.
- 건조된 팩을 닦아내는 과정에서 건조된 팩을 유연하게 만들어 피부가 자극되지 않도록 제거한다.

① 아이 & 립크림 도포하기

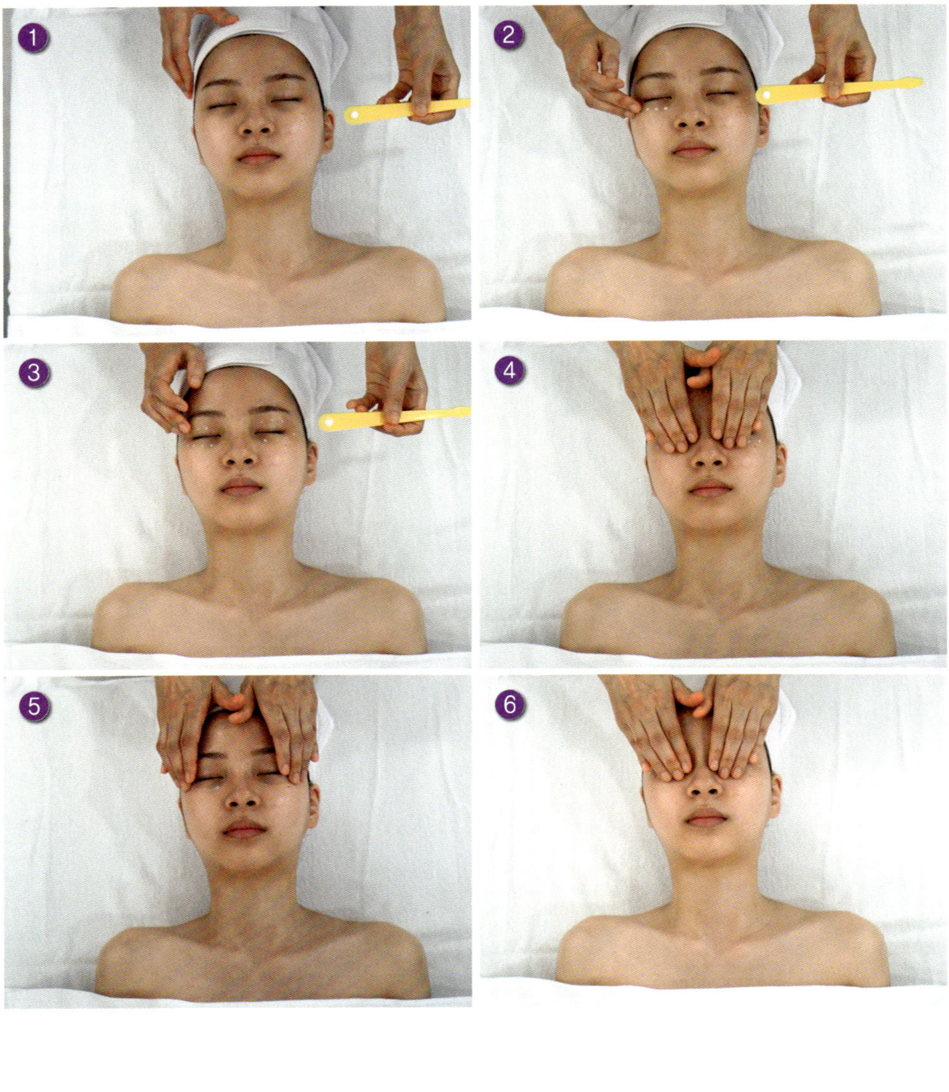

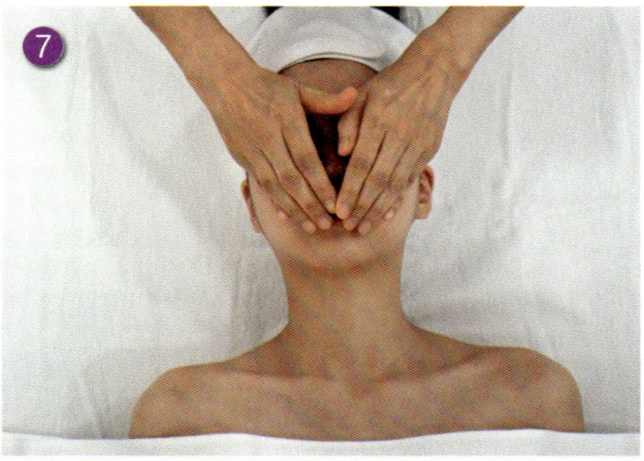

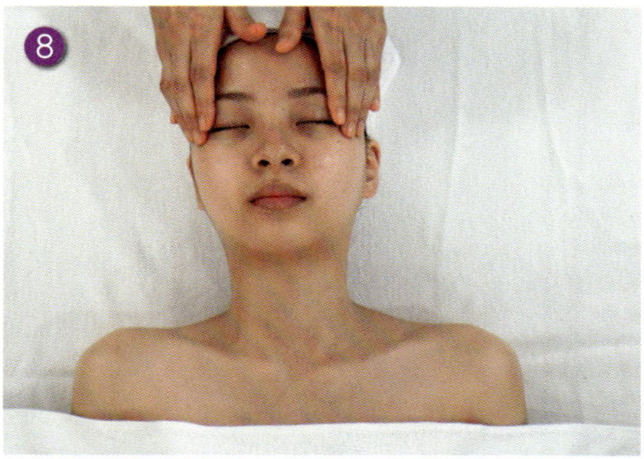

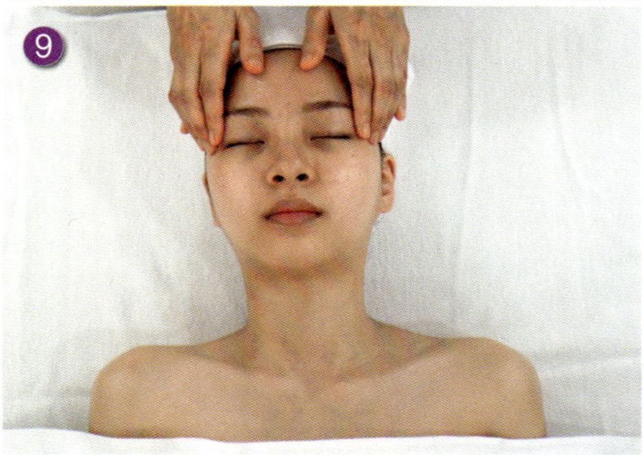

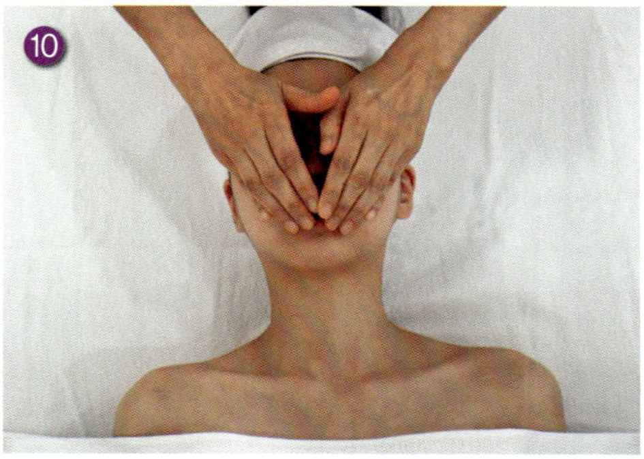

② 크림팩 도포하기

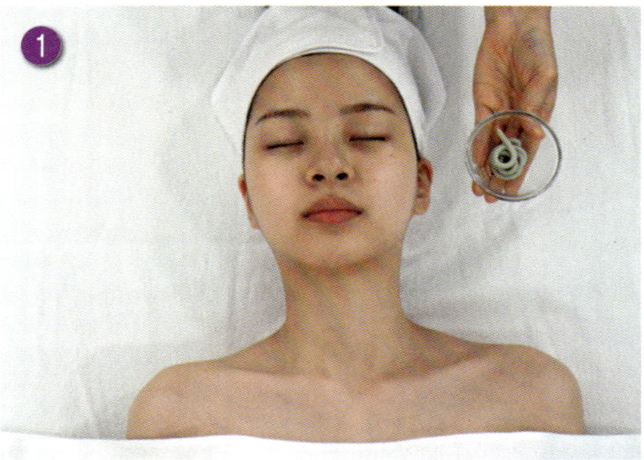

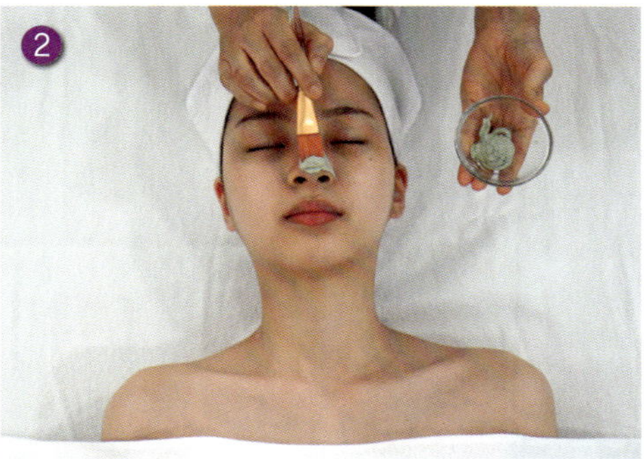

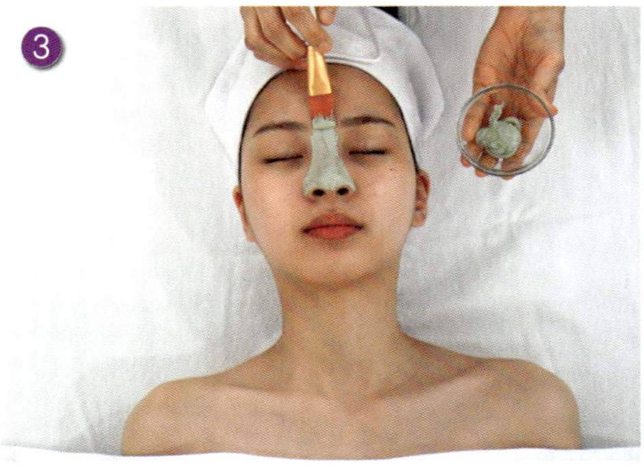

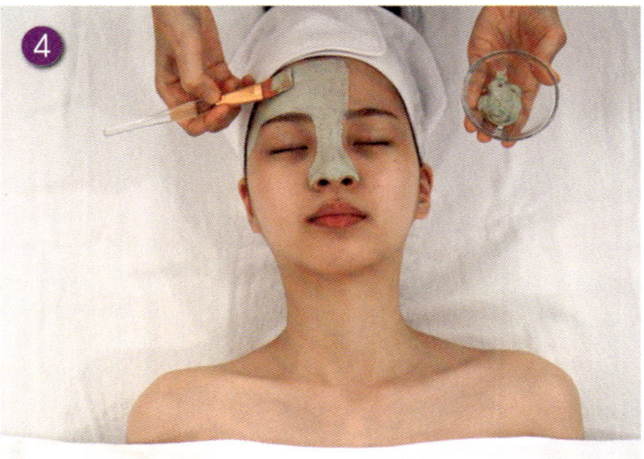

5

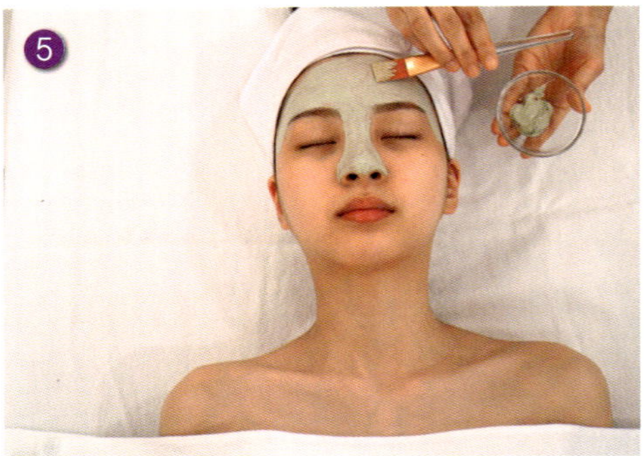

6

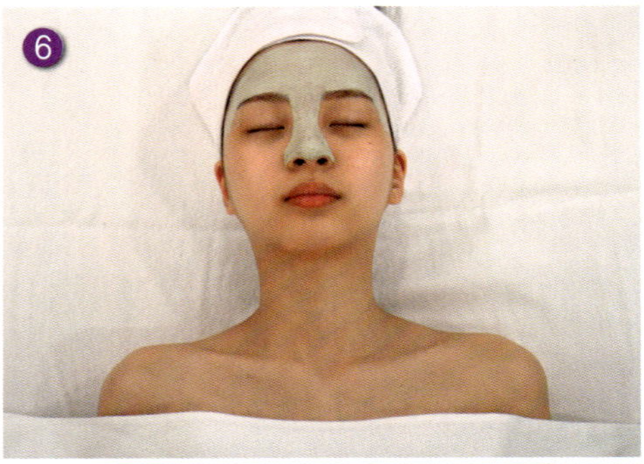

7

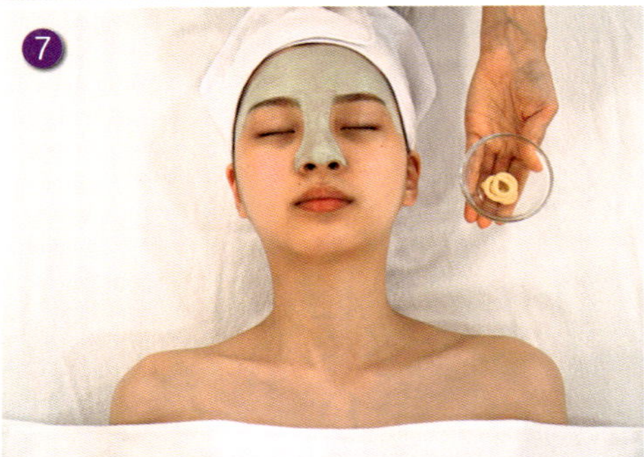

8

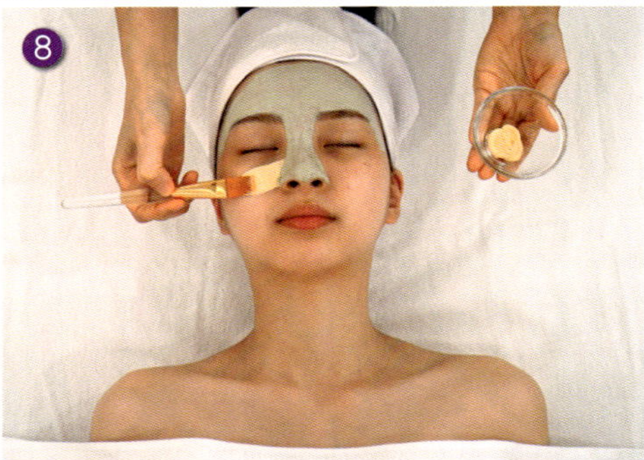

9

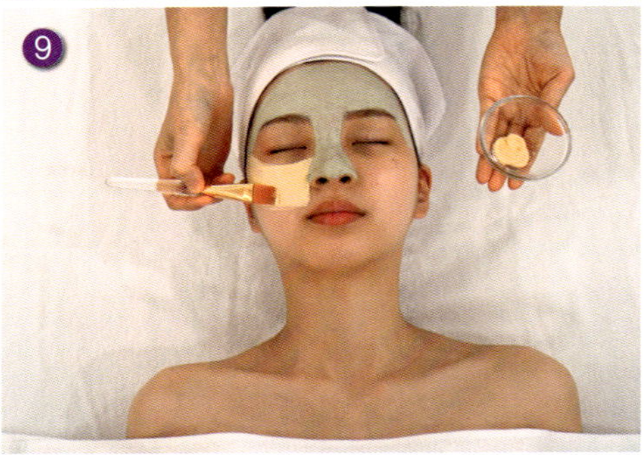

10

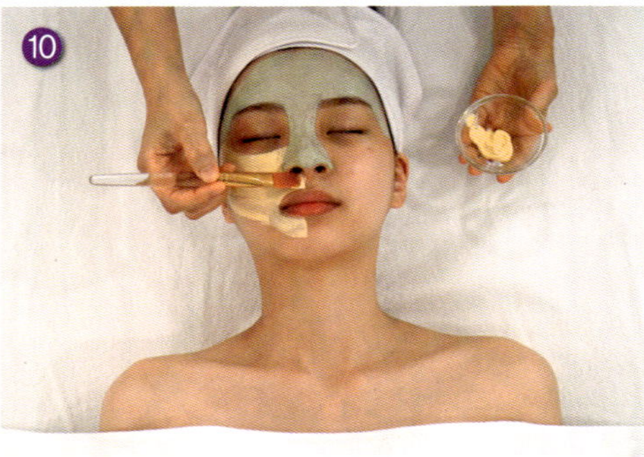

11

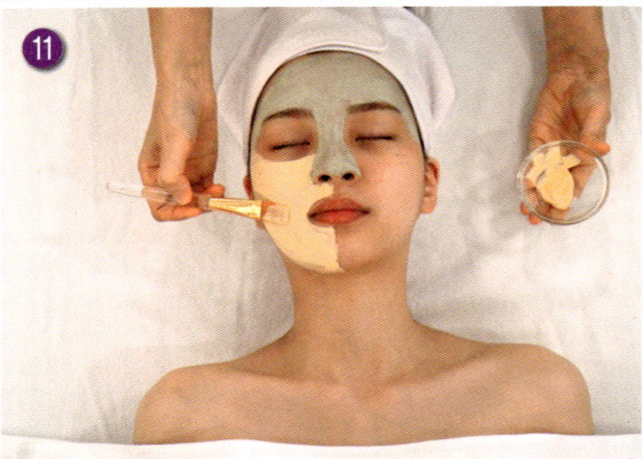

12

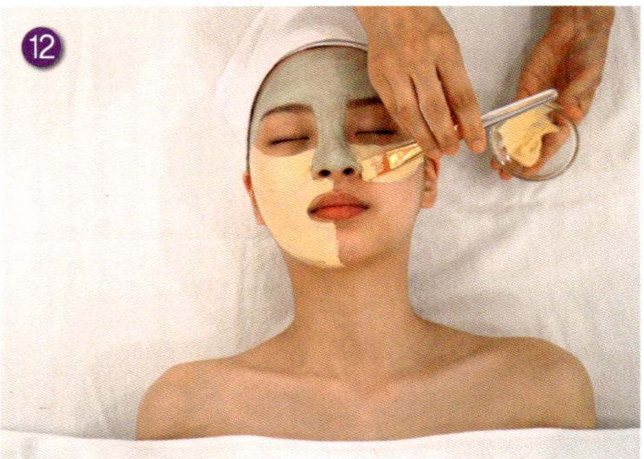

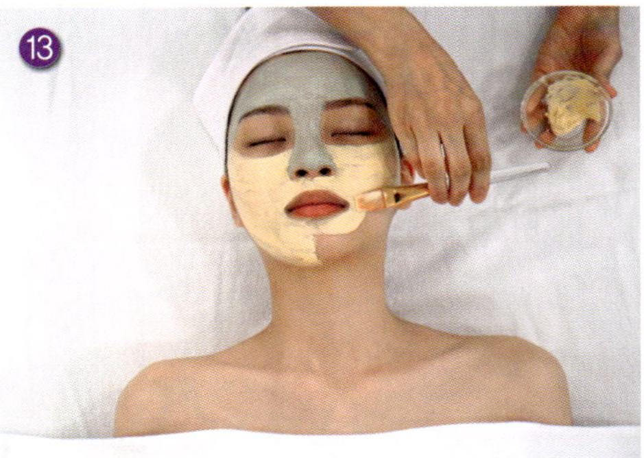
13

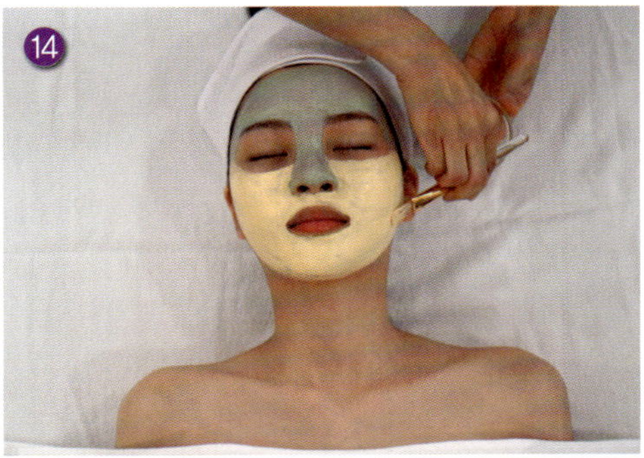
14

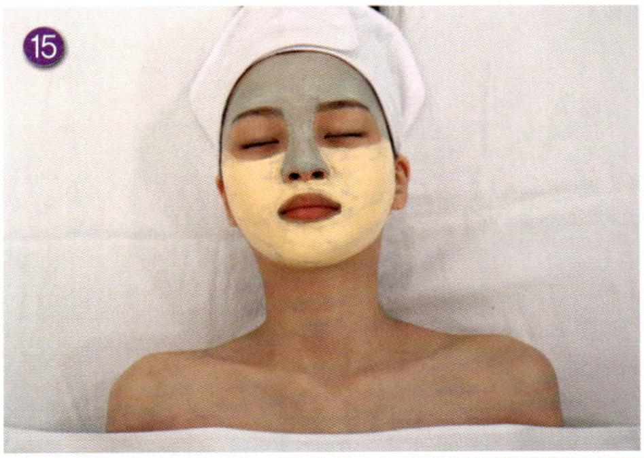
15

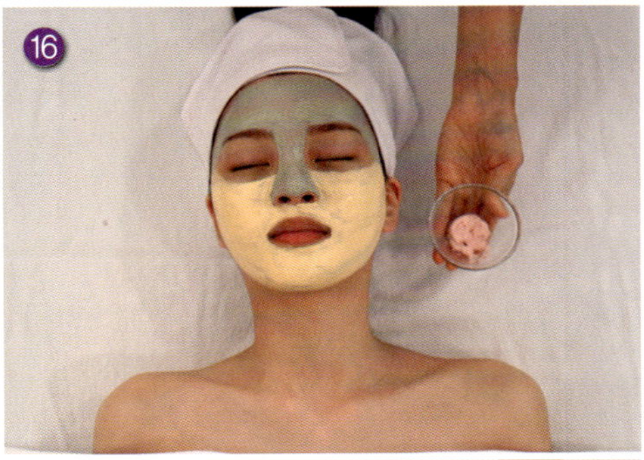
16

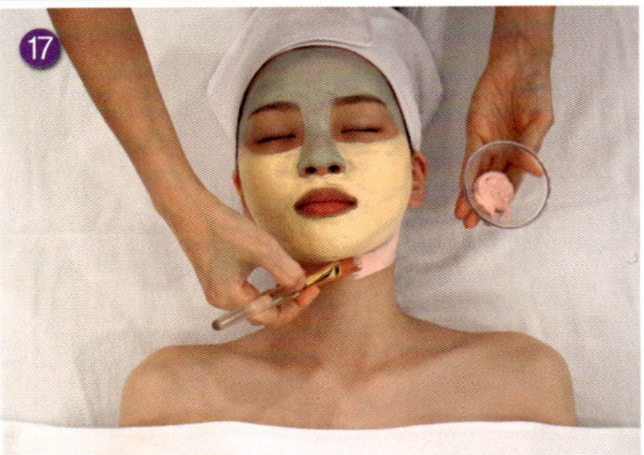
17

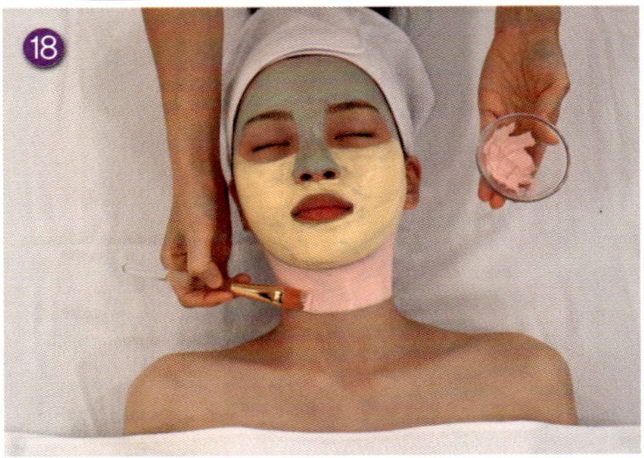
18

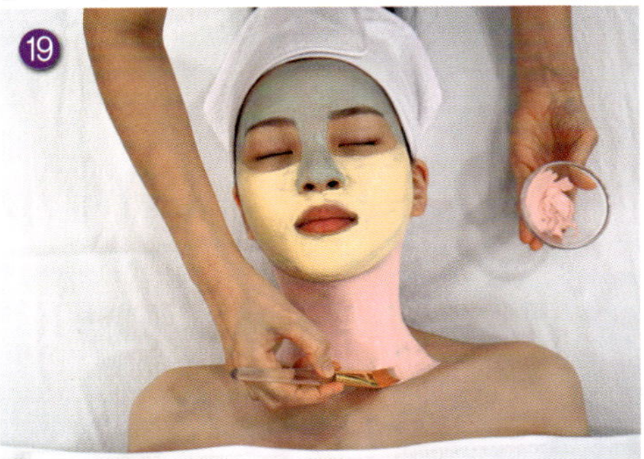
19

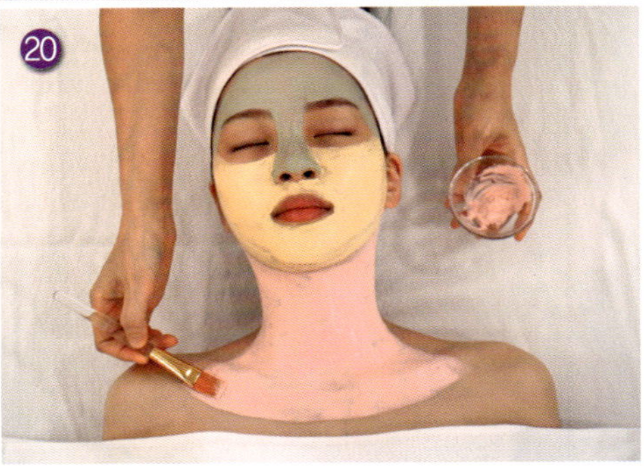
20

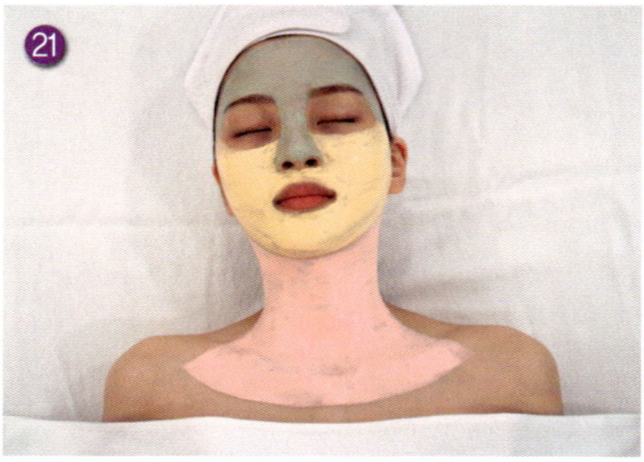

③ 크림팩 닦아내기

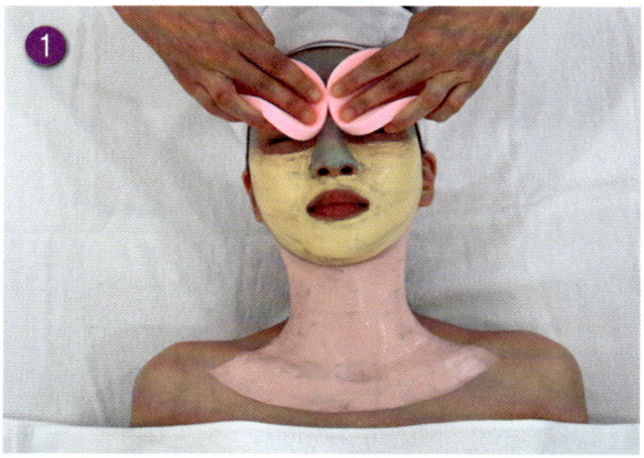

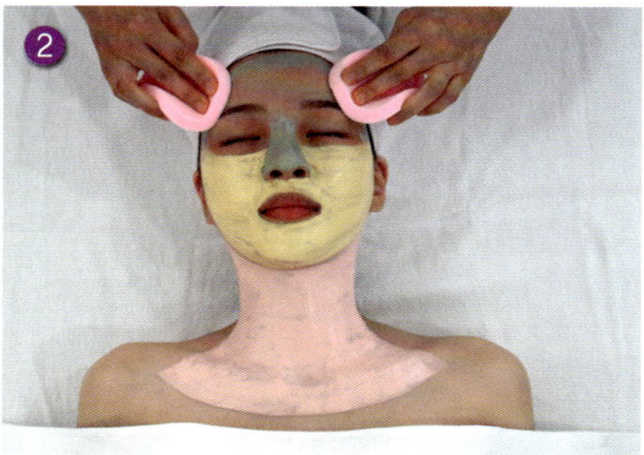

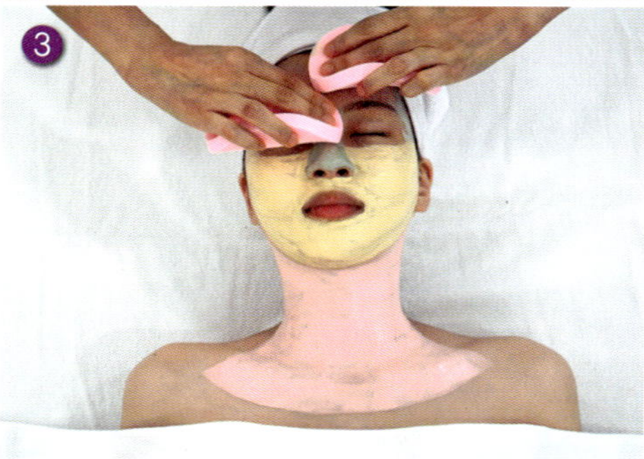

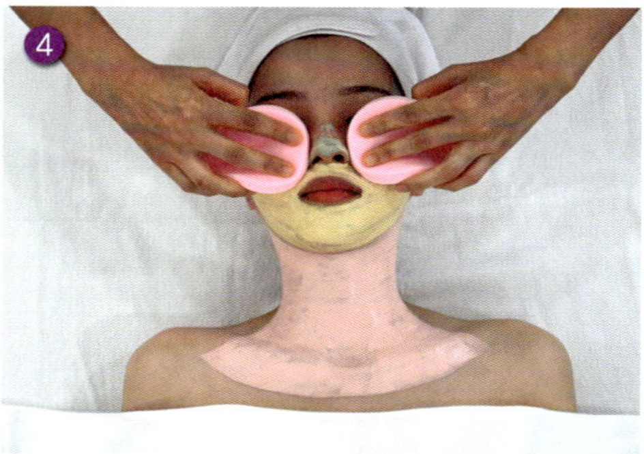

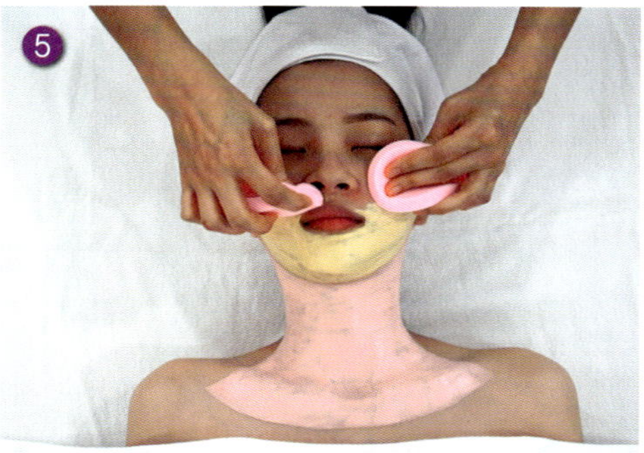

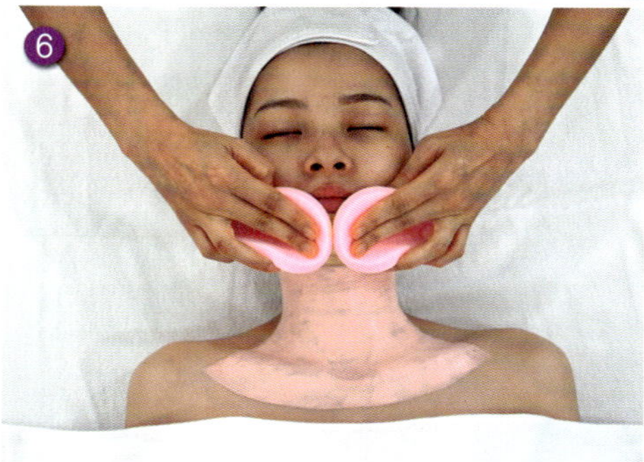

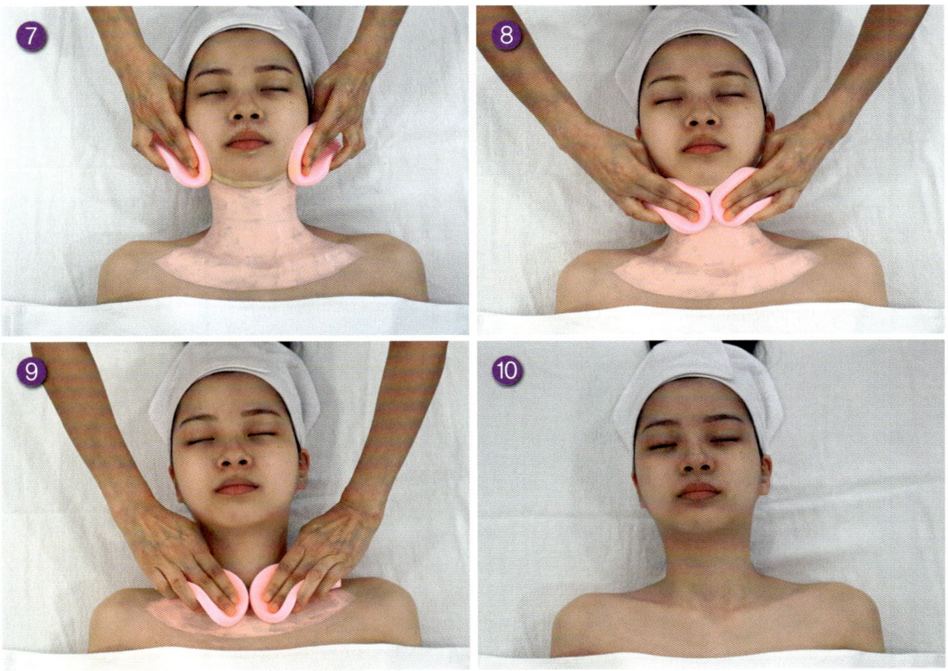

2. 고무모델링 마스크Modeling Mask

(1) 특성 및 효과

해초류에서 추출한 다양한 활성성분알긴산, 황산칼륨, 미네랄, 비타민이 주성분으로, 파우더형태로 제품에 따라 정제수나 특수용액에 섞어 사용한다. 알긴산이 칼슘이온과 같은 양이온과 반응하여 겔화가 되면서 굳어져 고무처럼 단단해진다. 피부에 도포 후 일정 시간이 경과하면, 공기와 완전히 차단되어 마스크의 활성 성분이 피부 깊숙이 흡수되어 피부탄력과 진정에 효과적이다.

(2) 적용피부

모든 피부에 사용하며, 특히 민감 피부와 여드름 피부에 효과적이다.

(3) 주의사항

- 폐쇄공포증이 있는 경우는 눈과 입 부위에는 도포하지 않는다.

• 도포 중 굳을 수 있으므로 굳기 전에 도포한다.
• 눈, 입 등에 들어가지 않도록 하며 균일한 두께로 도포한다.

① 고무모델링마스크 관리하기 전 준비

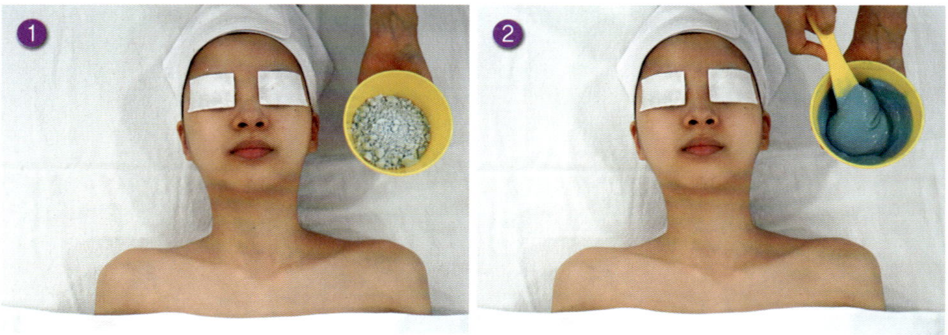

② 고무모델링마스크 도포하기

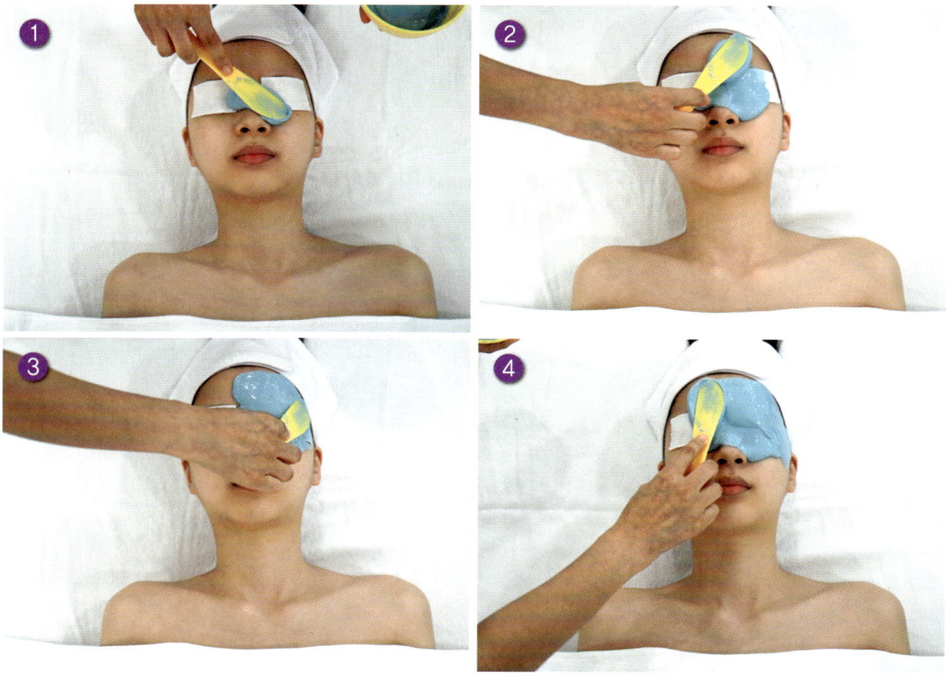

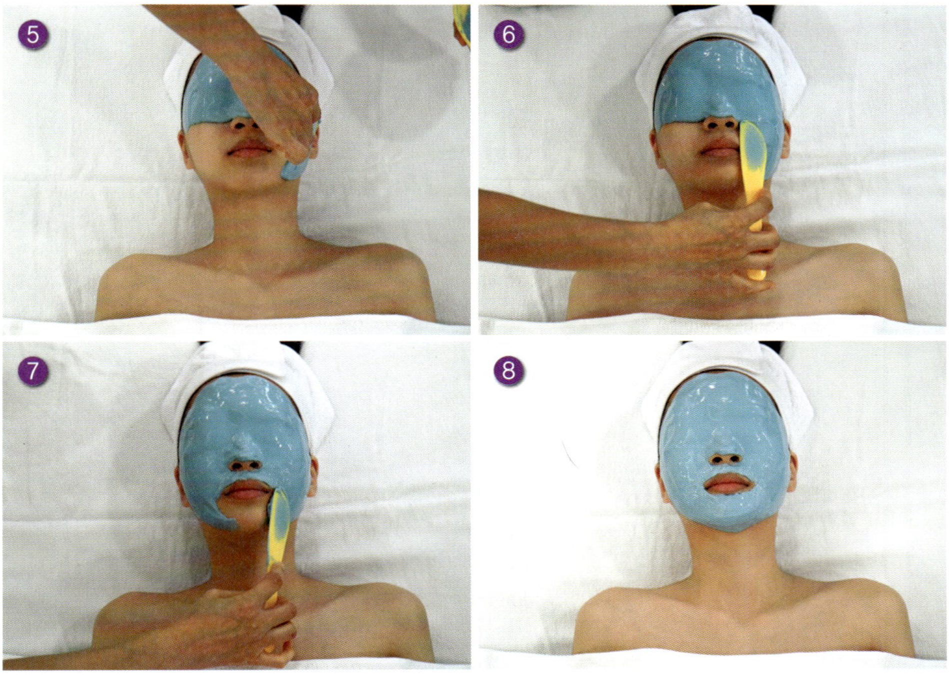

3. 석고마스크Gypsum Mask

(1) 특성 및 효과

황산칼슘을 주성분으로 하는 황산염 광물로 발열제, 크리스탈 성분의 발열 보조 조절제와 벤토나이트 성분이 경도 조절 기능을 한다. 분말제형으로 되어 있으며 정제수나 특수용액으로 섞어 도포하면, 피부관리에 필요한 40℃ 정도의 열을 8분~15분 정도 지속적으로 발열이 되어, 피부의 혈액순환을 촉진시켜 노화피부에 영양공급 및 주름관리에 효과가 있다. 석고가 식으면 마스크를 제거하고 진정관리를 한다.

(2) 적용피부

모든 피부에 사용, 화농성여드름, 민감피부, 상처있는 피부에는 사용하지 않는다.

(3) 주의사항

- 폐쇄공포증이 있는 경우는 눈과 입 부위에는 도포하지 않는다.
- 도포 중 굳을 수 있으므로 굳기 전에 도포한다.
- 민감성피부, 모세혈관 확장 피부, 화농성여드름피부, 강한필링 시술 후, 자외선에 의한 홍반현상 상태의 피부는 사용을 하지 않는다.
- 눈썹부분과 헤어라인부위를 아이패드와 헤어터번으로 잘 정리하여 석고가 눈썹과 머리카락에 묻지 않도록 주의한다.

① 석고모델링 마스크관리하기 전 준비

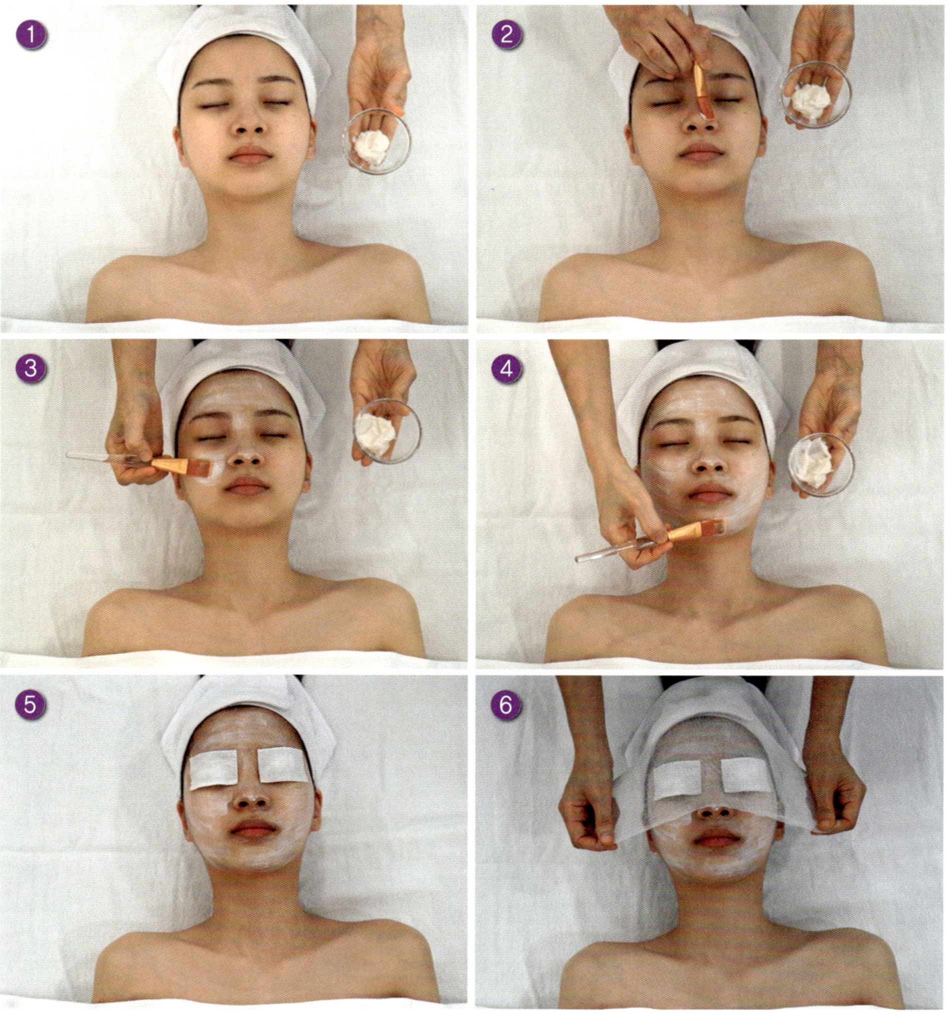

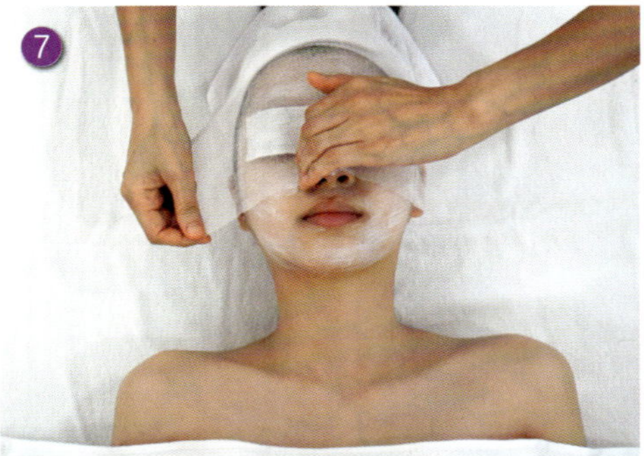
7
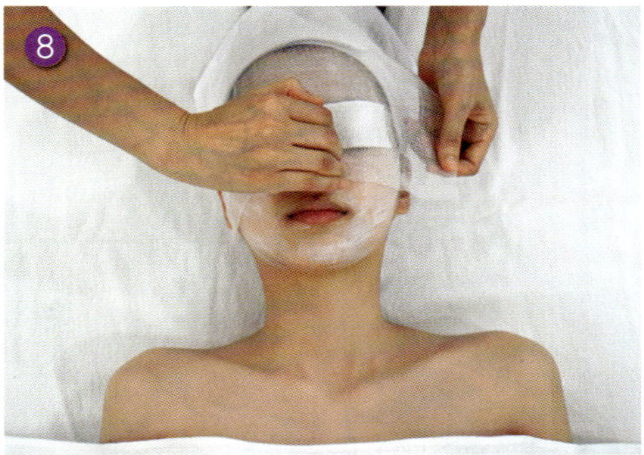
8
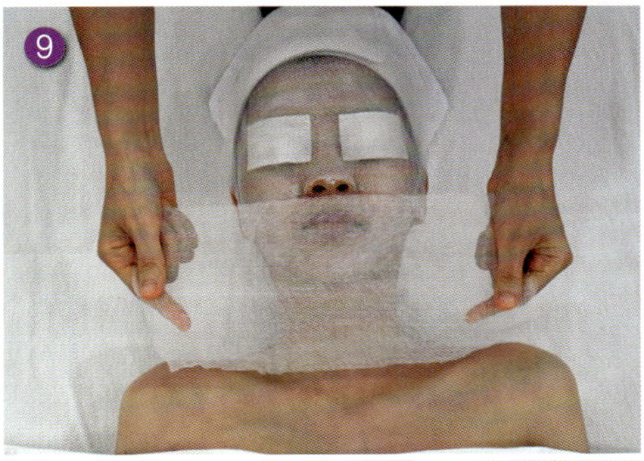
9
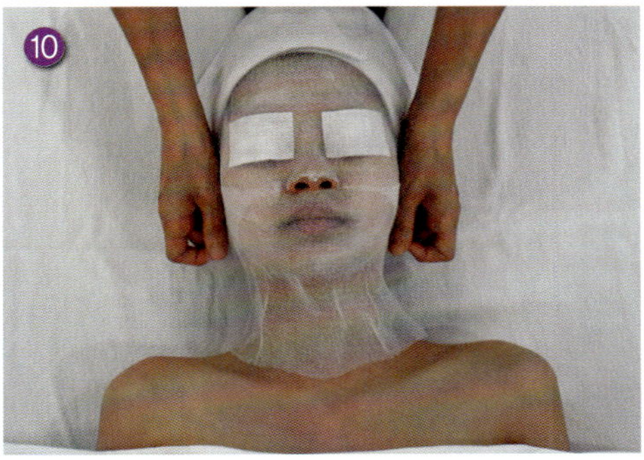
10
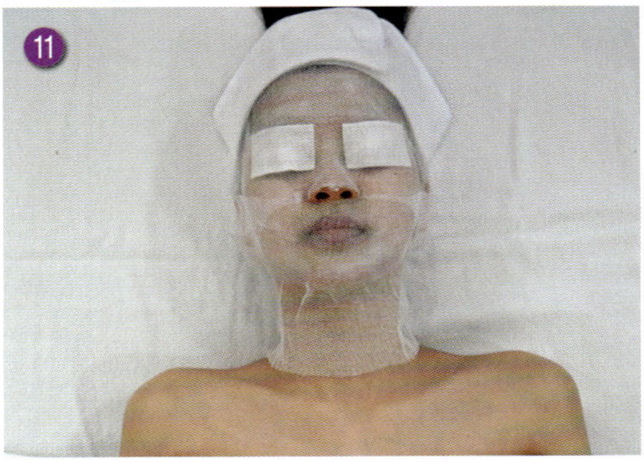
11

② 석고모델링 마스크 도포하기

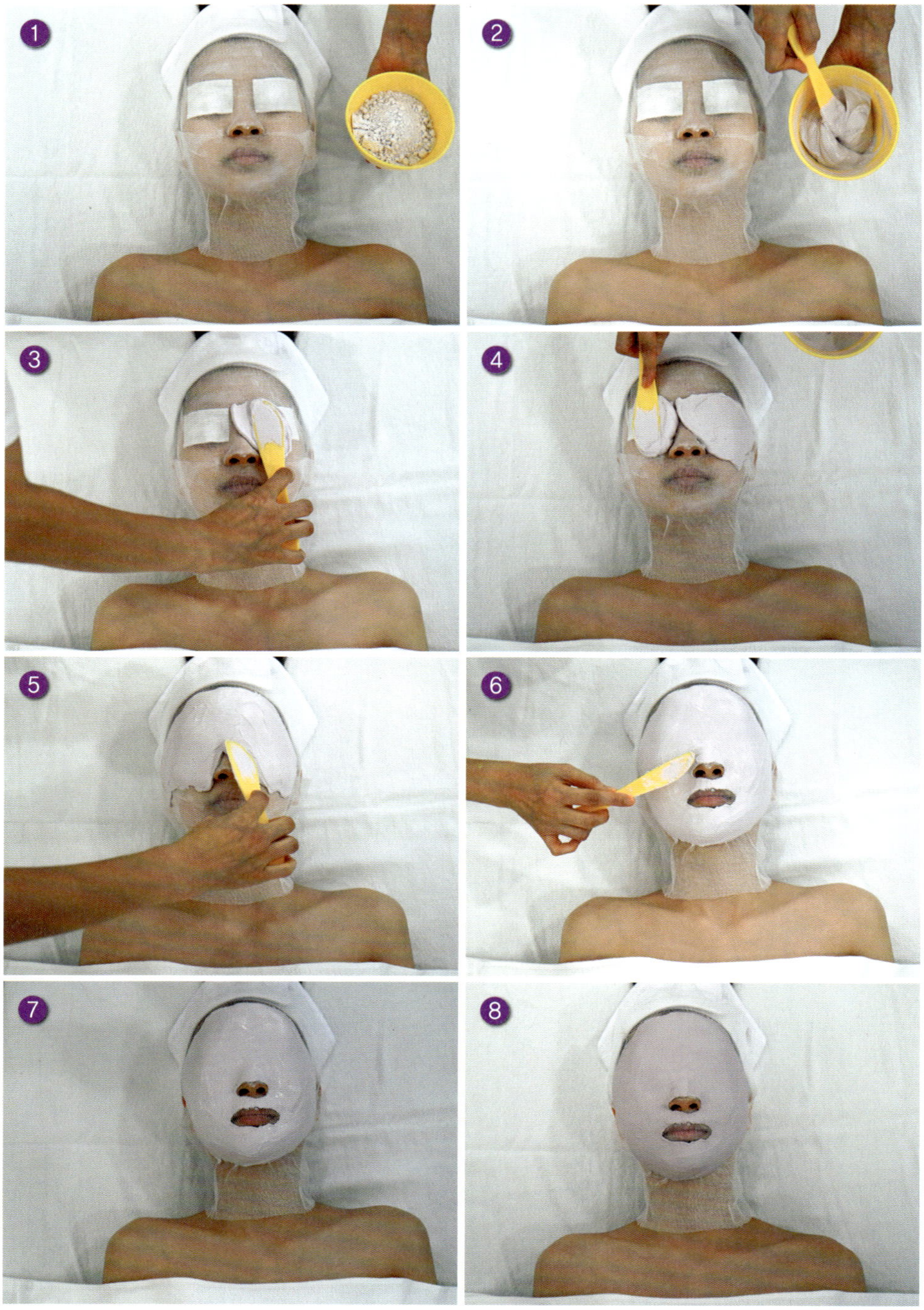

③ 석고모델링 마스크 제거하기

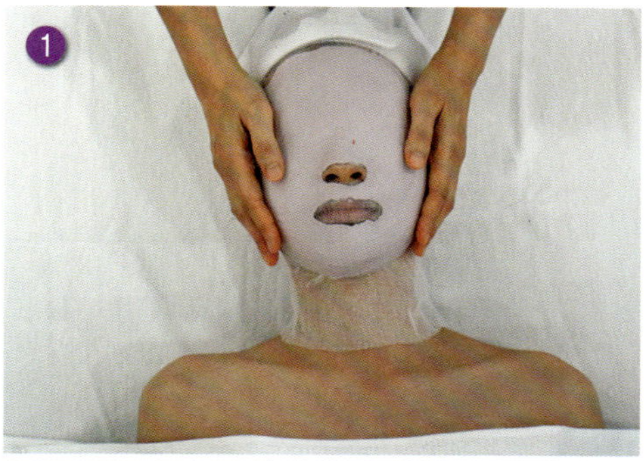

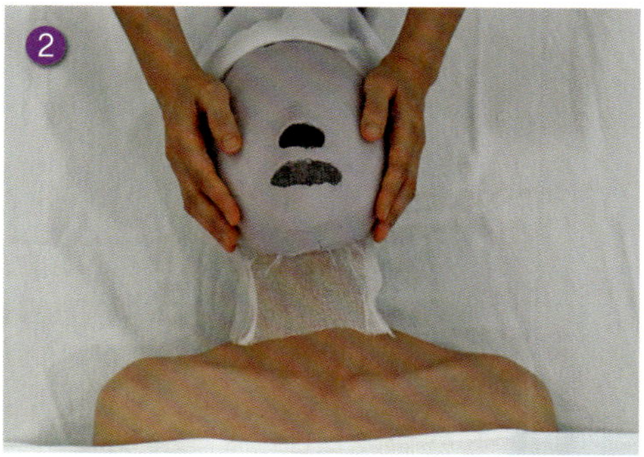

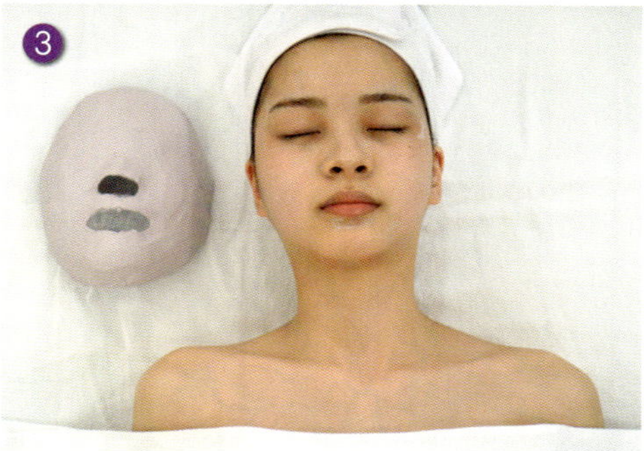

4. 벨벳마스크Velvet Mask

(1) 특성 및 효과

벨벳마스크는 냉동, 동결건조시킨 천연 콜라겐이 주성분으로 시트Sheet 형태의 마스크를 액체를 적셔 콜라겐의 활성성분을 흡수시키는 시트형태의 마스크이다. 세포 재생과 보습효과가 뛰어나 노화피부, 수분부족 피부에 효과가 있다.

시트는 물에 적셔 수용성 유효성분을 침투시키는 것을 원칙으로 하므로, 벨벳마스크 관리 전에는 유분의 사용을 제한해야 한다.

(2) 적용피부

화농성 피부를 제외한 모든 피부에 사용한다.

(3) 주의사항

- 벨벳마스크 관리 전에는 유분의 사용을 제한해야 한다.
- 동결건조된 시트는 물에 잘 녹는 성상이므로, 습기를 피하고 건조한 곳에 보관해야 한다.
- 기포가 생기지 않아야 하며 찢어지지 않도록 주의해야 한다.

① 벨벳 마스크관리하기 전 준비하기

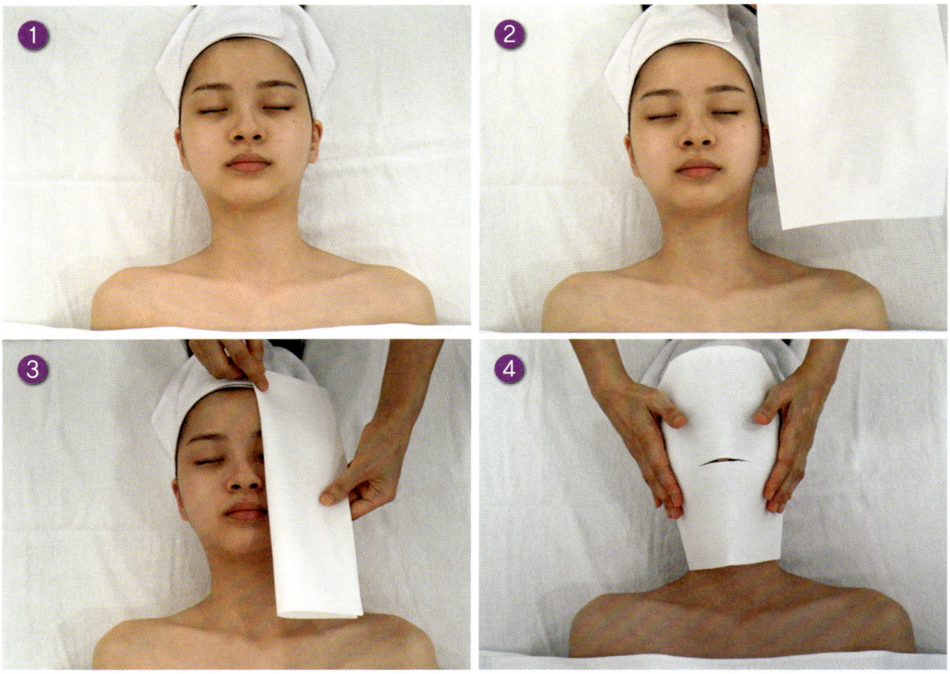

② 벨벳마스크 올리기

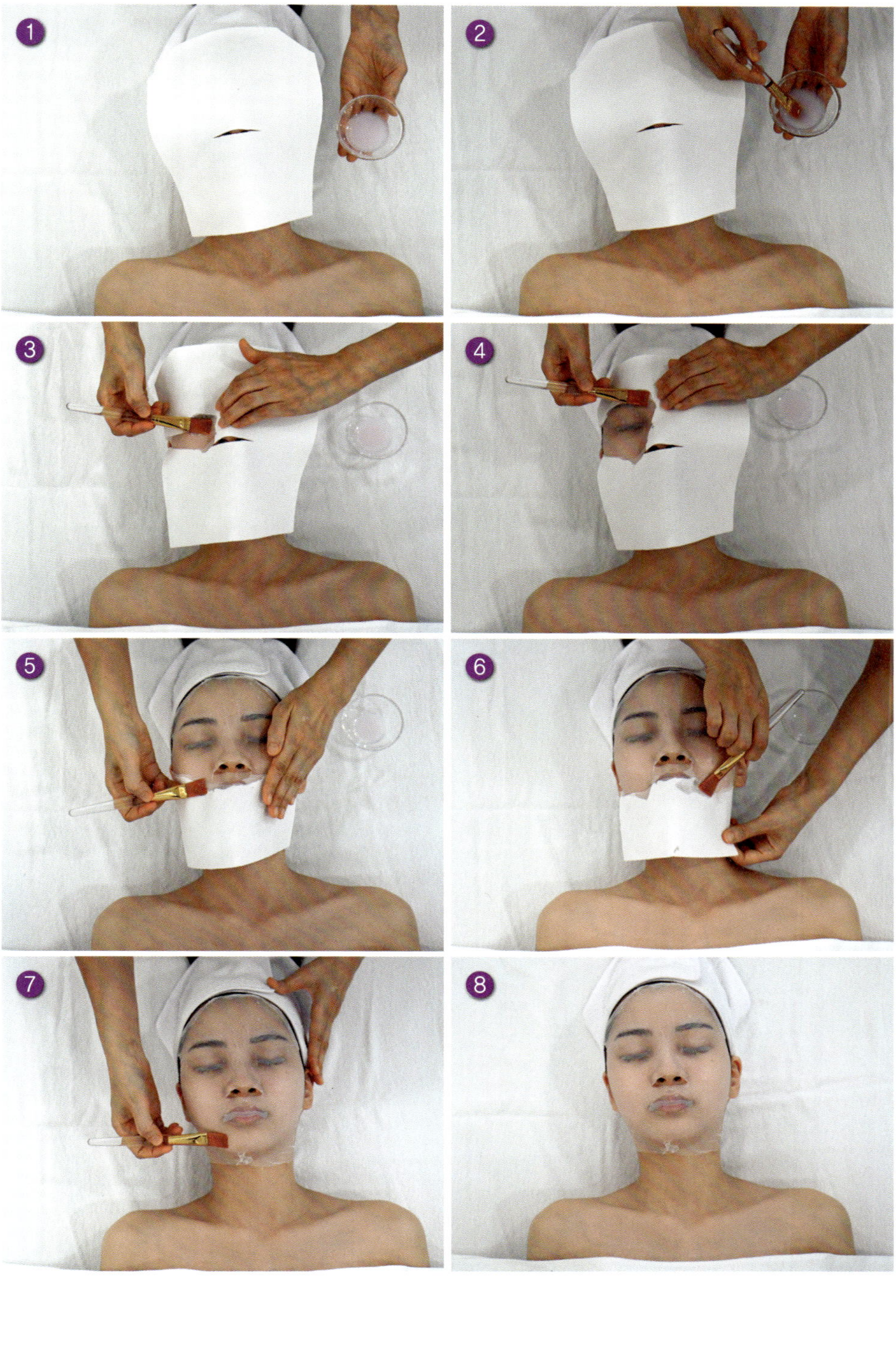

Chapter 16

마무리

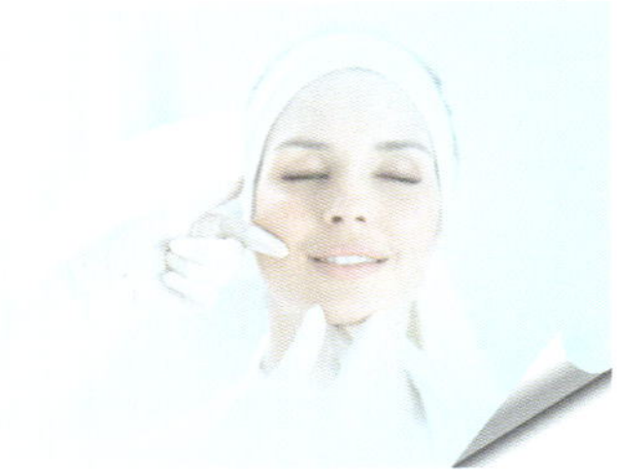

1. 영양물질

피부의 가장 바깥쪽에 위치한 각질층은 적절한 수분과 유분의 밸런스를 통해 피부를 외부 자극으로부터 보호하고 있다.

각질층의 보습상태는 피지 및 수분, NMF Natural Moisturizing Factor, 천연보습인자 에 의해 유 · 수분 밸런스를 유지하고 있다. 외부환경과 노화에 의해 각질층의 NMF와 진피의 히알루론산 등 수분을 공급해주는 인자가 감소하고 피지의 분비량도 감소된다. 이때, 감소된 NMF와 피지 및 수분을 보충해 줄 수 있는 화장품을 사용함으로써, 피부의 유 · 수분 밸런스를 유지시켜 피부를 개선시킨다.

2. 영양물질의 종류

1. 토너Skin lotion, Toner

토너는 70~80%가 물을 기본으로 하여, 보습제나 에탄올 등이 첨가된 액상형태의 제품을 말하여 물에 잘 녹지 않는 소량의 물질을 투명하게 녹이는 가용화 현상을 이용하여 만들어졌다.

세안 후, 피부를 유연하게 하고 각질층에 수분을 공급하여 세안 후 남아있는 메이크업 잔여물을 제거하여 피부를 청결하게 유지할 목적으로 사용한다. 또한 세안 후 피부의 pH가 일시적으로 알칼리성을 띠게 되는데, 화장수를 사용함으로써, 피부의 pH를 원래의 약산성으로 되돌리게 하는 역할을 한다.

표 16-1 토너의 종류

분류	특징
유연화장수	각질층에 수분을 공급하고 보습성분의 공급을 통해 피부를 촉촉하고 매끄럽고 건강하게 유지시킨다.
수렴화장수	각질층 보습 성분의 공급 외에, 모공 수렴작용 및 피지 분비 억제 작용 등의 효과를 부여하며, 흔히 아스트린젠트라고 불린다.

2. 유액乳液, 로션, Lotion

토너에 가까운 유동성을 가지는 것으로 수분, 보습제, 유분, 계면활성제가 주성분으로 구성되어 있으며 수분과 영양분을 공급하여 피부의 유 · 수분 밸런스를 조절하고 피부의 항상성을 유지시켜 주는 기능을 한다.

3. 에센스Essence

에센스는 세럼serum이라고도 하며, 농축concentration된 의미로 피부에 유익한 유효성분들이 다량 함유되어 있다. 피부의 유 · 수분 손실에 대한 보정 등 피부 원래 기능을 유지시켜 피부를 개선하는 기능을 한다.

표 16-2 에센스의 분류

형태	특징	제조기술
스킨 타입	• 산뜻한 사용감 및 다량의 보습제 배합가능 • 고분자 점증제의 사용으로 점도 조절 • 수용성 성분만 배합 가능 (유연효과 떨어짐)	가용화
유화 타입	• 유성 성분의 다량 함유로 보습 및 유연 효과 우수 • 기존 로션 및 크림과의 차별성이 적다.	유화
오일 타입	• 단일 또는 혼합하여 배합한 것으로 피부 친화적으로 오일이 출시되고 있다.	혼합
젤 타입	• 투명한 외관을 줄 수 있으며 캡슐 형태로도 제품화가능 • 사용성의 변화가 어렵고 유용성 성분을 다량 배합시키기 어렵다.	가용화, 혼합

4. 크림Cream

피부는 세안에 의해서 피부표면을 덮고 있는 천연보호막이 일시적으로 씻겨지게 되는데 이때, 손실된 천연보호막을 인공적 방법으로 보충해서 피부를 촉촉하게 하고 외부의 자극으로부터 피부를 보호하는 기능을 한다.

5. 아이크림Eye cream

피지샘이 없고 얇아 주름이 생기기 쉬운 눈가 전용 화장품으로 눈가주름, 다크서클, 탄력 등을 개선시켜주는 기능을 한다.

3. 영양물질 피부의 흡수

1. 피부의 흡수

각질층은 피지막으로 둘러싸이고 세포 사이사이에도 단단한 지질층을 확보하여 외부자극에 대한 방어역할을 한다. 그러나 피부는 방어막의 역할만 하는 것이 아니라 동시에 외부의 물질을 체내로 투과시키고 흡수하는 작용도 함께한다.

피부의 흡수란 외부에서 접촉된 물질이 모세혈관을 통하여 피부의 심부로 흡수되는 현상을 뜻하며, 이를 경피흡수經皮吸收, percutaneous absorption라 한다. 특히 지용성 물질 등은 피지선과 모세혈관을 통해 피부의 심부까지 흡수되는데, 피부에 화장품을 바르는 것은 이러한 피부의 흡수기능을 이용한 것이다.

이러한 피부흡수의 경로는 크게 각질층과 피부부속기를 통한 흡수경로가 있다.

2. 피부의 흡수경로

(1) 각질층을 통한 흡수

피부흡수의 대부분을 차지하는 가장 중요한 흡수경로는 각질층에 의해서 조절되는 수동적인 확산작용diffusion이다. 각질층을 통한 흡수는 각질세포 자체를 투과하거나 각질세포 간 지질을 통해서 이루어진다. 이 통로는 일반적으로 수분과 저분자 물질과의 투과경로로 알려져 있다.

(2) 피부부속기를 통한 흡수

모낭, 피지선, 에크린한선을 통한 흡수경로이다. 모낭과 피지선, 에크린한선 등의 면적은 피부표면적의 약 0.1%밖에 되지 않아, 경피흡수 전체에서 차지하는 비율은 아주적다. 그러나 각질층을 직접 통과할 수 없는 분자량이 큰 물질이나, 이온 등의 물질이 확산작용에 의해 아주 신속하게 통과하는 특징이 있다.

코스메슈티컬

코스메슈티컬Cosemeceuticals은 법적인 용어는 아니며, 화장품Cosmetics과 의약품phamaceuticals의 합성어로 의학적으로 검증된 성분들이 함유되어 있는 화장품을 말한다. 이 용어는 Albert Lligman 박사가 화장품과 의약품의 스펙트럼에 대한 중간 제품의 혼합범주를 설명하면서 만들어졌다.

더마코스메틱, 메디칼화장품, 피부과화장품 등과 같은 말로 다양하게 불리며 전문가들이 만들고 안전한 성분을 사용한다는 생각으로 효능에 대한 신뢰감이 높은 것이 큰 특징이다.

코스메슈티컬의 종류는 주름개선화장품, 미백화장품, 자외선차단화장품, 태닝화장품, 아토피성피부건조함 개선화장품, 여드름피부완화화장품, 튼살로 인한 붉은증상완화화장품 등이 있다.

Appendix

부록

미용사(피부) 출제기준

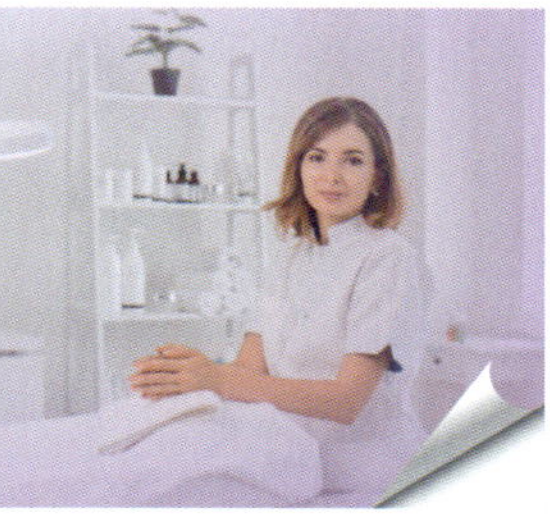

1. 출제기준 (필기)

직무분야	이용·숙박·여행·오락·스포츠	중직무분야	이용·미용	자격종목	미용사(피부)	적용기간	2022. 7. 1～2026. 12. 31
○직무내용 : 고객의 상담과 피부분석을 통해 안정감 있고 위생적인 환경에서 얼굴, 신체부위별 피부를 미용기기와 화장품을 이용하여 서비스를 제공하는 직무이다.							

필기검정방법	객관식	문제수	60	시험시간	1시간

필기과목명	문제수	주요항목	세부항목	세세항목
해부생리, 미용기기·기구 및 피부미용관리	60	1. 피부미용이론	1. 피부미용개론	1. 피부미용의 개념 2. 피부미용의 역사
			2. 피부분석 및 상담	1. 피부분석의 목적 및 효과 2. 피부상담 3. 피부유형분석 4. 피부분석표
			3. 클렌징	1. 클렌징의 목적 및 효과 2. 클렌징 제품 3. 클렌징 방법
			4. 딥 클렌징	1. 딥 클렌징의 목적 및 효과 2. 딥 클렌징 제품 3. 딥 클렌징 방법

필기과목명	문제수	주요항목	세부항목	세세항목
			5. 피부유형별 화장품 도포	1. 화장품도포의 목적 및 효과 2. 피부유형별 화장품 종류 및 선택 3. 피부유형별 화장품 도포
			6. 매뉴얼 테크닉	1. 매뉴얼 테크닉의 목적 및 효과 2. 매뉴얼 테크닉의 종류 및 방법
			7. 팩 · 마스크	1. 목적과 효과 2. 종류 및 사용방법
			8. 제모	1. 제모의 목적 및 효과 2. 제모의 종류 및 방법
			9. 신체 각 부위(팔, 다리 등) 관리	1. 신체 각 부위(팔, 다리 등)관리의 목적 및 효과 2. 신체 각 부위(팔, 다리 등)관리의 종류 및 방법
			10. 마무리	1. 마무리의 목적 및 효과 2. 마무리의 방법
			11. 피부와 부속기관	1. 피부구조 및 기능 2. 피부 부속기관의 구조 및 기능
			12. 피부와 영양	1. 3대 영양소, 비타민, 무기질 2. 피부와 영양 3. 체형과 영양
			13. 피부장애와 질환	1. 원발진과 속발진 2. 피부질환
			14. 피부와 광선	1. 자외선이 미치는 영향 2. 적외선이 미치는 영향
			15. 피부면역	1. 면역의 종류와 작용
			16. 피부노화	1. 피부노화의 원인 2. 피부노화현상
		2. 해부 생리학	1. 세포와 조직	1. 세포의 구조 및 작용 2. 조직구조 및 작용

필기과목명	문제수	주요항목	세부항목	세세항목
			2. 뼈대(골격)계통	1. 뼈(골)의 형태 및 발생 2. 전신뼈대(전신골격)
			3. 근육계통	1. 근육의 형태 및 기능 2. 전신근육
			4. 신경계통	1. 신경조직 2. 중추신경 3. 말초신경
			5. 순환계통	1. 심장과 혈관 2. 림프
			6. 소화기계통	1. 소화기관의 종류 2. 소화와 흡수
		3. 피부 미용 기기학	1. 피부미용기기 및 기구	1. 기본용어와 개념 2. 전기와 전류 3. 기기 · 기구의 종류 및 기능
			2. 피부미용기기 사용법	1. 기기 · 기구 사용법 2. 유형별 사용방법
		4. 화장품학	1. 화장품학개론	1. 화장품의 정의 2. 화장품의 분류
			2. 화장품제조	1. 화장품의 원료 2. 화장품의 기술 3. 화장품의 특성
			3. 화장품의 종류와 기능	1. 기초 화장품 2. 메이크업 화장품 3. 모발 화장품 4. 바디(body)관리 화장품 5. 네일 화장품 6. 향수 7. 에센셜(아로마) 오일 및 캐리어 오일 8. 기능성 화장품

필기과목명	문제수	주요항목	세부항목	세세항목
		5. 공중위생관리학	공중보건학	1. 공중보건학 총론 2. 질병관리 3. 가족 및 노인보건 4. 환경보건 5. 식품위생과 영양 6. 보건행정
			2. 소독학	1. 소독의 정의 및 분류 2. 미생물 총론 3. 병원성 미생물 4. 소독방법 5. 분야별 위생 · 소독
			3. 공중위생관리법규 (법, 시행령, 시행규칙)	1. 목적 및 정의 2. 영업의 신고 및 폐업 3. 영업자준수사항 4. 면허 5. 업무 6. 행정지도감독 7. 업소 위생등급 8. 위생교육 9. 벌칙 10. 시행령 및 시행규칙 관련사항

2. 출제기준 (실기)

직무 분야	이용·숙박·여행·오락·스포츠	중직무 분야	이용 · 미용	자격 종목	미용사 (피부)	적용 기간	2022. 7. 1～2026. 12. 31

○ 직무내용 : 고객의 상담과 피부분석을 통해 안정감 있고 위생적인 환경에서 얼굴, 신체 부위별 피부를 미용기기와 화장품을 이용하여 서비스를 제공하는 직무이다.

○ 수행준거 : 1. 피부미용 실무를 위한 준비 및 위생사항 점검을 수행할 수 있다.
2. 피부의 타입에 따른 클렌징 및 딥클렌징을 할 수 있다.
3. 피부의 타입별 분석표를 작성할 수 있다.
4. 눈썹정리 및 왁싱 작업을 수행할 수 있다.
5. 손을 이용한 얼굴 및 신체 각 부위(팔, 다리 등)관리를 수행할 수 있다.

실기검정방법	작업형	시험시간	2시간 15분 정도

실기과목명	주요항목	세부항목	세세항목
피부미용 실무	1. 피부미용 위생관리	1. 피부미용 작업장 위생 관리하기	1. 위생관리 지침에 따라 피부미용 작업장 위생 관리 업무를 책임자와 협의하여 준비, 수행할 수 있다. 2. 쾌적함을 주는 피부미용 작업장이 되도록 체크리스트에 따라 환풍, 조도, 냉 · 난방 시설에 대한 위생을 점검할 수 있다. 3. 위생관리 지침에 따라 피부미용 작업장 청소 및 소독 점검표를 기록할 수 있다. 4. 피부미용 작업장 소독계획에 따른 작업장 소독을 통해 작업장의 위생 상태를 관리할 수 있다.

실기과목명	주요항목	세부항목	세세항목
		2. 피부미용 비품위생 관리하기	1. 위생관리 지침에 따라 피부미용 비품의 위생관리 업무를 책임자와 협의하여 준비, 수행할 수 있다. 2. 위생관리 지침에 따라 적절한 소독방법으로 피부관리실 내부의 비품을 소독하여 보관할 수 있다. 3. 소독제에 대한 유효기간을 점검할 수 있다. 4. 사용종류에 알맞은 피부미용 비품의 정리 정돈을 수행할 수 있다.
		3. 피부미용사 위생관리하기	1. 위생관리 지침에 따라 피부미용사로서 깨끗한 위생복, 마스크, 실내화를 구비하여 착용할 수 있다. 2. 장신구는 피하고 가벼운 화장과 예의 있는 언행으로 작업장 근무수칙을 준수할 수 있다. 3. 위생관리 지침에 따라 두발, 손톱 등 단정한 용모와 신체 청결을 유지할 수 있다.
	2. 얼굴관리	1. 얼굴클렌징하기	1. 얼굴피부유형별 상태에 따라 클렌징 방법과 제품을 선택할 수 있다. 2. 눈, 입술 순서로 포인트 메이크업을 클렌징 할 수 있다. 3. 얼굴피부유형에 맞는 제품과 테크닉으로 클렌징 할 수 있다. 4. 온습포 또는 경우에 따라 냉습포로 닦아내고 토닉으로 정리할 수 있다.

실기과목명	주요항목	세부항목	세세항목
		2.. 눈썹정리하기	1. 눈썹정리를 위해 도구를 소독하여 준비할 수 있다. 2. 고객이 선호하는 눈썹형태로 정리할 수 있다. 3. 눈썹정리한 부위에 대한 진정관리를 실시할 수 있다.
		3. 얼굴 딥클렌징하기	1. 피부 유형별 딥클렌징 제품을 선택할 수 있다. 2. 선택된 딥클렌징 제품을 특성에 맞게 적용할 수 있다. 3. 피부미용기기 및 기구를 활용하여 딥클렌징을 적용할 수 있다.
		4. 얼굴 매뉴얼테크닉하기	1. 얼굴의 피부유형과 부위에 맞는 매뉴얼테크닉을 하기 위한 제품을 선택할 수 있다. 2. 선택된 제품을 피부에 도포할 수 있다. 3. 5가지 기본 동작을 이용하여 매뉴얼테크닉을 적용할 수 있다. 4. 얼굴의 피부상태와 부위에 적정한 리듬, 강약, 속도, 시간, 밀착 등을 조절하여 적용할 수 있다.
		5. 영양물질 도포하기	1. 피부유형에 따라 영양물질을 선택할 수 있다. 2. 피부유형에 따라 영양물질을 필요한 부위에 도포할 수 있다. 3. 제품의 특성에 따른 영양물질이 흡수되도록 할 수 있다.

실기과목명	주요항목	세부항목	세세항목
		6. 얼굴 팩 · 마스크 하기	1. 피부유형에 따른 팩과 마스크종류를 선택할 수 있다. 2. 제품 성질에 맞는 팩과 마스크를 적용할 수 있다. 3. 관리 후 팩과 마스크를 안전하게 제거할 수 있다.
		7. 마무리하기	1. 얼굴관리가 끝난 후 토닉으로 피부정리를 할 수 있다. 2. 고객의 얼굴피부유형에 따른 기초화장품류를 선택할 수 있다. 3. 영양물질을 흡수시키고 자외선 차단제를 사용하여 마무리 할 수 있다.
	3. 신체 각 부위별 피부관리	1. 신체 각 부위별 클렌징하기	1. 화장품 성분에 대한 지식을 이해하고 피부상태에 따라 클렌징 방법과 제품을 선택할 수 있다. 2. 클렌징 방법을 이해하고 클렌징 제품을 팔, 다리에 도포하여 순서에 맞게 연결 동작으로 가볍게 시행할 수 있다. 3. 마무리를 위하여 온 습포 등으로 잔여물을 닦아낸 후 토너로 피부를 정리할 수 있다.
		2. 신체부위별 딥클렌징하기	1. 전신 피부 유형별 딥클렌징 제품을 선택할 수 있다. 2. 선택된 딥클렌징 제품을 특성에 따라 전신 피부 유형에 맞게 적용할 수 있다. 3. 피부미용기기 및 기구를 활용하여 딥클렌징을 적용할 수 있다.

실기과목명	주요항목	세부항목	세세항목
		3. 신체 부위별 피부관리하기	1. 손, 팔, 다리의 피부유형과 피부 상태를 파악하여 피부관리에 적합한 제품을 선택, 도포할 수 있다. 2. 손, 팔, 다리의 피부 상태를 파악하고 목적에 맞는 매뉴얼 테크닉을 적용, 피부관리를 할 수 있다.
		4. 신체부위별 팩 · 마스크하기	1. 전신 피부유형에 따른 팩과 마스크종류를 선택할 수 있다. 2. 제품 성질에 맞게 팩과 마스크를 적용할 수 있다. 3. 관리 후 팩과 마스크를 안전하게 제거할 수 있다.
		5. 신체부위별 관리 마무리하기	1. 전신관리가 끝난 후 토닉으로 피부정리를 할 수 있다. 2. 고객의 전신 피부유형에 따른 기초화장품류를 선택할 수 있다. 3. 해당 부위에 맞는 제품을 선택 후 특성에 따라 적용할 수 있다. 4. 피부손질이 끝난 후 전신을 가볍게 이완할 수 있다.

실기과목명	주요항목	세부항목	세세항목
	3. 피부미용 특수관리	1. 제모하기	1. 신체부위별 왁스를 선택하고 도구를 준비할 수 있다. 2. 제모할 부위에 털의 길이를 조절할 수 있다. 3. 제모 할 부위를 소독할 수 있다. 4. 수분제거용 파우더와 왁스를 적용할 수 있다. 5. 부위에 맞게 부직포를 밀착하여 떼어 낸 후 남은 털을 족집게로 정리할 수 있다. 6. 냉습포로 닦아낸 후 진정 제품으로 정돈할 수 있다.
		2. 림프관리하기	1. 림프관리시 금기해야할 상태를 구분할 수 있다. 2. 림프관리시 적용할 피부상태와 신체부위를 구분할 수 있다. 3. 림프절과 림프선을 알고 적절하게 관리할 수 있다. 4. 셀룰라이트 피부를 파악하여 림프관리를 적용할 수 있다. 5. 림프정체성 피부를 파악하여 림프관리를 적용할 수 있다.

3. 미용사(피부) 실기 수험자 유의사항

1. 수험자와 모델은 감독위원의 지시에 따라야 하며, 지정된 시간에 시험장에 입실해야 합니다.
2. 수험자는 수험표 및 신분증(본인임을 확인할 수 있는 사진이 부착된 증명서)을 지참해야 합니다.
3. 수험자는 반드시 위생복(상의는 흰색 반팔 가운, 하의는 흰색 긴바지로 모든 복식은 흰색으로 통일, 단, 머리 장식품(핀 등)을 사용 시에는 검은 색 착용, 1회용 가운 제외), 마스크 및 실내화(색상은 흰색 통일)를 착용하여야 하며, 복장 등에 소속을 나타내거나 암시하는 표시가 없어야 합니다.
4. 수험자 및 모델은 눈에 보이는 표식(예 : 문신, 헤너, 네일 컬러링, 디자인 등)이 없어야 하며, 표식이 될 수 있는 액세서리(예: 반지, 시계, 팔찌, 발찌, 목걸이, 귀걸이 등)를 착용할 수 없습 니다(단, 문신, 헤나 등의 범위가 작은 경우 살색의 의료용 테이프 등으로 가릴 수 있음).
5. 수험자는 시험 중에 필요한 물품(습포, 왁스 등)을 가져오거나 관리상 필요한 이동을 제외하고 지정된 자리를 이탈하거나 다른 수험자와 대화 등을 할 수 없으며, 질문이 있는 경우는 손을 들고 감독위원이 올 때까지 기다려야 합니다.
6. 사용되는 해면과 코튼은 반드시 새 것을 사용하고 과제 시작 전 사용에 적합한 상태를 유지하도록 미리 준비해야 합니다.
7. 시험 시 사용되는 타월은 대형과 중형은 지참재료상의 지정된 수량만큼만 사용하고, 소형은 필요시 더 사용할 수 있습니다.
8. 수험자는 작업에 필요한 습포를 시험 시작 전 미리 준비(온습포는 과제당 6매까지 온장고에 보관할 수 있으며, 비닐백(지퍼백 등)에 비번호 기재 후 보관하여야 합니다.)
9. 모델은 반드시 화장(파운데이션, 마스카라, 아이라인, 아이섀도, 눈썹 및 입술화장(립스틱 사용 등))이 되어 있어야 합니다. (남자모델의 경우도 동일)
10. 모델은 만 14세 이상의 신체 건강한 남, 여(년도기준)로 아래의 조건에 해당하지 않아야 합니다.

① 심한 민감성 피부 혹은 심한 농포성 여드름이 있는 사람 등 피부관리에 적합하지 않은 피부 질환을 가진 사람

② 성형수술(코, 눈, 턱윤곽술, 주름제거 등) 한지 6개월 이내인 사람

③ 호흡기 질환, 민감성 피부, 알레르기 등이 있는 자

④ 임신 중인 자

⑤ 정신질환자

※ 여성 수험자는 여성 모델을, 남성 수험자는 남성 모델을 준비하시면 되며 사전에 대동한 모델에게 작업에 요구되는 노출에 대한 동의를 받으셔야 합니다

11. 관리 대상부위를 제외한 나머지 부위는 노출이 없도록 수건 등으로 덮어두시오. (단, 팔은 노출이 가능합니다.)

12. 팩과 딥클렌징 제품을 제외한 화장품은 어느 한 피부타입에만 특화되지 않고 모든 피부타입에 사용해도 괜찮은 타입(올 스킨타입 혹은 범용)을 사용해야 합니다.

13. 위생복을 입지 않은 경우, 모델의 가운을 지참하지 않은 경우, 주요 화장품을 덜어서 온 경우는 시험 대상에서 제외됩니다.

14. 수험자 또는 모델은 핸드폰을 사용할 수 없습니다.

15. 작업에 필요한 각종 도구를 바닥에 떨어뜨리는 일이 없도록 하여야 하며, 특히 눈썹칼, 가위 등을 조심성 있게 다루어 안전사고가 발생되지 않도록 주의해야 합니다.

16. 다음의 경우에는 득점과 관계없이 채점대상에서 제외됩니다.

① 시험 전 과정을 응시하지 않은 경우

② 시험 도중 시험실을 무단 이탈하는 경우

③ 부정한 방법으로 타인의 도움을 받거나 타인의 시험을 방해하는 경우

④ 무단으로 모델을 수험자간에 교환하는 경우

⑤ 국가기술자격검정 규정에 위배되는 부정행위 등을 하는 경우

⑥ 수험자가 위생복을 착용하지 않은 경우

⑦ 모델이 가운을 미착용한 경우(여성 : 속가운, 남성 : 베이지색 또는 남색 반바지)

⑧ 수험자 유의사항 내의 모델 조건에 부적합한 경우

⑨ 주요 화장품을 대부분 덜어서 가져온 경우

17. 시험응시 제외 사항

① 모델을 데려오지 않은 경우 해당과제는 응시할 수 없습니다.

18. 제시된 작업시간 안에 세부 작업을 끝내며, 각 과제의 마지막 작업 시에는 주변정리를 함께 끝내야 하되, 각 세부 작업 시험시간을 초과하는 경우는 해당되는 세부 작업을 0점 처리합니다.

19. 복장규정에 어긋나는 경우, 모델이 가운을 미착용한 경우(여성 : 겉가운, 남성 : 흰색 반팔 티셔츠), 관리 범위를 지키지 않는 경우(관리 범위 중 일부를 하지 않거나 범위를 벗어나는 것 모두 해당), 작업순서를 지키지 않는 경우, 눈썹을 사전에 모두 정리를 해서 오는 경우 등은 감점의 대상이 되며, 마스크 작업 시 마스크 종류가 틀린 경우, 지압 및 강한 두드림 등 안마 행위를 하는 경우 및 눈썹과 체모가 없는 경우는 해당 작업을 0점 처리합니다.

20. 항목별 배점은 얼굴관리 60점, 부위별 관리 25점, 림프를 이용한 피부관리 15점입니다.

참고 문헌

- 강성례·김나현 외, "해부생리학", 메디시언, 2011.
- 구자영·김광옥 외, "기초해부생리학", 도서출판 성화, 2012.
- 권혜영·권혜진 외, "NEW 피부과학", 메디시언, 2016.
- 권혜영·안경민 외, "NCS를 기반으로 한 기초에스테틱", 메디시언, 2015.
- 김경미·김희진 외, "기초피부미용관리학", 메디시언, 2016.
- 김경영·배유경 외, "한 권으로 끝내는 화장품학", 메디시언, 2020.
- 김금란·김정숙 외, "미용과 근육", 메디시언, 2022.
- 김봉인·강수경 외, "NEW 미용기기학", 메디시언, 2013.
- 김봉인·김선옥 외, "메디컬에스테틱", 메디시언, 2016.
- 김봉인·김선옥 외, "이론과 실무 마사지테라피", 메디시언, 2008.
- 김현숙, "피부미용 페이셜관리", 메디시언, 2021.
- 김희진·이성옥 외, "피부미용 얼굴관리", 메디시언, 2016.
- 안선례·김혜진 외, "NEW 발관리학", 메디시언, 2013.
- 이병철·김현숙 외, "피부미용 고객관리", 메디시언, 2019.
- 이송이·김민정 외, "코스메슈티컬화장품의 소비가치와 만족도", 한국미용학회지, 제 28권 제 5호2022, pp.1095-1104
- 이영아·정지은, "기초피부관리", 메디시언, 2017.
- 조수경·김경숙 외, "얼굴관리", 메디시언, 2019.
- 하명희·이성옥 외, "NCS기반 피부미용학", 도서출판 성화, 2016.
- https://www.q-net.or.kr

기초 피부관리

2023년 3월 10일 초판 인쇄
2023년 3월 15일 초판 발행

지은이 • 윤미숙 · 강수림 · 김경미 · 김미옥
김은희 · 김혜주 · 박선민 · 윤정희

발행인 • 주병오 · 주민기

발행처 • 메디시인

주 소 • 경기도 파주시 회동길 209
파주출판문화정보산업단지

영업부 • 031-955-7566 · 7577

편집부 • 031-955-7731

F A X • 031-955-7730

홈페이지 • www.ji-gu.co.kr

전자우편 • jigupub@hanmail.net

등록번호 • 2005년 2월 16일
제 406-2005-000045호

ISBN 979-11-90839-85-3 가격 : 24,000원

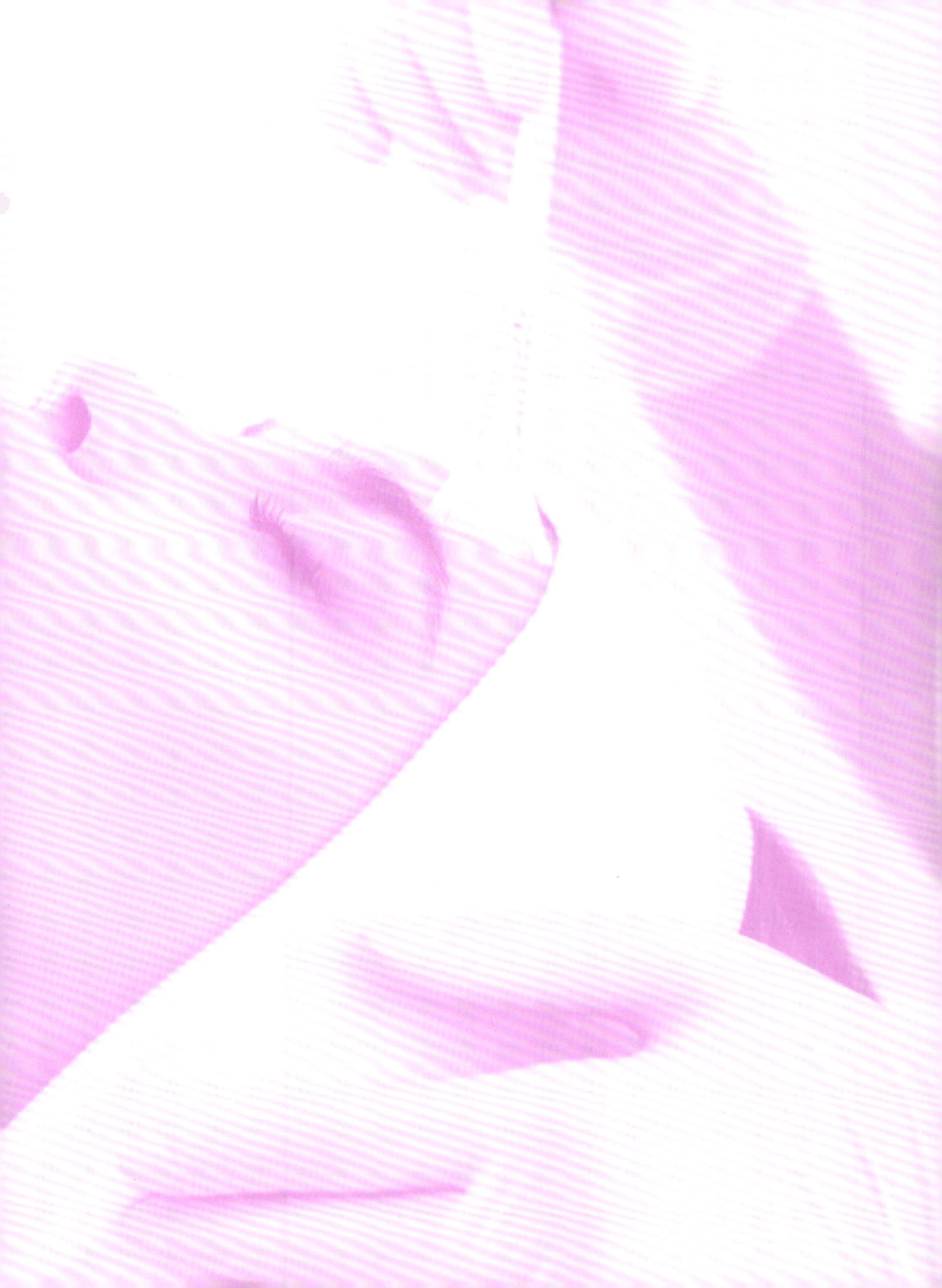